判例ピックアップ

麻酔科・ペインクリニック領域編

獨協医科大学埼玉医療センター 麻酔科

奥田 泰久 著

メディカル・サイエンス・インターナショナル

Medical Malpractice Lawsuit : A Guide for
Anesthesiologists and Pain Management Doctors
First Edition
by Yasuhisa Okuda

©2019 by Medical Sciences International, Ltd., Tokyo
All rights reserved.
ISBN 978-4-8157-0165-9

Printed and Bound in Japan

注　意

本書に記載した情報に関しては，正確を期し，一般臨床で広く受け入れられている方法を
記載するよう注意を払った。しかしながら，著者ならびに出版社は，本書の情報を用いた
結果生じたいかなる不都合に対しても責任を負うものではない。本書の内容の特定な状況
への適用に関しての責任は，医師各自のうちにある。
　著者ならびに出版社は，本書に記載した薬物の選択・用量については，出版時の最新の
推奨，および臨床状況にもとづいていることを確認するよう努力を払っている。しかし，
医学は日進月歩で進んでおり，政府の規制は変わり，薬物療法や薬物反応に関する情報は
常に変化している。読者は，薬物の使用にあたっては個々の薬物の添付文書を参照し，適
応，用量，付加された注意・警告に関する変化を常に確認することを怠ってはならない。
これは，推奨された薬物が新しいものであったり，汎用されるものではない場合に，特に
重要である。

はじめに

　本書は，2016年4月から2018年7月まで雑誌『LiSA』に連載された「判例ピックアップ」を修正，加筆したものである。

　医療訴訟は，臨床で医療に従事する医療者にとって，常に関心を払うべき大きな問題である。医療は不確実なものであり，たとえ医療者が細心の注意を払っても，人為的ミスによる"医療過誤"や，人為的ミスがなくても副作用および合併症を含めた不可避の"医療事故"をゼロにすることはできない。

　医療行為で患者に何らかの不利益が生じた場合でも，患者やその家族がその結果に納得すれば問題はない。しかし，医療者側が"不可避"と考える不利益でも，患者やその家族が常に同意して納得するわけではなく，特に期待された結果が得られなかった場合は，その診療行為前の説明が不十分だったとか，診療行為に何らかの過誤があったとの主張をすることは珍しいことではない。米国では，医療過誤が三番目に多い国民の死亡原因との報告[1]もある現状である。医療者側と患者側の両者でその溝が埋まらない，あるいは示談が成立しない場合，そして患者が死に至った場合には，その医療行為の正当性について，多くは民事であるが，時に刑事事件として，司法の判断がなされる。極端な考えであるが，医療者であれば，医療訴訟に巻き込まれる可能性は常にある。「明日はわが身」である。

　それらの医療訴訟の情報は，われわれ医療者にとっては再発防止目的などからも非常に重要であるが，米国のような Closed Claim Analysis が発達していない日本では，そのような情報を知る機会がきわめて少ない。"医療事故"については，これまでも麻酔関連雑誌に症例として報告されるものは多々あるが，結果的に患者には大きな障害が残らなかったものが大部分で，重篤な後遺症や死亡に至ったものはきわめて少なかったし，なかには多少の"脚色"がされたものもあった。そして，明らかな"医療過誤"は，特別な事情がないかぎり，報告はされなかった。さらに，最近の医学雑誌，特に欧米誌は合併症・副作用に関する症例報告は極力掲載しない傾向がある。

　基本的には裁判の判決文は国がすべての国民に公表すべきもので，

一部は法務省のウェブサイトや司法関係の発行物で知ることができる。しかし，医療関係者への主要な医学情報源である医中誌や PubMed などは，医療訴訟の判決文は検索対象外なので，通常の方法でこれらの情報収集は困難であった。そのため，これまでの合併症や副作用に関する多くの医学論文の考察では，医療者側からの視点のみで論じられ，そのことが医療訴訟となった実際の裁判で示された司法側からの異なる視点からの考えが含まれておらず，現実的な "ずれ" を強く感じるものが少なからずあった。

　本書の目的は，以上のような問題に対して，これまでにどのような症例が医療訴訟に至り，最終的に裁判官がどのような判断をしたかを，臨床に従事している医療関係者に情報提供することである。そうすることで，医療者の注意喚起を促し，医学論文で司法の判断も引用しながら，より現実的な考察を記載できるのではないかと考えている。また時に，医療者側からすると大いに疑問を感じる司法判断の存在を知ることは，非常に大きな意味をもつと考えている。また，司法関係者にも，各司法判断に対する一臨床医の意見として，ぜひ参考にしていただきたい。

　本書が，医療訴訟に巻き込まれ苦しむ医療関係者，ならびに患者とその家族が一人でも少なくなることに役立てば幸いである。

　本書では基本的には判決文の一部を原文のまま引用しているが，個人情報の保護目的で，またあまり現代そして医療者にはなじまない文言については，修正して記載した。また解説は，あくまでも法律には全く素人の筆者による，判決文のみから得られた情報に対する個人的な意見である。反論や異論があることは承知しているし，誤った解釈をしているかもしれない。ぜひ，医療者側，患者側，そして鑑定人の立場で解釈していただき，ご意見があれば筆者に寄せていただきたい。

　最後に，本書の執筆に当たり，終始多大なる協力をいただいた LiSA 編集室の江田幸子，中澤亜由美，今岡 聡の各氏に心より感謝申し上げます。

2019 年 4 月

奥田 泰久

1. Makary MA, Daniel M. Medical error-the third leading cause of death in the US. BMJ 2016；353：i2139.

CONTENTS

はじめに……iv

CASE 1 **星状神経節ブロック後の頸部・縦隔血腫による呼吸困難**……001
遅発性声門部閉塞の気道確保

CASE 2 **口蓋扁桃摘出手術後の出血**……009
再手術のための適切な気道確保とは?

CASE 3 **抜管後の再挿管失敗**……019
抜管後の緊急気道確保に正解はあるのか?

CASE 4 **硬膜外麻酔の説明義務と神経障害**（前編）……031
硬膜外麻酔施行後に患者が下肢の異常を訴えた

CASE 4 **硬膜外麻酔の説明義務と神経障害**（後編）……039
硬膜外麻酔施行後に患者が下肢の異常を訴えた

CASE 5 **宗教的理由による輸血拒否**……045
患者の意向に従い，術中に輸血をしなかったが…

CASE 6 **脊髄くも膜下麻酔施行直後に 2 分間隔で血圧を測定しなかった**……055
能書の記載と医療慣行の不一致

CASE 7 **局所麻酔薬中毒**……065
不可避の偶発症であるが，いかに予防し，いかに対応するかが重要

CASE 8 **鎮痛薬・鎮痛補助薬と自動車運転**……077
運転禁止薬物にどう向き合うか?

CASE 9 **イレウス患者の麻酔**……089
脱水症患者に対する適切な麻酔薬の投与方法

CASE 10 **麻酔科医の物質使用障害**……099
われわれは何ができ，何をすべきか?

CASE 11 **頸部硬膜外ブロック後の呼吸・循環停止**……111
神経ブロックを施行する条件・環境

CASE 12 **硬膜外ブロック後の硬膜外膿瘍**……121
区域麻酔に関連した感染は軽視できない合併症である

CASE 13 **硬膜外麻酔後脊髄硬膜外血腫**……133
きわめてまれな合併症だが,
重篤な結果となった場合は医療訴訟に至る可能性がある

CASE 14 **全身麻酔下の局所麻酔・区域麻酔**……147
患者の意識はブロック針による神経損傷を予防するモニターとなるか?

CASE 15 **マンモトーム生検時の局所麻酔による気胸**……159
超音波ガイド下局所麻酔の限界

CASE 16 **末梢血管穿刺と神経損傷**……169
針が神経に接触したら過失となるか?

CASE 17 **大腿骨頸部骨折手術終了後の心停止**……181
術前の血糖コントロールが不十分な患者ではあったが…

CASE 18 **麻酔科医が手術室不在中の急変**……191
医療事故と刑事訴訟およびガイドライン(指針)

CASE 19 **術後呼吸不全による死亡**……203
PCA ボタンを押すのは誰か?

CASE 20 **無痛分娩中のトラブル**……215
快適で安全な出産のための麻酔とは何か?

CASE 21 **歯科医師の医科での救命救急研修**……229
ガイドラインに従い同意を得なければ医師法違反

CASE 22 **肋間神経ブロック後の脊髄損傷**……241
神経ブロックのきわめてまれな合併症:前脊髄動脈症候群

CASE 23 **突発性難聴**……253
確立された有効な治療法がない

CASE 24 **麻酔科医の過労死**……259
医師は労働者である

索引……272

◆ CASE 1 ◆

星状神経節ブロック後の
頸部・縦隔血腫による呼吸困難
遅発性声門部閉塞の気道確保

取り上げる判例

平成 24 年 1 月 26 日
東京地方裁判所
平成 19 年（ワ）第 31594 号
損害賠償請求事件

キーワード

星状神経節ブロック
顔面神経麻痺
頸部

Summary

顔面神経麻痺の治療として施行された 4 回目の星状神経節ブロック後に，頸部・縦隔血腫が発生した。気道閉塞に陥った患者に対して気管挿管は成功せず，緊急気管切開施行直後に心停止が生じ，蘇生後に遷延性意識障害となった。気管挿管から気管切開への切り換えが遅れたと過失が認められた。

請求額

原告（患者）らに対し，97,681,599 円

妥結額

原告らに対し，58,316,256 円

経過[1]（見出しは筆者による）

顔面神経麻痺の治療として，星状神経節ブロックが施行された

2004（平成 16）年 11 月 29 日，79 歳の女性患者（身長 156.9 cm，体重 59 kg）は，左口角から水が垂れるなど顔面神経麻痺の症状を訴え，A 病院救急外来を受診して，左顔面神経麻痺の治療を受けるために A 病院耳鼻咽喉科に 11 月 30 日に入院した。患者の入院時の血圧（収縮期/拡張期）はおよそ 140/70 mmHg で，やや高めであった。血液検査において凝固機能系の項目に異常は見られなかった。

　12 月 1 日，2 日，3 日に左顔面神経麻痺の治療として麻酔科医 A による星状神経節ブロック（以下，SGB）を受け，施行は特に問題はな

かった。12 月 6 日 10：15 頃，4 回目の SGB が施行された。患者の第 6 頸椎基部に針を刺入して，吸引試験で血液の逆流もなく普通に施行され，抜針後に麻酔科医 A は刺入部を 30 または 60 秒圧迫し，その後は患者自身に圧迫させた。11：15 頃，終了後に患者は病室に戻った。

患者は頸部の違和感を訴えた

14：30 頃，患者はのどに違和感を覚え，訪室した看護師にそのことを告げた。さらに 16：00 頃，患者は担当看護師に対し，頸部が腫れている気がすると違和感を訴えた。そこで耳鼻咽喉科医 B が診察したところ，外見上は頸部にあざ様の所見と軽度の腫脹が認められたが，触診上

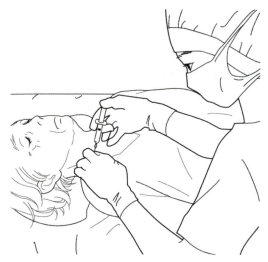

星状神経節ブロックが施行された

では血腫様ではなかった。B医師は喉頭ファイバーで患者の声門部を確認したが，腫脹等は見られなかった。

18：00頃，患者は担当看護師に「首がものすごく腫れているんですけど」と訴えた。担当看護師が患者の頸部を見たところ，青紫色の腫脹が見られた。看護師はSGBによる異常ではないかと考え，担当医師に報告した。耳鼻咽喉科医Cが患者の病室を訪れて診察したところ，頸部の腫脹は明確ではなかったが，左頸部に皮下出血と圧痛，右頸部と後頸部に圧痛が見られた。耳鼻咽喉科医Cは左頸部の皮下出血はSGBによるものと考えたが，この時点で患者に呼吸困難の訴えはなく，先ほどの喉頭ファイバーの所見で異常が見られなかったことから，経過観察とした。

19：10頃，見舞いに訪れていた家族が患者の頸部が腫れていたことから，担当看護師に対応を求めたが，医師に伝えるとの回答がされただけであったために，家族は患者の頸部を写真撮影した。

●症状の増悪を認め，診察と検査により血腫が確認された

21：00頃，患者は看護師に「水も通らないし，こんなんじゃ眠れない。息も苦しい感じ」と軽度の呼吸苦等，苦しい状況があることを強く訴えた。担当看護師が確認したところ，動脈血酸素飽和度（以下，SpO_2）は酸素投与なしで97%[*1]であったが，血圧は196/60 mmHg，頸部の腫脹も増強しており，症状が増悪している様子が見て取れたため，担当医師に報告した。連絡を受けた麻酔科医A，耳鼻咽喉科医B，Cの3名が診察した。頸部の腫脹は18：00時点よりも増悪しており，嚥下困難で夕食が十分に摂取できず，起座呼吸（臥位よりも起き上がっているほうが呼吸が楽な状態）であり，流涎が見られた。喘鳴は見られなかったが，臥位になると呼吸苦が増強する状態であった。また前胸部（胸骨のあたり）および背部に疼痛の訴えがみられた。C医師が喉頭ファイバーで確認すると，咽頭後壁に腫脹があり，声門部でも後壁に強い腫脹があって両梨状窩が確認できないほど気道が狭くなっていた。頸部超音波検査では甲状軟骨，甲状腺およびその周囲に異常が見られなかったことから，深部の病変を疑った。麻酔科医Aが，本SGB施行時の手技に変わったことはなかったが，本SGBによる血腫または膿瘍が考えられる旨，話したところ，担当医師らは炎症所見がないこと，本SGBの穿刺部周囲に皮下出血が見られなかったことから，本SGBによる血腫の形成を疑った。そこで担当医師らはCT検査をオーダーした。

21：30頃，担当医師らは患者の家族に連絡するとともに，緊急処置を行う場合に備えて，医療スタッフが多くそろった救急室へ患者を車椅子で移動させた。混雑のために遅れて（21：51頃）施行されたCTの画像で，頸部から縦隔

[*1] 正常値は95～100%。

までの連続した血腫と気道の狭小化，特に声門直下で気道が狭くなっていることが確認された。

気道確保を優先する方針が決定された

耳鼻咽喉科部長の指示で気道を確認することになり，移動した外来診察室で，耳鼻咽喉科医Dが診察し，患者の頸部腫脹と皮下出血を確認後に，喉頭ファイバーで気道を確認した。その結果，SGB後出血により椎前部付近に血腫が形成され，気道狭窄が形成される傾向にあると考えたが，喉頭ファイバーが声門部を通過することができた。この時点で，血腫に対する処置よりも気道確保が第一であり，まず気管挿管，それができなければ気管切開を行う方針を決定した。患者にはSGBによりまれではあるが血腫ができることがあること，このままでは窒息するリスクが大きいために気道確保の必要があり，気管挿管，それができなければ気管切開をすることを説明した。23：20頃，到着した家族には，喉頭ファイバーの写真を見せながら，椎体前面に血腫形成を思わせる所見があること，これにより現時点では気道は開通しているが声門が狭窄してきていること，急激に血腫が進行する高いリスクがあり緊急的な状態であること，まず鼻腔からの気管挿管を試み，これにより気道確保ができない場合には気管切開を実施すること，気管切開のリスクとして，出血や感染，大出血による失血死，その他予測できない事態が起こり得ることを説明した。家族からは気管切開は可及的に避けてほしい旨の意向が示された。

気管挿管が試みられた

手術室入室前の患者は，看護師の誘導のもと独力でトイレに行くことが可能で，軽度の息苦しさはあったものの，意識は清明で，呼吸状態に大きな問題はなかった。

23：50頃，車椅子で患者が手術室入室後，左腕に静脈路を確保してモニタリングを開始した。このときの患者のSpO$_2$は97％（room air），血圧は176/81 mmHg，脈拍は82回/minであった。12月7日00：00頃，A医師は静脈麻酔薬（プロポフォール30 mg/hr）の持続投与を開始した。患者への負担の少ない経鼻挿管が最も望ましいとの判断から，まず右鼻腔から気管支ファイバーのガイド下（あらかじめ内径6.5 mmの気管チューブに気管支ファイバーを通しておき，先に気管支ファイバーを進める方法）で経鼻挿管を試みた。経鼻挿管は酸素を流しながら自発呼吸下に行われた。患者の声門は気管支ファイバーで確認できていたが，患者の体動・反射が著しく強かったことや，気道が狭小化していたことが影響し，気管チューブを進めるどころか，ガイドとなる気管支ファイバーが声門を越えることができなかった。数回の施行後，患者のSpO$_2$が低下したため，麻酔科医Aはバッグ・マスク換気を行い酸素化したうえで，今度は左鼻腔からの経鼻挿管を試みた。これらの経鼻挿管操作の中で，一度だけ気管支ファイバーが声門を越えて主気管支に進んだという手応えを感じたこともあったが，その時も気管チューブを進める前に患者が咳き込み，気管支ファイバーが口腔内に戻ってしまったために，挿管は失敗に終わった。経鼻挿管の施行は約20分間行われた。

00：20または00：25頃，担当医師らは患者の体動・反射が著しく気管支ファイバーが進まない状況を見て，筋弛緩薬投与により体動・反射を抑制して行う経口挿管のほうが負担が少ないと判断し，プロポフォールを60 mg/hrに増量し，第1回目の筋弛緩薬（スキサメトニウム）40 mgを投与した（以下，スキサメトニウムの各回の正確な投与時刻は認定できず5分間程度の幅がある，この方法では患者の自発呼吸は停止する）。麻酔科医Aはバッグ・マスク換気を行い酸素化したうえで，経口挿管を試みたが，喉頭鏡のブレードが声門部付近に近づくと激し

い体動・反射が起こり患者が歯を食いしばったために失敗し，その間に SpO_2 が低下したためにバッグ・マスク換気を再開し，再度の挿管操作に備えた。

3度，気管挿管を試みたができなかった

00：30 または 00：35 頃，担当医師らは経口挿管の試行を継続することとし，スキサメトニウム 30 mg を投与し，A 医師はバッグ・マスク換気を行い酸素化したうえで再度経口挿管を試みたが，やはり喉頭鏡により喉頭展開を試みた段階で激しい体動・反射が起こり，気管チューブを進めることはできなかった。この経過中に患者の血圧は 240/110 mmHg まで上昇した。00：35 または 00：40 頃，担当医師らはさらに経口挿管を継続することとし，スキサメトニウム 30 mg を追加で投与したが，その 2〜3 分後に突如バッグが硬くなってバッグ・マスク換気が困難

となり，脈拍が低下し徐脈となり，SpO_2 が計測不能となったために，00：45 頃，気管切開に切替えることとした。プロポフォールの投与を中止し，気管切開術の準備を開始した。麻酔科医 A は困難であったがバッグ・マスク換気を継続し，00：50 頃，アトロピン（徐脈治療薬）やアドレナリン（救急蘇生薬）を投与した。00：55 頃，耳鼻咽喉科医 D らは気管切開を開始し，5 分間程度で患者の頸部を下部気管切開の方法でメスにより一気に縦方向に開窓し気管チューブを挿入した。開窓の前後頃に患者の血圧が突如上昇してから心拍が停止し，開窓の直後から担当医師らが 3 ないし 4 分間程度心臓マッサージを実地した。

1：04 頃，呼吸および心拍は再開したが，患者の意識は回復しなかった。患者は低酸素脳症により大脳皮質に重度の障害を負い，遷延性意識障害となり，A 病院に入院中である。

主たる争点

①星状神経節ブロックの手技に過誤はなかったか

　患者側の主張：医師は血管穿刺を避けて針を刺入しなければならず，抜針後に穿刺部位を十分に圧迫しなければならなかったのに，その注意義務を怠った。

②気道確保に過誤はなかったか

　患者側の主張：医師は気道閉塞に対して気管挿管が失敗したならば早期に気管切開を施行する義務があったのに，それを怠った。

裁判結果

①星状神経節ブロックの手技上に過誤は認められなかった。

②気道確保の開始時期には過誤は認められなかったが，気管挿管から気管切開への切替えの時間が遅延したとの過失が認められた。

判決文抜粋

①星状神経節ブロック後に頸部・縦隔血腫が生じた多くの症例では，術前に明らかな血液凝固障害がなく，星状神経節ブロックが特別な問題がなく円滑に施行され，

患者は問題なくペインクリニック外来を退出しており，頸部・縦隔血腫という合併症は，組織内に注射針を穿刺するという神経ブロック手技の性格上，時に予想が困難な場合があり，注意を払っても血腫の発生を完全に避けることはできず，これを防ぐ有効な手段はない。また，吸引テストで血液が逆流しない場合でも頸部・縦隔血腫が生じた例があり，これによって血管損傷を否定することはできない。したがって，事後的に血腫が生じたという点から，本件星状神経節ブロックの実施の際に，A医師が横突起に触れて動脈の拍動がないことの確認を怠るなど，必要な注意を怠った過失があると推認することはできない。

②気管挿管を試みた1回目のスキサメトニウム投与後に，患者の体動・反射が強く歯を食いしばるなどして経口挿管に失敗した時点で，気管挿管が不可能に近い状況にあったと評価することができ，気管切開に移行することを考慮すべきであった。喉頭展開時に声門部を確認できたことから，体動・反射を確実に抑制することにより経口挿管が成功する見込みがないとはいえないから，さらに1度スキサメトニウムを投与して経口挿管が成功する可能性を追求することは，直ちに不適切とまでは言えないとの鑑定人の意見もあるが，2回目のスキサメトニウム投与後に同様に体動・反射が抑制できず，気管チューブを進めることができない状況でのさらなる3回目のスキサメトニウムの投与は，この時点において気管切開への切替えが遅延した注意義務違反があったと認められる。

解説

星状神経節ブロックの手技の過誤について

星状神経節ブロックの合併症の一つである頸部・縦隔血腫により呼吸困難にまで至る症例はきわめてまれであるが，時に重篤な転帰を呈するものである[2,3]。血液凝固状態に異常がある患者以外に，肥満，高血圧，糖尿病を合併している患者に多いとされるが，確実にその発生を予防する手段はない[2]（COLUMN）。

過去の星状神経節ブロック後の頸部・縦隔血腫に関する医療訴訟では，主たる争点ではなかったとはいえ，「血管を避けて針を刺すべきところ，誤って刺してしまった」と医師の手技の過失であるかのように断定した判決[4]がある

が，明らかに的外れである。たとえ血管穿刺し，吸引テストで血液の逆流が認められたとしても，ほとんどの症例で血腫が生じるわけではない[2]。

本件で，星状神経節ブロックの手技，特に施行直後の止血法の過失については，『日本ペインクリニック学会治療指針 第2版』[5]が証拠として採用され，「指針から逸脱した手技は認められない」として手技の過失はないと判断された。

気道確保の過誤について

本件は総合病院での入院患者であり，耳鼻科医の応援を得たにもかかわらず，残念な結果に至った。これが外来患者であったり，十分な体

COLUMN

星状神経節ブロック後の頸部・縦隔血腫（咽後間隙血腫）の二つの謎

一つ目の謎は，いまだ（2016年），世界中で日本からの報告しかないこと。筆者らがかつて本症例報告[11]を初めて欧米誌に投稿した際に，査読者から「星状神経節ブロックの合併症でこのようなものは見たことも聞いたこともない。これは日本人特有の合併症か？」との返答があった。

二つ目の謎は，その成因。これまでの症例報告[2]から検討すると，星状神経節ブロックを開始して18回目に頸部・縦隔血腫が発生した報告が最多で，多くは10回目以内である。このことは，星状神経節ブロックを数多く受ければ受けるほど頸部・縦隔血腫が発生しやすくなるのではなく，10回目を過ぎると逆に安全になる。つまり，単に手技的問題とは考え難い。その理由として，血管の走行，形態に異常があるのか，あるいは頻回のブロック針刺入で結合組織が形成され，血腫を抑制しているのかは不明である。

制がとられていない診療所レベルであったら，さらに厳しい結果になっていたかもしれない。本合併症の気道閉塞については，以前には教科書などにも記載はなく，その機序も明瞭ではなかったので，血腫が気道閉塞を生じさせるか否かが争点となったこと[6]もあるが，最近，本合併症は星状神経節ブロックの最も危険な合併症であることは認識されている。その気道閉塞の病態は，血腫による気管の圧迫よりも声門部周辺の循環障害による浮腫であることが明らかになっている。そして，声門部の浮腫が進行して高度の声門部の閉塞となると，気管チューブの挿入は不可能となり，当然ながら声門上器具も意味がなく，外科的気道確保が必要となる[2]。

本件での気道確保について証拠として採用された外傷初期診療ガイドラインの「確実な気道確保のアルゴリズム」[7]によると，気管挿管を2回試みて失敗，$SpO_2 < 90\%$あるいは迅速気管挿管失敗となったら外科的気道確保を推奨している。裁判官は，鑑定人の意見を採用し，気管切開術の重篤な合併症については，高い頻度で生じるものではなく，本件においても設備の面および耳鼻科医などの医療従事者の専門性においても著しく危険性が高度となる事情があったわけではないとした。しかしながら，本合併症における緊急気管切開は，血腫により気管が圧迫

されて狭くなっている状況で行われたもので，実際に同様の状況での気管切開の失敗により患者が死亡した症例が報告されている[8]。その症例の司法解剖を施行した法医学教授は，鑑定書で「SGBにはいくつかの合併症があり，生命の危険を伴うものもある。麻酔科の専門医が適切に監視や治療を行えば，ほとんどの症例で救命可能である。それができなかったSGBの施行医には，明らかな過失があり，刑事責任も負う」[9]としている。筆者が鑑定人であれば，真っ向否定する意見である。

本件における気道確保について，医師たちが可能なかぎり経口・経鼻挿管を行い，危険性が高く，その後の回復に時間がかかる気管切開を避けようというこだわりは十分に理解できるし，安全性を考慮し最初は自発呼吸下，その後は全身麻酔下で自発呼吸を早く再開させたいがために，作用持続時間が短い脱分極性筋弛緩薬と少なめの静脈麻酔薬を用いたことは，結果的に中途半端であったとの批判はあるだろうが，絶対に間違いとはいえない。ただ，患者に対する強い刺激による急激な血圧上昇が血腫を増強し，気管支ファイバー，喉頭鏡，気管チューブの頻回な声門部への接触により，声門部浮腫が増強し気道閉塞が助長されたことは残念である。

気管切開の遅れに対する最終的な判決に，医

療者側からさまざまな異論があるかもしれない。だが，本件において裁判官は，緊急時の気道確保については症例ごとの個別性が強く，教科書や指針などを参考に型にはまった判断を下すことは困難であり，医師に求められる注意義務の内容は，気道狭窄の原因となった疾患，患者の症状の経過，これらを踏まえて予想される今後の経過などの具体的事情を考慮したうえで判断する必要があること[10]を理解し，本件でカンファレンス鑑定方式を採用している（MEMO）。そこで招聘された3人の鑑定人が一致して，気管挿管を試みた回数や費やした時間を基準として，気管挿管から気管切開に切り替える時期を一義的に決することはできないと認定していることは大いに評価したい。

異論・暴論

以前，埼玉県の医療関係者，司法関係者，報道関係者の集まり（さいたま医療訴訟連絡協議会）に参加した。その際，私的な立ち話であったが，司法関係者の医療関係者に対する意見があまりにも聞くに堪えなかったので思わず言った。

「われわれの医療行為においては数時間，数分あるいは数秒で，あなた方が行っている判決と同じ重要な判断をしなければならないことに多々遭遇する。その限られた時間内での決定に関して，後から部外者が結果だけをみてあれこれ批判するのは，あまりにも安易すぎる。司法では，数週間，数か月，数年をかけて決定する。それだってしばしば間違うことがあるであろう。しかし，あなた方はその結果についてどのようなペナルティーを受けるのか。われわれは患者・家族に罵倒され，マスコミにたたかれ，さらに手錠までかけられてしまう。そのことについてどう考えるか」

相手は無言であった。言ってしまってから，明日，被告人になるかもしれないわが身を考え，

MEMO

カンファレンス鑑定

🖉

カンファレンス鑑定とは，医師が日常的に行っている医局でのカンファレンスの手法を取り入れた「口頭複数鑑定」である。基本的に出席者は鑑定人医師3名，患者側および医療者側の弁護士，裁判官。鑑定人は，それぞれ鑑定事項に対して事前に簡潔な意見書を提出したうえで，裁判所において口頭で鑑定意見を述べる。通常は1日で終了する。数名の意見を聞く点，鑑定書作成の手間が不要な点において，従来の単独書面鑑定の問題点が払拭された方式といえる。

口頭による報告の利点は，直接法廷で心証が形成できる点，裁判官や弁護士が不明な点は，ただちにその場で鑑定人に確認できる点である。一方，裁判官や弁護士は医療分野の知識が乏しいために，突然口頭で報告を受けても，ただちに適切な質問をすることができず，質問の機会を設けた実益が失われかねないという問題もある。そこで，カンファレンス鑑定では，鑑定人は鑑定期日の約3週間前までに「鑑定事項に対する意見の要旨」と題する書面を提出し，裁判官らは，鑑定人の予定している意見内容をあらかじめ検討したうえで口頭での報告を受けるなどの工夫をしている[12]。

言わなければよかったかと葛藤したのは筆者が小心者だからかもしれない。

本件から学び取れること

星状神経節ブロックを施行する各医療機関は緊急時の気道確保の体制を整える必要があるかもしれない。ちなみに筆者の施設は，初回の星状神経節ブロック施行前に主たる合併症・副作用を説明後に同意を取得し，星状神経節ブロック後に頸部・縦隔血腫の徴候が出現したら，ただちに当科へ連絡するように伝えている。同時に，必ず星状神経節ブロック施行前に，末梢血管確保および気道確保の評価を行い，これらが困難

と予想された症例では星状神経節ブロックの施
行を基本的に回避している。

文　献

1. 平成24年1月26日/東京地方裁判所/平成19年（ワ）第31594号．判例タイムズ 2013；1383：311-26.
2. 奥田泰久，北島敏光．星状神経節ブロックによるアクシデント．ペインクリニック 2002；23：1055-61.
3. Higa K, Hirata K, Hirota K, et al. Retropharyngeal hematoma after stellate ganglion block：Analysis of 27 patients reported in the litera-ture. Anesthesiology 2006；105：1238-45.
4. 平成19年6月5日/盛岡地方裁判所/平成18年（ワ）第224号
5. 日本ペインクリニック学会ペインクリニック治療指針作成委員会．ペインクリニック治療指針．改訂第2版．日ペインクリニック会誌 2006；Suppl13：10-67.
6. 吉川孝三郎，真壁 昊．突発性難聴の治療後，突然呼吸停止し死亡．In：吉川孝三郎，真壁 昊．医療事故訴訟における和解事例の研究．東京：現代人文社，2006：300-8.
7. 外傷と気道・呼吸．In：日本外傷学会，日本救急医学会監修．外傷初期診療ガイドライン JATEC. 改訂第4版．東京：へるす出版，2012：27-44.
8. Kashiwagi M, Ikeda N, Tsuji A, et al. Sudden unexpected death following stellate ganglion block. Leg Med（Tokyo）1999；1：262-5.
9. 池田典昭．法医学からみた医療事故一例一話（2）．臨と研 2003；80：338-9.
10. 北澤龍也．ブロック注射で後遺症 気管切開の遅れを認定．In：日経メディカル編．医療訴訟のここがポイント．東京：日経BP社，2015：132-7.
11. Mishio M, Matsumoto T, Okuda Y, et al. Delayed severe airway obstruction due to hematoma following stellate ganglion block. Reg Anesth Pain Med 1998；23：516-9.
12. 佐藤哲治．カンファレンス鑑定．In：塩谷國昭，鈴木利廣，山下洋一郎編．専門訴訟体系＜1＞医療訴訟．東京：青林書院，2007：235-47.

◆ CASE 2 ◆◆◆

口蓋扁桃摘出手術後の出血
再手術のための適切な気道確保とは？

取り上げる判例
平成 23 年 2 月 23 日
広島地方裁判所
平成 20 年（ワ）第 1225 号
損害賠償請求事件

キーワード
耳鼻咽喉科
意識下挿管
麻酔
迅速導入法

Summary
口蓋扁桃摘出手術後の出血に対する麻酔に際し，麻酔科医は迅速導入で気道確保を試みたが，成功せず，緊急気管切開後に経口気管挿管が成功したが，最終的に患者には低酸素脳症が発症した。裁判官は，麻酔科医が意識下挿管を選択しなかったことを過失と認めた。

請求額
原告ら（患者と家族）に対し，109,190,000 円

妥結額
原告らに対し，86,579,598 円

経過[1〜4]（見出しは筆者による）

扁桃肥大と睡眠時無呼吸により，口蓋扁桃摘出術が予定された

57 歳の女性，既往歴に高血圧がある。2007（平成 19）年 1 月 29 日，日中の眠気，咽頭部の違和感，会話時の息づかいの荒さ，息切れなどの症状を訴えて A 病院耳鼻咽喉科と，同科から紹介されて呼吸器内科を受診し，高度の口蓋扁桃肥大（第 3 度に近い第 2 度），重症の睡眠時無呼吸症候群と診断された。

2 月 19 日，A 病院で簡易終夜睡眠ポリグラフ検査 polysomnography（PSG）を受けた。

2 月 26 日，A 病院の耳鼻咽喉科と呼吸器内科を受診した結果，口蓋扁桃摘出術を受けることになった。

6 月 1 日，A 病院の耳鼻咽喉科を受診して全身麻酔のための検査を受けた。

6 月 7 日，手術のために A 病院の耳鼻咽喉科に入院した。この日，患者に対する術前の説明のなかで，耳鼻咽喉科医 A から術後に大出血があることなどの説明が，また麻酔科医 B から「術中の酸素不足などで脳に機能障害を来す危険性があること」などの話がなされ，患者は手術同意書に署名した。

抜管の 1 分後，血液を吐出した再挿管を試みたができなかった

2007 年 6 月 8 日，麻酔科医 B が全身麻酔を導

口蓋扁桃摘出手術後の出血 ◆ 009

入し，耳鼻咽喉科医Aが口蓋扁桃摘出術を施行した。手術は13：00に開始され，13：45に終了し，14：00に抜管が行われた。その時の血圧は203/126 mmHgで，経皮的末梢動脈血酸素飽和度（SpO_2）は100％であった[*1]。

その約1分後（14：01），患者は血液を口腔内から吐き出した。血液の吐出は多量であり，A医師は気道確保と止血のために，再挿管をB医師に依頼した。B医師は，マスクで酸素を投与しながら血液を吸引した。SpO_2は96％であった。これ以降の時点において，患者は，血液の喀出を促す看護師の指示に従い，頷いたり，ある程度血液を自己喀出でき，意識状態は，Japan Coma Scaleで10（普通の呼びかけで容易に開眼する）であった。14：05頃，応援に呼ばれた麻酔科医Cの指示により，迅速導入をするための麻酔薬（プロポフォール，ベクロニウム）が投与され，麻酔の再導入が開始された。その時のマスク換気は可能だが困難であった。14：07頃，B医師は口腔内吸引をしながら挿管を試みたが，血液多量のため吸引を行っても視野が得られず，挿管を一時断念した。B医師らはマスク換気を再開したが，換気不能となり，SpO_2は低下した。

● 再度の挿管は成功したが，患者の意識は回復しなかった

14：15頃，耳鼻咽喉科医Aにより緊急気管切開が開始された。マスク換気による空気が切開孔から漏れることにより気管切開ができたことを確認し，気管支鏡で気管内を確認したところ気道を閉塞するような血塊はなかった。14：20頃，気管切開孔から気管チューブを挿入し，気管吸引したところ，血塊が吸引され胸部挙上と呼吸音も確認された。しかし，呼気終末二酸化炭素（$ETCO_2$）は検出できなかった。換気は不良で，その時点で瞳孔は散大し，対光反射は消失した。心マッサージを施行したが，14：22頃の動脈血酸素分圧は6.7 mmHg，動脈血二酸化炭素分圧は112.4 mmHgであった。14：30，再度試みた経口挿管は成功し，換気可能になった。血圧は101/28 mmHgから222/62 mmHgに上昇した。

14：45頃に撮影された胸部X線で右気胸の発生が確認された。術中および抜管後（気管切開術を含む）の出血量の合計は約250 mLだった。

患者はこの経過において窒息による低酸素脳症を発症し，意識は回復せず，現在も遷延性意識障害，四肢麻痺の状態でA病院に入院している。

主たる争点

患者の低酸素脳症による意識障害，麻痺という結果に近い争点から整理する。

①気管切開は有効に行われたか

　患者側の主張：気管切開が有効に行われなかった。気管切開孔からの気管チューブが気管に入っていなかったものと思われる。また，出血後の処置で気胸を起こした。心マッサージも有効に行われていない。

[*1] 正常値は95～100％。

病院側の主張：当日及び後日の所見から，気管切開孔からの気管チューブは気管内に適切に入っており，気管切開位置も適正であった。緊急気管切開時に換気が困難であった理由として推測されるのは，気胸の発生と気管内への血液の流入である。気胸の原因は特定できないが，心マッサージによる合併症の可能性がある。ただし，その手技に不適切はなかった。

②迅速導入による再挿管の手技に過失があったか

患者側の主張：出血に対する吸引をしっかり行わず，出血のために挿管できなかったことは過失である。自発呼吸が停止した状態でのバッグマスク法は，口腔内，気道内の血液を気道の奥深くに押し込むことになり有害であった。また，トラキライト，ラリンジアルマスクを使用しなかったことも過失である。

病院側の主張：再挿管までに時間を要したのは，口腔，咽頭周囲に急激に多量の出血が発生し，多量の血液が気道に流入するなどしたため，挿管のための十分な視野の確保が困難であったことが原因であり，挿管手技の未熟や不適切を原因とするものではない。自発呼吸が消失している状況下ではバッグマスク法を行うのは当然である。強制換気による血液の誤嚥の危険というデメリットより，強制換気による酸素化のメリットが上回るから，バッグマスク法による換気は適切な処置であった。

③意識下挿管を選択すべきだったか

患者側の主張：術後出血の止血術は，意識下で確実に気管挿管し気道を確保した上で，全身麻酔，筋弛緩薬を使用して行うべきものである。本件では口腔内出血によるマスク換気困難，喉頭展開困難が予想される場合であり，自発呼吸を保ったまま挿管すべき症例であったから，全身麻酔後の挿管ではなく意識下挿管を選択すべき場合であった。

病院側の主張：意識下挿管は，患者の協力を要して時間がかかり，また気道刺激による疼痛や血圧上昇の発生などのデメリットが大きく第一選択であったとはいえない。仮に，本件において意識下挿管の適応があったとしても，迅速導入法の方が一般的な方法と推認される。よって，迅速導入法を選択したことは誤りではない。

裁判結果

①②患者側の主張は認められなかった

③意識下挿管を試みることなく迅速導入法を選択した麻酔科医Ｃの過失が認められた

判決文抜粋（①〜③の構成は筆者による）

① 14：15から14：20頃の経過によれば，気管切開，挿管の手技について，具体的な過失は見当たらない。患者側は，気胸が発生したことを論難するところ，その発生原因については，人工呼吸器による補助換気や心臓マッサージを行ったことが考えられるが，救命に際してそれらの措置の重要性は明らかであるから，気胸

が発生したからといって直ちにＡ病院の医師らに過失があるとは認められない。また，患者側は，有効な心マッサージをしなかった過失がある旨を主張するものの，これのみでＡ病院の医師らの具体的な注意義務（債務）の内容を特定したとはいえないから，主張自体失当というべきである。

②出血に対する吸引を行っても視野が十分に確保できなかったという本件の経過を前提とすれば，挿管が成功するまでに時間を要したことはやむを得ないというべきであるから，出血のために挿管ができなかったことにつき，過失は認められない。トラキライトを備えなかったことがＡ病院の過失であると認めるに足りる証拠もない。ラリンジアルマスクの使用は，その挿入時に扁桃摘出部位を損傷し出血を助長する可能性があることが認められるから，本件においてラリンジアルマスクを使用しなかったことにつき直ちに過失であるとはいえない。筋弛緩薬を用いた強制換気では誤嚥を誘発し，気道閉塞，換気不全を惹起することは容易に予想できる旨が指摘されていることが認められるところであるが，迅速導入法を採用した以上，自発呼吸が消失するためバッグマスク法を行わざるを得ないものと解される[*2]ことからすると，争点③に帰着するものと解されるから，この点の患者側の主張は失当である。

③本件のように口腔内から血液を多量に吐出しそれが貯留する状況においては，患者の意識が回復し，咽頭及び気道反射が回復した状態であり，自発呼吸がある状態であれば，迅速導入法によるべきではなく，患者の反射を残存させ，口腔内の血液を頻回に吸引し，口腔内血液を口腔外に排出しながら自発呼吸を温存し意識下に麻酔導入を試みるべきである。

　抜管の時点では，患者の意識はある程度回復していたこと，咽頭及び気道反射も回復した状態であったこと，麻酔導入前の時点でのSpO_2は自発呼吸で96％であったことが認められ，このことからすると，誤嚥による呼吸不全があったとしても軽度のものであったと推測される。

　意識下挿管の場合，患者の苦痛に対しては表面麻酔や鎮静薬を使用されること，血圧上昇の危険に対しては，表面麻酔，鎮痛，鎮静が適切に行われれば循環動態にそれほどの変動を来さないという報告も多いとされていることが認められるから，これらがＡ病院が主張するほどに大きなデメリットであるとは認められない。

　意識下挿管により心停止，低酸素脳症の発生を回避できたかについて，口腔内出血による窒息を避けるには，顔を横に向ける若しくは側臥位で患者に血液を吐出させながら口腔内吸引することで十分である，ともされており，この手法によれば，口腔内の血液貯留についてはある程度コントロールすることができ，したがって，視野の確保が困難となる可能性について低めることができたものと考え

[*2] 迅速導入法では，基本的に挿管までバッグマスク法を用いないものであるが，本件では麻酔科医Ｂは最初からマスク換気を行っていたようである。

られる。さらに，異常高血圧に対して降圧薬による血圧コントロールを図っていれば口腔内出血を軽減でき，挿管時の視野が良好になっていた可能性も認められる。止血操作を施していないのに，後に血圧が低下して，口腔内出血は自然に止血しているから，血圧を適切にコントロールしつつ，自然止血するまでの間，血液の誤嚥を回避する措置がとられていれば，誤嚥の進行，低酸素による心停止，低酸素脳症を回避することができたものと考える。

以上のことを踏まえると，A病院の医師が迅速導入法ではなく意識下挿管を選択していれば，血液の誤嚥による窒息や，それに起因する低酸素脳症の発生を回避できた高度の蓋然性（COLUMN）を認めることができる。

COLUMN

蓋然性と可能性

司法では"蓋然性"という言葉がしばしば用いられる。"可能性"と混同されるが，意味は異なる。"可能性"は起こるか起こらないかの意味で，二択である。一方"蓋然性"は起こる確率の意味である[4]。したがって「可能性が高い」あるいは「低い」との表現は誤りで「可能性がある」または「ない」が正しい。そして「蓋然性が高い」または「低い」となる。

医療訴訟で"蓋然性"の言葉が知られるようになったのは，最高裁の「訴訟上の証明は，一点の疑義も許されない自然科学的証明ではなく，経験則に照らして全証拠を検討し，特定の原因が特定の結果を来したという高度の蓋然性を証明することであり，通常人が疑いを差し挟まない程度に真実性の確信を持ち得るもので足りる」との判決[5]による。それまで，患者側は医療行為と患者の損害との間の因果関係を100％あるいはそれに準じた確率で証明しなければ勝訴は困難なこともあったが，最高裁がその確率（ハードル）を下げるために使用した言葉であるとも考えられる。では，"高度の蓋然性"とはいったい何％かというと，明確な値は示されていない。80〜90％との考えもあったが，最近は「高度の蓋然性は認められないが，相当程度の可能性は認められる」として，医師側が敗訴となった医療訴訟もあるので，さらにハードルの低下が進んでいると考えてよい。

解説

● 口蓋扁桃摘出術後の出血はまれではない

少子高齢化社会の到来により，口蓋扁桃摘出術の適応は，小児の反復性扁桃炎から，病巣感染症，睡眠時無呼吸症候群へと広がりつつある[6]。扁桃摘出術後の出血は1〜20％の確率で起こり，そのなかで全身麻酔下での止血処置を要するものは0.8〜3.7％とされる。そして術後出血は24時間以内（早期後出血，0.2〜2％）と術後5〜10日（晩期後出血，0.1〜3％）の二峰性であり，24時間以内の術後出血では術中の止血不十分と線溶系の亢進が，術後5〜7日の出血では線溶系の亢進と結紮糸の外れなどが原因とされる[7,8]。

□患者の循環・呼吸状態の確認（輸血用ルートの確保，血圧の調節）
□患者・家族への説明と意識下挿管への患者の協力の可否の確認
□以前の気道確保時の難易度の確認
□麻酔科医および緊急気管切開に対応できる耳鼻咽喉科医の確保
□ビデオ喉頭鏡とワンサイズ細めのスタイレット付の気管チューブの準備
□体位は頭高位，左半側臥位（流れ出る血液に視野を妨げられず，右口側から気管挿管するため）
□口腔内血液吸引専従者の確保
□十分な前酸素化 preoxygenation と施行時の酸素投与
□フルストマック（血液など）として対応
□意識下挿管または迅速導入
□輪状軟骨圧迫の施行
□気管挿管後は気管内，胃内の吸引
□抜管前に血圧を上昇させ止血確認

表1　口蓋扁桃摘出術後出血への麻酔時の留意事項

術後出血の危険因子として，男性，習慣性扁桃炎，扁桃周囲膿瘍の既往，肥満，高齢などが挙げられている[6,7,9~11]。非ステロイド性抗炎症薬（NSAIDs）については定まった見解はない。口蓋扁桃摘出術の死亡率は約 1/35000 であるが，そのうち 1/3 は出血が要因である[8]。よって麻酔科医は，口蓋扁桃摘出術後に出血し気道確保が求められる場面に遭遇することはまれなことではないので，その対応法について常に準備し（表1），考えておく必要がある[12]。少なくとも，口蓋扁桃摘出術後出血に対する挿管時には，口腔内吸引に専従する医師あるいは看護師を配置すべきである。

🔴 麻酔科医にとっては納得できない裁判官の判断である

本件は，迅速導入法を選択したことに過失はないという A 病院の主張が認められなかった。判決文では「確かに，患者の協力なしには意識下挿管は困難であるとされているが，迅速導入法

と意識下挿管のそれぞれに要する時間に関する医学的知見を示す証拠は見当たらない。そして，A 病院の主張するとおり迅速導入法の方が早く挿管できるのだとしても，鑑定の結果によれば，迅速導入法を実施することによっても血液誤嚥，窒息の危険性が高まるというのであるから，挿管に時間がかかれば誤嚥，窒息の危険が高まるということを理由にして，同様に誤嚥，窒息の危険が高まる迅速導入法を選択したことを直ちに正当化することはできない」として，「麻酔科医 C が意識下挿管ではなく全身麻酔による迅速導入法を選択したことにつき過失を認めることができる」と述べている。

これに納得がいかない麻酔科医は少なくはないだろう。麻酔に関する教科書的記載の多くでは，口蓋扁桃摘出術後出血における麻酔方法は迅速導入法ではなく意識下挿管を選択しなければならないとの記載はないからである[13~15]。特に，日本麻酔科学会専門医試験の基本的参考書とされる『ミラー麻酔科学』では，扁桃摘出術後の止血術の麻酔について，「輪状軟骨圧迫と軽度頭部挙上を行い迅速導入すると，気管や声門への誤嚥を防御できる場合がある」[13]と記載されている。また本件では，意識下挿管の適応を「患者の意識が回復し，咽頭及び気道反射が回復した状態であり，自発呼吸がある状態であれば」としているが，「意識が鈍麻した患者や高度に気道が冒された患者」が意識下挿管の適応であるとして，本判決と相反する基準を挙げているものもある[14]。

もちろん意識下挿管も選択肢の一つであることは間違いないが，本件のような状況では，臨床的に迅速導入法はしばしば用いられる。ただ，意識下挿管を選択しなかった場合のトラブルはこれまでに報告されており[16]，死亡例が報道[*3]されていることも事実である[17]。

---

*3　口蓋扁桃摘出術後 2 日目に出血し，止血手術のための全身麻酔の導入時に患者が吐いた血液が気管に入り，肺水腫による呼吸不全で死亡した。

誰にでも意識下挿管を選択しなければならないわけではない

本件で述べられた，「意識下挿管の場合，患者の苦痛に対して表面麻酔や鎮静薬を使用されること，血圧の上昇の危険に対しては表面麻酔，鎮痛，鎮静が適切に行われれば循環動態にそれほどの変動を来さない」は，あくまでも定時手術で言えることである。本件のような超緊急手術では，必ずしも当てはまらないものであると考える。

　もう一つ，本件から生じる読者の疑問は，「小児あるいは境界領域の思春期の患者の場合も，意識下挿管で対応しなければならないか？」であろう。本件において裁判官は「仮に医師による適切な説明があったとすれば，意識下挿管に協力することは可能であったものと解され，このような患者に対して意識下挿管することが困難であったとは直ちに認められない」と述べている。つまり，あくまでも"聞き分けのよい大人"であることが条件であり，小児は含まれていないと考えられる。

　そもそも，各病態に対して複数の治療法がある場合には，その選択は基本的には医師の裁量権の範囲内であることからすれば，本件の判決はきわめて特異なものであるといえる。

主張の食い違いは多岐に渡る

本件では，以下の点についても患者側は病院側の過失を主張した。

1) 手術の適応：患者側は，重症の睡眠時無呼吸症候群では経鼻的持続気道陽圧呼吸（nCPAP）が第一選択であり，大出血などの合併症が多い危険な口蓋扁桃摘出術を選択したのは誤りであると主張した。病院側は，患者が呼吸器内科と耳鼻咽喉科を繰り返し受診した結果，手術的治療を希望し選択したものであって，その治療法は慎重に検討され，決定されたと主張

した。

2) 術前の説明が不十分：患者側は，口蓋扁桃摘出術は大出血などの合併症の多い危険な手術であるとの説明が十分になされず，手術よりnCPAPが第一選択であるとの説明もなかったと主張した。病院側は，手術の危険性は説明を尽くしており，患者のような重症の場合はnCPAPのみでは十分治療可能といえず，nCPAPが第一選択とはいえないと主張した。

3) 麻酔科医Bの経験不足：患者側は，再挿管に手間取った麻酔科医Bの経験の浅さ（医師3年目）も問題とした。病院側は，麻酔科医Bは相当数の麻酔管理経験を有しており，術前，術中の血圧管理，術中の呼吸管理，抜管のタイミングの判断，抜管操作，疼痛管理を適切に行っており，抜管後の高血圧はその技術の未熟のために生じたものではないと主張した。

4) 座位にすべきであった：患者側は，患者を座位にすれば窒息することはなかったとして，救急処置に過失があったと主張した。病院側は，口腔内出血後の患者は麻酔の影響が残っている状態に加え，出血に伴う呼吸困難感による興奮状態であったために，座位の保持は困難かつ危険であったし，座位を保持したとしても嚥下機能が不十分で，血液の誤嚥により窒息した可能性が高いと主張した。

5) 術中の止血：患者側は，術中の不完全な操作によって，わずかの血圧の上昇で出血するような損傷が加わっていたか，あるいは止血が不十分であったものと考えられ，手術の手技的な過失が推認されると主張した。病院側は，術中の手技的な過失ではなく，いったん止血していた術野の縫合止血創が，高度の血圧上昇を原因として，一部破綻し，一過性に再出血を来したものと主張した。

6) 抜管時の筋弛緩拮抗薬：患者側は，筋弛緩薬拮抗薬を投与してから抜管すべきであったのにこれを投与しなかったのは過失である，と主張した。病院側は，たとえ抜管前に筋弛緩薬拮

口蓋扁桃摘出手術後の出血　◆　015

抗薬を投与しなかったことが過失であったとしても，それによって口腔内出血の発生は回避できず，低酸素脳症の発生を回避できた高度の蓋然性は認められない，と主張した。

…

これらの点について，得られた資料からは裁判官の判断の記載はないが，仮に主たる争点となった場合にどのような判断がなされるのかは，大いに興味のあるところである。

異論・暴論

本件の判決について，司法関係者の間には「実務的に一般化されている論理的手法を採用して判断を進めたことに異論がない」「医学的根拠にもとづいた合理的なものといえる」[1~3]との判決を支持する考えがあるようだ。しかし，第一線で常に超多忙な業務を行っている麻酔科医にはとても受け入れられないものであろう。耳鼻咽喉科医側からも，福島県大野病院事件の例を挙げ，本件のような8000万円を超える賠償額を認めた麻酔科医に厳しすぎる判決によって，「今後，麻酔科医が危険性の高い麻酔を拒否するようになるのではないか」との危惧も論じられている[4]。裁判官は患者の現状に同情した判決を下したのかもしれないが，もっと冷静な判断があってもよかったと考える。

扁桃摘出術後出血時，若い耳鼻咽喉科医がいとも気軽に再挿管を麻酔科医に依頼することがあるが（事実は違うかもしれないが，麻酔科医からはそのように映ることがある），口蓋扁桃摘出術後出血の気道確保は，麻酔科医にとって非常にストレスフルな状況であることを耳鼻咽喉科医にも理解してもらいたい。結果はどうあれ，同様な症例を経験した麻酔科医は決して少なくはないだろう。

耳鼻咽喉科医による術前説明において，扁桃摘出術後に出血が生じるかもしれないことはほぼ100％述べられているが，そこから引き起こされる具体的な危機的状態はほとんど説明されていないのが現状である。本件でも，患者側は「今回のような手術直後の出血があり得ること，そのために死亡したり重度の意識障害（植物状態）を残すような事態が発生し得ること」について術前に伝えられなかったとの説明義務違反の主張に対して，耳鼻咽喉科医は「本症例のように非常にまれな事態の具体的経過までも事前に説明する必要はない」と反論している。このような状況が，患者およびその家族に安易な手術と受けとめさせ，想定外の重篤な結果に直面してしまったとき，医師に対する不信感を増幅させているとも考えられる。以前，筆者の施設でも，口蓋扁桃摘出術の術後出血に意識下挿管で対応したところ「こんな苦しい思いをする麻酔を受けたことが許しがたい」とのクレームを受けた。「早期後出血は，術中の止血操作が不十分なためで，術者の責任」[9]との考えもあるが，技術的に完璧な口蓋扁桃摘出術を行っても術後出血の危険性は0％にはならないのが現実だろう。しかし，このような判決がなされると，麻酔科医としては「急に危険性の高い麻酔をしなければならない状況を作り出した耳鼻咽喉科医らの責任は？」とも考えたくなるものである[18]。

気道確保で危機的状況に陥ったとき，麻酔科医は気管挿管の専門家であるが，耳鼻咽喉科医は気管切開の専門家であることは忘れずに，気管切開を行うタイミングも含めて，協力して患者の救命に全力を尽くしてもらいたい。

本件から学び取れること

本件では，口蓋扁桃摘出術の術後出血に対する麻酔導入時の気道確保は意識下挿管で行うべきであり，迅速導入法による気道確保の失敗は過失とした。麻酔科学のいかなる教科書的記載にも，口蓋扁桃摘出術後出血に対する麻酔法として，迅速導入法ではなく意識下挿管を絶対に選択するように，との記載がないにもかかわらず，

である．これは麻酔科医からすれば疑問が残る判決ではあるが，同様の医療訴訟にも影響を及ぼす可能性があり，今後，注意を要するものである．

文　献

1. 平成 23 年 2 月 23 日/広島地方裁判所/平成 20 年（ワ）第 1225 号．判例タイムズ 2012；1380：160-9.
2. 口蓋扁桃摘出術後に出血し，意識下挿管法を選択すべきところ，迅速導入法を選択して低酸素脳症を発生させたとして，損害賠償を求めた．医療判例解説 2013；44：48-65.
3. メディカルオンライン医療裁判研究会．手技選択に関し医師の責任が認められた事案．《http://www.medicalonline.jp/pdf?file＝hanrei_201111_01.pdf》（2019 年 4 月 12 日閲覧）
4. 白崎修一，澤村 豊，田端綾子ほか．扁摘の術後出血に気管挿管がうまくいかなかった事例．In：臨床医のための医療訴訟を回避するケーススタディ 40．東京：中山書店，2013：92-7.
5. 最高裁判所第二小法廷．昭和 50 年 10 月 24 日判決（判例時報 792 号 3 頁）.
6. 土井 彰，田村耕三，赤木博文．口蓋扁桃摘出術：術後出血の例の検討．口咽科 2008；3：305-10.
7. 中田吉彦，石島 健，佐藤宏昭．外頚動脈結紮術を必要とした口蓋扁桃摘出術術後出血例．耳鼻臨床 2013；106：139-42.
8. Baugh RF, Archer SM, Mitchell RB, et al. Clinical practice guideline：tonsillectomy in children. Otolaryngol Head Neck Surg 2011；144：S1-30.
9. 朴澤孝治．扁桃摘出後のトラブル．JOHNS 2007；23：1116-20.
10. 原田祥太郎，長井美樹，榎本圭佑ほか．当センターでの口蓋扁桃摘出術における術後出血の検討．大阪急性期・総合医療セ誌 2013；36：25-8.
11. 富樫孝文，橋本茂久，渡辺 順ほか．口蓋扁桃摘出術の術後出血例の検討．新潟市病医誌 2010；31：1-4.
12. 渡邊仁美，小嶋高志，日比野阿礼ほか．口蓋扁桃摘出術後出血における気道管理．日臨麻会誌 2008；28：s360.
13. Donlon JV Jr, Doyle DJ, Feldman MA. 眼科，耳鼻咽喉科の麻酔．In：武田純三監修．ミラー麻酔科学．東京：メディカル・サイエンス・インターナショナル，2007：1957-78.
14. Culling RD. 扁桃摘出術後の出血．In：川島康男，藤原孝憲監訳，麻酔計画．第 2 版．東京：真興交易医書出版部，1995：306-7.
15. 白石義人．術後出血による再手術の麻酔導入法：フルストマックを想定して対処する．LiSA 1999；6：992-4.
16. 野口智子，木村 太，佐々木剛範ほか．扁桃摘出術後の大量出血に対する止血術の麻酔導入時に緊急輪状甲状間膜切開を要した 1 症例．麻酔 2014；63：1122-4.
17. 医療ミスで患者死亡．新潟日報（日刊）2008 年 3 月 7 日．
18. 石黒敏洋．イレウス手術で"植物状態"責任は担当医より麻酔科医に．In：日経メディカル編．医療訴訟の「そこが知りたい」．東京：日経 BP 社，2010：66-70.

◆ CASE 3 ◆◆◆◆◆◆◆◆◆◆◆◆◆◆◆◆◆◆◆◆◆◆◆◆

抜管後の再挿管失敗

抜管後の緊急気道確保に正解はあるのか？

取り上げる判例

平成 16 年 3 月 17 日
福井地方裁判所
平成 12 年（ワ）第 376 号
損害賠償請求事件

キーワード

全身麻酔
抜管後の気道閉塞
再挿管
気管切開
小児

Summary

全身麻酔下でアデノイド切除術及び両側口蓋扁桃摘出術を受けた患児が，手術終了後の抜管後に気道閉塞で呼吸困難に陥り，最終的に緊急気管切開で対応したが，結果的に低酸素脳症により死亡した。麻酔科医について，気管挿管によって迅速かつ確実に気道を確保する注意義務に違反した過失が認められた。

請求額

原告ら（患者の家族）に対し，81,458,124 円

妥結額

原告らに対し，69,107,262 円

経過 （見出しは筆者による）

アデノイド切除術と両側口蓋扁桃摘出術が予定された

5 歳 1 か月の患児は 2，3 歳のころから睡眠中に数秒間の呼吸停止を繰り返すという症状が見られたため，1996（平成 8）年 12 月 24 日，母親に伴われて A 病院耳鼻科の外来を受診した。担当の耳鼻科医 A は，母親に対し，患児の症状は，アデノイド（咽頭扁桃）増殖症（疑い），両側扁桃肥大及び両側慢性扁桃炎による可能性が高く，アデノイド切除術及び両側口蓋扁桃摘出術により改善できる可能性がある旨説明した。母親は，同月 25 日，A 病院に来院し，患児の手術を希望する旨告げた。

患児は 1997 年 1 月 22 日，母親に伴われて，A 病院において術前検査を受けたところ，アデノイド増殖症であることが確認され，同年 2 月 3 日，手術を受ける目的で A 病院耳鼻科に入院した。入院予定期間は約 10 日間であった。

術中 SpO₂ は問題なく，手術は無事終了した

患児は，同年 2 月 4 日，アデノイド切除術及び両側口蓋扁桃摘出術（以下，本件手術）を受けた。本件手術は全身麻酔下で行われ，執刀医は耳鼻科医 A，麻酔は麻酔科医 B であった。

13：00，患児は手術室に入室した（麻酔前投薬なし）。まずマスクによる酸素吸入（6 L/min）

抜管後の再挿管失敗 ◆ 019

が実施され，その後，チオペンタール（静脈麻酔薬）75 mg，ベクロニウム（筋弛緩薬）2 mg が静注され，セボフルラン（吸入麻酔薬）5% が投与された。その後，麻酔科医 B は，内径 5.0 mm のカフ付きスパイラルチューブを気管挿管した[*1]。挿管時には特に問題はなくスムーズに挿管できた。気管挿管後は，亜酸化窒素（3 L/min）と酸素（2 L/min）の混合気体の投与による麻酔管理が維持された。

　13：35 頃，耳鼻科医 A により手術が開始された。手術は順調に経過し，14：25 頃終了した。手術中の SpO$_2$（経皮的末梢動脈血酸素飽和度）は 98〜100% であった。

陥没呼吸が出現し，再挿管失敗，再々挿管もできなかった

本件手術終了後の 14：30 頃，患児に体動があり，自発呼吸も出現したことから，ネオスチグミン 1.0 mg，硫酸アトロピン 0.5 mg の混合液 3/5 量を静注し，筋弛緩薬の拮抗を行った。その後，麻酔科医 B は，喉頭鏡により喉頭周囲を観察し，綿球の除去忘れ，出血のないことを確認し，吸引チューブにより吸引を行い，患児の体動が著しく，自発呼吸も十分であったため，14：40 頃，気管チューブを抜去した。

　抜管後まもなく，患児は，啼泣し，陥没呼吸

MEMO 1

スパイラルチューブとスタンダードチューブ

多くのスタンダード気管チューブはポリ塩化ビニルで作られているが，スパイラル気管チューブは細いワイヤーがらせん状に入っており，チューブが屈曲しても閉塞しないようになっている。これは耳鼻科手術でよく使用される。同じ内径であれば，スパイラルチューブのほうがスタンダードチューブより外径は大きい。

が見られた。そのため，麻酔科医 B は，マスクによる補助式換気を開始したが，換気が十分に行えなかったため，経口エアウェイを挿入した。14：45 頃，耳鼻科医 A がファイバースコープによる咽喉頭検査を実施したところ，鼻孔及び咽頭には呼吸障害となるような異物はなく，出血もほとんど認めなかった。なお，喉頭蓋に浮腫が認められたが，声門付近は観察できなかった。14：40 頃から 14：45 頃までの SpO$_2$ は，100% であった。

　患児は，エアウェイ挿入下によるマスク換気にもかかわらず，陥没呼吸が著明となり，両肺野にラ音（ラッセル音）が聴取され，腹部が膨満してきた。そのため麻酔科医 B は，14：50 頃，再度気管挿管をすることにし，セボフルラン 5% の投与を開始するとともに，チオペンタール 50 mg を静注し，内径 5.0 mm のスタンダードチューブ（MEMO 1）にて再挿管を試みた（以下これを「再挿管」ともいう）が，声門下までチューブが挿入できなかったため，挿管操作を中止して，マスク換気を再開した。

　麻酔科医 B は，14：55 頃，スキサメトニウム（筋弛緩薬）を静注し，内径 4.5 mm のスタンダードチューブにて再々挿管を試みた（以下，これを「再々挿管」という）が，挿管できなかったために，挿管を中止し，セボフルラン投与を中止した。14：45 頃から 14：55 頃までの SpO$_2$ は，90% から次第に 80%，70% と低下していった。

気管切開の甲斐なく心停止し，心拍は再開したが，意識は回復しなかった

その後，マスク換気を続けたが，上気道の閉塞が強くなり改善が期待できず，15：00 頃には SpO$_2$ が 60% 台にまで低下したため，麻酔科医 B は，緊急気管切開を決定した。マスク換気を続けながら，15：05 頃から気管切開の準備に

[*1]　リークはない程度に，気管径と気管チューブの外径は一致していたと考えられる。

入り，15：10頃から，耳鼻科医AとC外科医長により気管切開術が行われ，15：20頃終了した。SpO$_2$は，気管切開開始時には，30ないし40％台に低下していた。

気管切開が終了するころ，患児は，心拍数が低下し始め，15：25頃心停止し，直ちに心臓マッサージやアドレナリン等の薬物が投与された。15：40頃，カウンターショックが行われたが反応がなく，その後，2度カウンターショックを行ったところ，15：50頃，心拍が再開した。

患児は，本件手術後も意識が戻らないため，18：14，B大学附属病院集中治療部に転送され，蘇生後低酸素症，昏睡状態，循環虚脱と診断されて入院した。患児は，その後意識を回復しないまま，1998年7月9日，B大学附属病院において，心肺停止蘇生後，多臓器不全により死亡

した。

患児の病理解剖の結果，全脳が融解壊死を起こした状態であったこと，先天的な心肺疾患は存在しなかったことが確認された。

MEMO 2

カフリークテスト

主に集中治療室で長期挿管後の抜管時の浮腫の発生を確認するためのテストで，気管チューブのカフを虚脱させる前と後で，一定の気道内圧でリーク（気管チューブと気管の間に隙間が存在）が生じるか，あるいは1回換気量に差が生じるか，を確認する。これにより，その時点での気道浮腫の発生を疑い，抜管後に気道狭窄が生じる可能性を予測する。しかし，有用性に関しては明確な結論には至っていない[1〜3]。

主たる争点

①上気道閉塞（その原因たる喉頭浮腫）の発症および症状が急速に増悪することの予見可能性

患者側の主張：抜管後の上気道閉塞の原因として考えられるのは，舌根沈下，異物による閉塞，喉頭痙攣，喉頭浮腫である。特に小児の場合は，成人に比べて輪状軟骨部が狭くなっているため，声門及び声門下腔の浮腫の頻度が高いとされ，研修医や麻酔初心者に対する入門的文献においても，抜管直後に上気道閉塞症状を来す喉頭浮腫が発症した臨床例が紹介されている。本件においては，ファイバースコープの施行により異物による閉塞は否定されるし，患児が啼泣したこと，軽度の喉頭痙攣であればマスク換気により緩解でき，重度の喉頭痙攣であればファイバースコープで容易に診断できたから，喉頭痙攣の可能性も否定できた。患児に使用された気管チューブは，小児には通常使用されないカフ付きのスパイラルチューブであり，一番太くなっているカフの部分が声門下に当たり，仮にカフに空気を入れて膨らませていないとしても，亜酸化窒素がカフの中に拡散して血流障害を起こす可能性があったし，本件手術は首の伸展を伴うから，気管チューブが声門下に当たり，血流障害を起こす可能性があった。しかも，ファイバースコープによって喉頭蓋に浮腫が確認されていた。以上によれば，麻酔科医としては，患児の喉頭浮腫による上気道閉塞の発症及びその後の急激な増悪について予見可能であった。

病院側の主張：手術前の気管挿管は何ら問題なく行われており，使用したチュー

ブが太すぎたということもなく，カフは使用されていないし，手術中に殊更気管チューブを声門部から声門下腔に接触させたということもなく，手術の体位に伴う頚部の過伸展も喉頭浮腫を引き起こすようなものではなかった。また，ファイバースコープにより喉頭蓋に浮腫が認められているが，喉頭蓋の浮腫は，気管チューブの接触によって生じることが頻繁に見られるため，喉頭蓋に浮腫があることによって，声門部・声門下部に浮腫が生じていると判断することもできない。さらに，抜管直前に加圧してリークを確認して浮腫の有無を確認するという手技（MEMO 2）は，必ずしも，麻酔科医のほとんどが採用しているというものではなく，その手技が喉頭浮腫の発現の確認方法として万全のものでもない。したがって，麻酔科医Bが，患児に挿管中に既に喉頭浮腫が生じていたことを予見することはできなかったし，そもそも喉頭浮腫が生じ得ることを予見して行動する注意義務もなかった。

②再挿管時，再々挿管時の過失の有無

　患者側の主張：患児は，再挿管の時点において，陥没呼吸が顕著であるなど上気道閉塞が認められ，SpO_2 は70～80％台と著しい低酸素血症の状態であり，前記のとおり，ファイバースコープによって喉頭蓋に浮腫が認められていた。したがって，麻酔科医としては，迅速に気道を確保すべきなのはもちろん，確実に，すなわち1回の試行で挿管を成功させるべき注意義務が存在した。陥没呼吸が著明になる前後の14：45までの時点で直ちに再挿管を施行すべきであるのに，14：50に施行しており，施行までに時間がかかりすぎている。再挿管に使用すべきチューブは，浮腫の急速悪化を予測して，確実に挿管可能なものを用いるべきであり，より細いチューブを用いて確実に挿管を成功させる注意義務があった。にもかかわらず，これを怠り，漫然と内径5.0 mmのスタンダードチューブを用いて再挿管を試みた。内径5.0 mmのチューブによる挿管が失敗した時点で直ちにより細いチューブを用いて挿管を試行する注意義務があったのに，再挿管が失敗した時点で中断した。スキサメトニウムを投与することによって，気管挿管がより容易になったのであるから，（再挿管時に）これを投与する注意義務があったのに，これを怠った。再々挿管を行う時点では，患児の低酸素血症は継続して悪化する深刻な状態にあり，担当医師としては，より細いチューブを用意し，これらを次々に試行して挿管を試みる注意義務があったのに，麻酔科医Bは，これを怠り，漫然とワンランク細い内径4.5 mmのスタンダードチューブを用いて1回試行したのみで挿管を断念した。

　病院側の主張：麻酔科医Bは，再挿管時において，患児の上気道閉塞の原因として喉頭痙攣を疑った。再挿管時に，患児の上気道閉塞の原因を特定することができない以上，スキサメトニウムの使用によって自発呼吸が消失する危険性を考えて，投与しないことには合理性があるから，麻酔科医Bがスキサメトニウムを使用しなかったことに過失はない。通常，再挿管時には，手術で用いたチューブと同じ太さか，それよりも若干細いサイズのチューブを用いるとされている。本件手術時において，5.0 mmのスパイラルチューブが支障なく挿管できたのであるから，それより

もワンサイズ小さい5.0mmのスタンダードチューブを用いたことに何ら過失はない。前記のとおり，再挿管時に，抜管直後に発症し，急速に増悪する喉頭浮腫を予測して行動することは不可能な状況であった。挿管操作をしている間は換気ができないから，心臓や脳への影響を考えて，再々挿管の準備のため，再挿管をいったん中断し，マスク換気をすることには十分な合理性がある。実際にも，マスク換気によりSpO$_2$が80％台まで回復したから，麻酔科医Bの判断は正しかったといえる。気道確保の必要な状況では，気管切開に比較して気管挿管の方が短時間でできるし，特に，小児の場合は，解剖学的な構造が非常に小さいため気管切開の術操作が困難であり，合併症の危険もある。したがって，麻酔科医Bが，再挿管が失敗した段階で，気管切開の決断をせず，再々挿管を試みたことに何ら過失はない。確実に挿管手技を成功させるために，筋弛緩薬を使用することには合理性があるから，麻酔科医Bが再々挿管時にスキサメトニウムを使用したことに過失はない。当時，より細いチューブであれば挿管できるかどうかは全く分からない状況であり，挿管操作の間は，酸素が全く供給されないため，挿管操作を続けることにより低酸素血症による心臓や脳に影響を及ぼすことを考慮して，いったん挿管を中断してマスク換気をすることによりSpO$_2$を上昇させようとすることにも十分な合理性がある。したがって，麻酔科医Bが挿管を中断したことに過失があるとはいえない。

裁判結果

①抜管直後に急速に増悪する喉頭浮腫があり得ることを予見し，それに対処する注意義務があると認められた。

②再挿管時，再々挿管時に相当細いチューブを用い，あるいは，異なる太さのチューブを用意して成功するまで次々にチューブを取り替えて挿管を試行するなどの措置を講じる注意義務があったとされた。

判決文抜粋

①麻酔科医Bは，本件事故当時，抜管直後に急速に増悪する喉頭浮腫を予見することは不可能であった旨主張し，E，F鑑定医も同様の見解である。しかしながら，他方で，本件事故前に，抜管後に短時間で喉頭浮腫により上気道閉塞が生じ，再挿管した症例が文献で紹介され，しかも研修医向けの文献に紹介されていること，生命・身体を預かる医師には高度の注意義務が課せられるところ，医療現場においては，生じ得る可能性が相当低い事態にも備えて準備がなされていること〔現に，E鑑定医は，5万例に1回くらいの頻度（0.002％）で起こる悪性高熱のために，特効薬であるダントロレンを常備していると供述している〕に鑑みれば，当時の医学水準上，麻酔科医としては，抜管直後に急速に増悪する喉頭浮腫があり得ることを予見し，それに対処する注意義務があると認めるのが相当である。

②抜管後短時間に増悪する喉頭浮腫がまれであるとしても，当時の患児の状態は，

エアウェイ挿入下で100％酸素をマスクバッグにより投与しながらも，抜管後約5分後の酸素飽和度の値は，チアノーゼ症状が出現するとされる80％台であり，約10分後には静脈血と同程度の70％という危機的な状態であったから，麻酔科医としては，上気道閉塞の原因が喉頭痙攣か喉頭浮腫かの鑑別ができなくても，迅速かつ確実に気道確保をする注意義務があったといえる。

　本件手術前の挿管の際に内径5.0mmのスパイラルチューブで支障がなかったことや太いチューブの方が換気の効率も良いことからすると，麻酔科医Bが再挿管時に手術に用いたものよりワンサイズ小さいチューブを選択したことについては，担当医の合理的裁量の範囲内の行動といえる。しかしながら，エアウェイ挿入下に100％酸素を投与しても酸素飽和度が静脈血と同程度であったという危機的状況からすると，再挿管を中断してマスク換気をしても酸素飽和度が危機状態を脱するほどに上昇する見込みは薄かったと考えるのが合理的である。しかも，再挿管時には筋弛緩薬を投与していなかったから自発呼吸が消失しておらず，挿管操作にはそれほど時間を要しない（麻酔科医B自身，挿管操作自体には数十秒しか要しないと供述している）ことからすると，麻酔科医としては，早急な気道確保のために，内径5.0mmのスタンダードチューブで挿管できなかった時点で，挿管を中断することなく，より細いチューブを用いて気管挿管を繰り返すべきであったといえる。

　加えて，再々挿管の時点においては，再挿管の失敗により上気道閉塞の原因が声門付近の閉塞であること，その進行は相当急速であること及び現時点でも酸素飽和度の値が危機的な状態のまま推移していたことから，再挿管時にも増して早急に気道確保をする必要があったといえ，これに加えて，気管挿管ができないとすると気管切開によるほかないが，その場合には準備を含めて最終的に気道を確保するまでにさらに時間を要することを考えると，麻酔科医としては，上気道閉塞が今後も進行し，気管挿管が物理的に不可能になる事態に備えて，気管挿管を確実に成功させるべく適切な措置を講じる注意義務があったというべきであり，具体的には，再々挿管時において，再挿管時よりも気道の閉塞が進行していることを考慮し，相当細いチューブを用い，あるいは，異なる太さのチューブを用意して成功するまで次々にチューブを取り替えて挿管を試行するなどの措置を講じる注意義務があったといえる。しかるに，麻酔科医Bは，再々挿管時において，4.5mmのスタンダードチューブにより1回挿管を試行した後挿管操作を中断しているから，上記の注意義務に反した過失があるといえる。

　そして，5歳の男児で3.5mmのチューブでも救命できた症例があること，3.0mmのチューブでも酸素を送り込むことは可能であることを総合すれば，麻酔科医Bの前記過失がなければ，気管挿管が成功し，患児の救命が可能であったと認めるのが相当であるから，前記の過失と患児の低酸素血症による死亡との間には因果関係があるといえる。

解説

抜管後の再挿管に関する医療訴訟である。これまで麻酔に関する気道確保については主に麻酔導入時に関する議論が多く，抜管後に関するものは少なかった[1]。しかし，手術や全身麻酔終了後の患者の状態を考慮すると，挿管時よりも抜管時のほうが，気道確保に関してあらゆる条件および状態が悪くなっていることが少なくなく，例えば，しばしば気道確保について問題となる妊婦では，抜管時や抜管後のトラブルが気道確保全体のトラブルの約半数を占めているようである[1]。

気管切開

緊急時の気道確保について，当該医師にはきわめて限られた時間で冷静な判断と確実な手技が求められ，最終手段である気管切開術施行のタイミングも大きな争点の一つとなる（MEMO 3）。

おそらく本件の事故当時，A病院には専従の麻酔科医は一人しかいなかった（おそらく耳鼻科医も）と考えられる。その状況で，限られた時間内に，どれだけ冷静な判断および手技が行えたのか。緊急時の気道確保の最終手段は気管切開であると認識されているが，特に小児の場合，その手技に精通して短時間に確実に施行できる麻酔科医はほとんどいないだろうし，耳鼻科医でもかなり数は限られるはずである。穿刺キットを用いて小児気道の動物モデルを使用し

た研究では，約半数で気管後壁を損傷するようである[5]。また，経皮的気管切開は緊急時は推奨されない。本件は，耳鼻科医が外科医の応援を得て何とか短時間で気管切開を施行しているが，耳鼻科医が不在の施設であったなら，どうしていたであろうか？

喉頭浮腫

抜管後の喉頭浮腫による気道閉塞については，これまでにもいくつかの症例報告[6~8]があり，中には医療訴訟としても取り扱われたものもある[9]（MEMO 4）。

抜管後の喉頭浮腫は，主に喉頭粘膜の損傷や炎症によって生じるとされる。可能性がある要因としては，喉頭鏡による喉頭展開や気管チューブ挿入などの操作が乱暴である，あるいは操作の繰り返し，太め（サイズ不適合）の気管チューブの挿入，カフ付き気管チューブおよびカフの過膨張，長時間の手術・挿管，手術中の体位（腹臥位，頭低位），パッキングガーゼ，頭頸部口腔内手術，輸液過多，アナフィラキシー，血管浮腫，バッキング，性差（女性が多い），小児（1～4歳），気管狭窄の既往，などがある[2,10~15]。浮腫が生じる部位として，声門上，後披裂部，声門下があり，小児では声門下で多

> **MEMO 3**
>
> ### CICVでの小児の緊急気管切開
>
> 小児の cannot intubate, cannot ventilate（CICV）での緊急気管切開の困難さと成功率の低さはよく知られており，最近はむしろ，カニュレーションが推奨されている[4]。

> **MEMO 4**
>
> ### 関連事案[9]：抜管後の気道閉塞
>
> 全身麻酔下食道癌手術後，経鼻気管挿管された気管チューブを抜管後に，気道閉塞から呼吸停止，心停止となり，蘇生後，植物状態となった。裁判官は，医師には，抜管後に患者の呼吸状態の監視を十分に行わず，再挿管等の気道確保のための適切な処置をとることを怠った過失があると判断した。

く認められる。解剖学的に細く短く脆弱な気道という特徴をもつ小児では，声門部付近の断面積が小さく，浮腫が生じると気道閉塞を起こしやすい[2,5]。

　程度の差はあるが，通常は気管挿管された患者の多くに喉頭浮腫は発生していると考えられる。そのうち，何らかの呼吸器症状が出現するのは2.0〜15.4%で，さらに再挿管や気管切開を必要とする重篤な気道閉塞をきたす例は0.7〜1.8%とされる[14]。発現時間は通常は抜管後4時間以内がピークで，24時間以内に症状は改善するとされるが，抜管後数分以内で発症する場合もある[2]。したがって，抜管後に吸気時の喘鳴が強い場合は，喉頭浮腫を疑わなければならない。浮腫は進行性の場合もあり，診断・治療の遅れは致命的になることもある。

　治療は高濃度酸素投与，加湿，アドレナリンの吸入，頭部挙上などが推奨されている[2]が，ステロイドの予防投与や局所投与の有効性は明確ではなく，少なくとも抜管直前に投与しても効果はないようである[1,2]。浮腫は声門部から気管にまで広がることもあり，ビデオ喉頭鏡など，最近の挿管補助器具の著しい進歩にもかかわらず，気管切開は最終手段として必要不可欠である（COLUMN）。しかし，前述したように，手技に慣れている耳鼻科医や小児外科医が施行しても，確実な救命処置とはなり得ない[7,10]。

　本件では，挿管できるまで，より細い気管チューブを選択し，成功するまで繰り返しその操作を行うべき義務を怠ったと判断されたが，挿管操作を繰り返すことで浮腫をより増悪させる可能性も十分にあるので，繰り返しての挿管は慎重に行うべきであるとの考えもある[17]。

🔴 喉頭痙攣

喉頭の痙攣性反射性閉鎖による完全または部分的な気道閉鎖のことをいう。抜管後の発生頻度は，全年齢で0.87%，0〜9歳では1.74%であり，成人と比較して小児（0〜9歳）では2倍，乳児（1〜3か月）では3倍多い[18]。浅麻酔状態での，抜管による声門への刺激，喉頭・咽頭の分泌物や血液の付着，喉頭鏡操作，口腔内吸引操作で誘発されることがある。したがって，本件のように扁桃摘出術では特に生じやすい。

　軽度であれば，下顎挙上などの気道確保とマスクによる100%酸素での陽圧換気のみで対応できる。むやみに喉頭を刺激しない。それでもなお改善しない場合は，再度，麻酔薬や筋弛緩薬を投与して気管挿管を行う[19]。

　浅麻酔状態での抜管時に多いので，基本的に完全覚醒で抜管し，その状態で進行する気道閉塞は喉頭浮腫を疑う。診断のためにビデオ喉頭鏡の画面で，複数の医師で喉頭の状態を確認してもよいかもしれない。

COLUMN

ジョージ・ワシントンの死因は喉頭浮腫？

米国初代大統領ジョージ・ワシントンは晩年，上気道感染による喉頭浮腫によって呼吸困難に陥り，当時の通常治療である瀉血が繰り返し施行された。最終的な死因は失血死であったとされる。ワシントン自身は気管切開を望んだようだが，当時は安全に気管切開を施行する医学的技術もなく，断念したようである[16]。

---

*2　筆者は当該文献を探し出すことができなかった。

予見義務をめぐって

本件で裁判官は，抜管後短時間で増悪する喉頭浮腫がまれであることは認めつつ，麻酔科医Bは，抜管直後に急速に増悪する喉頭浮腫があり得ることを予見し，それに対する注意義務があるとした。

しかし，同じく小児への麻酔導入時の気道確保が争点となった別の事案では「患者側は挿管困難が具体的に予見できない場合でも原因不明などでも挿管困難が発生する危険性があるため，それを踏まえてその困難性を予見すべきであると主張するものであるが，民事上の不完全履行ないし過失は具体的な予見可能性を前提として予見義務に違反する行為をいうものであって，仮に患者側らの主張を認めるとすると抽象的な可能性を前提として予見義務を認めるという無過失責任を認めることになり，また，常に挿管困難を予見して十分な体制をとることを医療側に強いるものであって，法的な観点からの予見義務としては採用しがたい」[20]との判断が下されている。

境界領域の事案では，裁判官によってその判断は異なり，決して絶対的なものではない，ということであろう。

実際に，本件でも3人の鑑定医で予見可能性についての意見は分かれた。3人の鑑定医は，いずれも当時は医育機関の所属ではなく，臨床の最前線の現場で麻酔科診療に従事しており，非常に高い評価を受けていた麻酔科医である。予見可能性のほかにも，本件のような状況で，それぞれの鑑定医が何を考え，どうするか，筋弛緩薬の投与の有無やタイミング，気管チューブの選択，マスク換気の施行などについても，意見は分かれた。それぞれの専門的見地から，さまざまな角度で議論がなされていることを示すため，以下に3人の鑑定医の意見全文を掲載する。

D 鑑定医の意見：喉頭痙攣を疑ったのは判断ミス

患児の上気道閉塞の原因は，喉頭浮腫（特に，声門部，声門下部の浮腫）と考えられる。抜管直後の喉頭痙攣は，反射的に声門部が完全に閉鎖されるため，患児は泣くことができないし，自発呼吸や人工換気もほとんど不可能になるところ，本件では，啼泣があり，自発呼吸や人工換気ができていたことから，喉頭痙攣の可能性は否定でき，麻酔科医Bが喉頭痙攣と判断したことは，判断ミスである。

喉頭浮腫のうち感染によるものは抜管の数時間後に発症するものもあるが，手術中に浮腫が生じており，抜管後15分以内に上気道閉塞が生じ，急速に増悪する例もある。もともと小児の咽頭は狭いので，咽頭に浮腫が生じれば，容易に気道閉塞状態に陥るのは当然である。これまでに小児の扁桃腺の手術の麻酔を約1500例経験したが，喉頭浮腫により抜管直後に上気道閉塞を起こしたという症例を2件経験し，そのうち1件を文献に紹介[*2]している。

本件においては，14：45の時点で，100%酸素を吸入させるとともにスキサメトニウムを投与し，挿管しやすい細いサイズのチューブを用い，再挿管を成功させて気道を確保すべきであったと思う。

喉頭浮腫の進行によって物理的に経口挿管ができなくなる場合があること，挿管操作の反復は気道閉塞状態をますます増悪させること，当時の患児のSpO_2の数値からすると，確実に1回の挿管操作で気道の確保を成功させることが最優先の必須事項であるし，喉頭痙攣は，スキサメトニウムの投与によって緩解させることができるので，喉頭痙攣かどうかの鑑別診断のためにもスキサメトニウムを投与すべきである。

また，細い気管チューブであっても酸素を供給することは可能であり，実際にも内径3.5 mmのチューブで救命できた症例があるので，内径

抜管後の再挿管失敗

5.0mmのスタンダードチューブが挿管できなかった段階で、喉頭鏡を外さずにより細いチューブによる挿管を試行すべきであったし、再々挿管時においても、内径4.5mmのチューブが挿管できなかった時点で、さらに細いチューブによる挿管を試みるべきであった。

さらに、14：50に再挿管が不成功に終わった時点で直ちに気管切開の準備を開始し、遅くとも14：55に再々挿管に失敗した時点では直ちに気管切開を開始すべきであるし、気管切開孔から酸素投与が可能になるまでの時間もかかりすぎている。

E 鑑定医の意見：喉頭浮腫の予想は困難、気管切開までの時間も許容範囲

患児は、手術中から声門付近に浮腫が発生・進行し、手術終了時には気管チューブ挿入部を除き浮腫により閉塞しており、気管チューブ抜去直後はその残存していたすき間から呼吸可能であり、啼泣も可能であったが、残存された部位も徐々に浮腫が進行し、最終的には気道閉塞症状を来したと考えるのが最も合理的であると思われる。

本件のように急激かつ激烈に進行する喉頭浮腫というのは非常にまれである上、患児は5歳の健康な男児であり、アデノイド増殖、扁桃肥大による睡眠時無呼吸以外に特に全身麻酔を受けるに当たり何ら問題点を認めない患児であること、本件手術が短時間で、手術体位に伴う頸部の過伸展も必ずしも喉頭浮腫を引き起こす原因となるほどのものとは思えないことからすると、麻酔科医としては、そのような事態を発生前から予測し、対応することは不可能と思われる。

喉頭痙攣にも程度があり、完全に閉塞しない場合は自発呼吸や人工換気は可能であるし、啼泣後に喉頭痙攣を発症することもありうるので、

啼泣や自発呼吸・人工換気ができたことで喉頭痙攣を否定することはできない。

麻酔科医Bが抜管し、患児が啼泣した後、陥没呼吸を認めたため、異物、口腔内出血、舌根沈下などを考え、マスクによる酸素投与を行い、耳鼻科医による咽頭腔のファイバーでの検索を行った処置は適切であったと考える。

本件の経過から、麻酔科医としては、再挿管の決断時には既に重大な合併症の発生と判断し、危機的状況と認識していると思われる。自分であれば、術前の挿管が容易であったことや筋弛緩薬を投与すると自発呼吸が消失することから、麻酔薬及び筋弛緩薬を投与せず、意識下で挿管するもの[*3]と思うが、麻酔科医Bの採った手法も決して間違っていないと思うし、術中に内径5.0mmのスパイラルチューブを使用した患児に、外径で約2.0mm細い内径5.0mmのチューブを使用することは何ら間違いではない。

また、声門部分での狭窄が高度であるという確証ができていた場合やマスクバッグ換気では酸素飽和度を上げることができないというのであれば、喉頭鏡を外さずに、より細いチューブを選択するが、そうでなければ、いったん喉頭鏡を外して、マスクバッグで換気をし、次の挿管準備にかかるのが通常と思われる。

麻酔科医Bとしては、再挿管が成功しなかった時点で、気道狭窄の部位を声帯付近と認識し、マスクによる人工呼吸によっても酸素飽和度が80％台しか上昇しないことから、気管狭窄の進行が高度であると判断するが、小児の気管切開は非常にまれな手技であり、技術的にも困難であって時間も要するため、2回目の再挿管を決断するのは当然のことと思われ、その際に、確実に挿管を成功させるためにスキサメトニウムを投与して細径のチューブを用いて挿管することは正しいと考える。

チューブの選択としては、再挿管時にどの程

---

*3　時間とともに声門部が徐々に閉塞していく状況では、意識下か非意識下かの是非は問えないと考えられる。

度の抵抗があったか，挿管の際の喉頭展開時に気道と声帯を観察した状態で判断することになるが，その判断いかんによっては内径3.5mmのチューブを選択することもあり得る。なお，内径3.5mmのチューブでも換気はでき，3.0mmのチューブでも酸素を送り込むことはできると思われる。

　小児の気管切開は，非常に特殊な処置であり，合併症が致命的となりかねず，後遺症の発症もあるので極力避けるべきであるから，麻酔科医Bの気管切開の決断時期，要した時間は許容範囲であると思われる。

F 鑑定医の意見：まれな症例であり，手技・手法に落ち度はない

再挿管時には，喉頭痙攣とは断定できないから，それ以外の原因も考慮する必要があり，スキサメトニウムは自発呼吸を消失させること，本件の患児のSpO_2が80％であったことを想定すると，気道確保が最優先であることから，自分であれば，筋弛緩薬や麻酔薬を投与することなく意識下で挿管操作を行うであろう。

　自分であれば，まずは術中に使用したのと同じサイズのチューブを用いて再挿管するが，再挿管時にそれで気道確保ができないのであれば，より細いサイズのチューブで挿管操作をすることが必要である。挿管操作をしていない場合，酸素が少しでも入れば心臓や脳が受けるダメージが違うので，マスク換気をすることでSpO_2が上がればマスク換気を行いながら，次の挿管を成功させるために準備を整えるから，麻酔科医Bがいったん再挿管を中断してマスク換気をしたことも決して不合理ではない。

　喉頭痙攣は，声帯が開くタイミングもあるので，そのタイミングを捉えて挿管操作をすれば術中に使用したチューブも挿管できると思われるので，自分であれば，再挿管ができなかった段階で気道狭窄の原因が喉頭痙攣ではないと考える。スキサメトニウムは浮腫には効果がなく，

自発呼吸が消失するので，自分であれば，スキサメトニウムを使用することなく再々挿管をする。

　再々挿管時も，最初は術中に使用したのと同じ内径のチューブを試みるが，マスク換気が役に立っているのであれば，マスク換気を短時間で実施しSpO_2を上げた上で，次から次へとチューブの挿管操作をする。

　気道閉塞の原因が喉頭痙攣又は喉頭浮腫であっても，気道閉塞が生じている以上，麻酔科医としてしなければならないことは気道確保である。

　通常，気管チューブの再挿管操作及び再々挿管操作による方が気道確保として迅速・適切であることから，本件の場合，気管切開の決断時期が遅すぎたと評価されることはないと考える。

　喉頭浮腫の発症時期は，術後1ないし2時間で8時間以内にピークに達し24時間で消失するのが通例であり，術直後に喉頭浮腫が生じる症例はまれである。

　本件症例がまれであることからすると，担当医の手技・手法に落ち度はなかったものと考える。

異論・暴論

本件では鑑定医の意見が分かれたにもかかわらず，裁判官は最終的に麻酔科医Bの過失を認めた。第一線の現場で麻酔科診療に従事して，非常に高い評価を得ている各鑑定医が，可能な限りの記録を参考に，時間をかけて十分検討したうえで述べた意見であっても見解が分かれる事案である。それにもかかわらず，医療に対して素人である裁判官が，突然のトラブルできわめて限られた時間で正解を求められた麻酔科医Bの判断・行為を過失と判断したことに疑問を感じる読者は少なくないと考える。

　あくまで筆者の印象だが，最近の傾向として医療裁判では一審よりも二審，三審で，医療者

が納得できる判決が多くなっている。これは決して医療者側に有利な判決がなされるということではなく，より理にかなった判決がなされるという意味である。本件もそうであるが，一審判決に疑念が生じた場合は，より理にかなった評価を得るために控訴することも一つの手段ではないかと考える。

本件から学び取れること

本件で裁判官が麻酔科医に注意義務があるとしたのは以下の2点である。①麻酔科医は抜管後に喉頭浮腫等により，患者の気道が狭小および閉塞する可能性があることを認識して，常にその対応を準備すること，②危機的呼吸困難に陥った場合は，最終手段とされる緊急気管切開については，特に小児では，その施行には困難

さと危険性があるので，基本的に気道確保できるまで気管チューブのサイズをより小さいものに交換しながら挿管を繰り返すこと，である。

緊急の気道確保困難では，マスク換気，気管挿管，声門上器具，気管切開の手順で対応することがガイドラインでも推奨されているが，たとえそれに従っても，特に単独の麻酔科医が対応した場合は，結果的に，患者が完全回復したら「正解」，死亡したり重篤な後遺症が残れば「不正解（過失）」と裁判官は判断するのであろうか。

気道の術前評価の質の向上，ガイドラインの整備，各気道確保器具の進歩などにより，致死的気道確保困難はきわめてまれにはなったが，麻酔科医にとって「気道確保」が永遠のテーマであることに変わりはない。

文 献

1. 中沢弘一．抜管のストラテジー．LiSA 2014；21（別冊）：106-18.
2. Mackenzie CF, Shin B, McAslan TC, et al. Severe stridor after prolonged endotracheal intubation using high-volume cuffs. Anesthesiology 1979；50：235-9.
3. 柴崎雅志，志馬伸朗．小児の気管チューブ管理．人工呼吸 2010；27：50-6.
4. Sabato SC, Long E. An institutional approach to the management of the 'can't intubate, can't oxygenate' emergency in children. Paediatr Anaesth 2016；26：784-93.
5. 鈴木康之．小児挿管困難症．麻酔 2011；60：S121-32.
6. 安田忠伸，高村かおり，松井晃紀ほか．抜管直後の喉頭浮腫により気道閉塞をきたした症例．臨麻 1994；18：1545-8.
7. 塩田典子，黒田真彦，河本昌志ほか．抜管直後の咽喉頭浮腫により再挿管を要した1症例．日臨麻会誌 2004；24：128-31.
8. 安部真理，田上 正，高群博之ほか．超高齢者において気管内チューブ抜管直後に生じた致死的喉頭浮腫の1症例．麻酔 1996；45；331-3.
9. 平成15年11月14日/最高裁判所第二小法廷/平成14年（受）第592号
10. Ead H. Post-anesthesia tracheal extubation. Dynamics 2004；15：20-5.
11. Dark A, Armstrong T. Severe postoperative laryngeal oedema causing total airway obstruction immediately on extubation. Br J Anaesth 1999；82：646-6.
12. 植木隆介．気管チューブ抜管後の舌根沈下・喉頭けいれん・喉頭浮腫．オペナーシング 2003；18：1199-202.
13. 安宅一晃．抜管後の気道トラブル．In：横山正尚編．新戦略に基づく麻酔・周術期医学 麻酔科医のための周術期危機管理と合併症への対応．東京：中山書店，2016：194-202.
14. Darmon JY, Rauss A, Dreyfuss D, et al. Evaluation of risk factors for laryngeal edema after tracheal extubation in adults and its prevention by dexamethasone. A placebo-controlled, double-blind, multicenter study. Anesthesiology 1992；77：245-51.
15. Marley RA. Postextubation laryngeal edema：a review with consideration for home discharge. J Perianesth Nurs 1998；13：39-53.
16. Davies NE, Davies GH, Sanders ED. William Cobbett, Benjamin Rush, and the death of General Washington. JAMA 1983；249：912-5.
17. 浅井 隆．麻酔中の気道管理・確保．In：澄川耕二，岩崎 寛監．麻酔科学レビュー 2016−最新主要文献集−．東京：総合医学社，2016：55-60.
18. Olsson GL, Hallen B. Laryngospasm during anaesthesia. A computer-aided incidence study in 136,929 patients. Acta Anaesthesiol Scand 1984；28：567-75.
19. 安本正信，比嘉和夫．喉頭痙攣．In：岩崎 寛編．麻酔科診療プラクティス 14麻酔偶発症・合併症．東京：文光堂，2004：158-9.
20. 平成20年4月30日/京都地方裁判所/平成15年（ワ）第2597号

◆ **CASE 4** ◆◇◆◇◆◇◆◇◆◇◆◇◆◇◆◇◆◇◆◇◆◇◆◇◆

硬膜外麻酔の説明義務と神経障害（前編）
硬膜外麻酔施行後に患者が下肢の異常を訴えた

取り上げる判例

平成 20 年 5 月 9 日
東京地方裁判所
平成 17 年（ワ）第 3 号
損害賠償請求事件

キーワード

RSD
術前診察
子宮筋腫
CRPS

Summary

子宮摘出術に対して，全身麻酔と硬膜外麻酔を併用して麻酔を施行した。術後に患者の下肢に神経損傷に起因したと考えられる感覚・運動障害が認められた。患者は，医師の手技上の過失と説明義務違反があったと主張した。裁判では医師の説明義務違反が認められた。

請求額

原告（患者）に対し，9500 万円

妥結額（地裁）

原告に対し，220 万円

妥結額（高裁）

控訴棄却

経過[1～3]（見出しは筆者による）

子宮筋腫患者の子宮摘出術が予定された

37 歳の女性患者は，区立幼稚園において教育嘱託員として勤務するほか，体育指導のボランティア活動等を行っていた。1998（平成 10）年 7 月頃，区が行った健康診断で貧血を指摘され，子宮筋腫であるとの診断を受けた。その後，内服治療等を続けていたが，貧血に改善は見られず，月経や出血も多くなった。複数の医療機関を受診して，いずれの医療機関でも，貧血は子宮筋腫による出血が原因と考えられるため，子

宮摘出術が必要であるとの説明を受けた。

同年 11 月 12 日，患者は A 病院を受診した。病院長であり産婦人科医でもある A 医師は子宮腺筋症，子宮筋腫，頸管ポリープ，貧血と診断し，これらの疾病・症状の改善のため，子宮の摘出を要すると説明した。

患者は筋弛緩薬への不安を訴えた

患者は，以前に顎をけがした際に，整形外科で筋弛緩薬が処方されて，2～3 日間立てない状態になったことがあるため，手術の際に使用す

る麻酔薬に対して不安を抱いていることをA
医師に伝えた。A医師は，麻酔科医Bに電話で
確認のうえ，特に検査の必要がないこと，詳し
いことは後日に麻酔科医から説明されることを
患者に伝えた。患者とその夫はA病院で手術を
受けることとし，承諾書に署名・押印をした。

入院後も，患者は麻酔に対する不安を訴えた

1998年11月22日，患者は入院時に，看護師に
も筋弛緩薬を摂取したことによって2～3日間
立てない状態になったことや，セデス®（鎮痛
薬）を内服したことによって全身の筋肉がつっ
たことを伝え，麻酔薬に対して不安があること
を伝えた。麻酔問診票にもそのことを記載した。
患者はA病院から『手術を受けられる方へ』と
題する書面を受け取り，そこには「麻酔は手術
前日の麻酔科医診察後に決定します…」の記載
があった。

11月23日（手術前日）A医師の診察の際に，
患者は麻酔薬に対する不安を訴えたが，A医師
は，麻酔薬については麻酔科医から説明がされ
ると述べた。看護師に対しても，担当医師から
の説明がないため不安があるなどと述べたが，
麻酔科医による麻酔に関する説明はなかった。

麻酔の説明は手術室にて行われた

11月24日（手術当日），看護師から患者が不安
を訴えているという報告を受けた主治医である
産婦人科医Cが病室を訪れ，再度，手術の流れ
を説明した。患者は，麻酔薬に対する不安を泣
きながら伝えて，麻酔科医による説明があるか
を尋ねた。これに対しC医師は，麻酔科医はす
でに手術室に入っているため，説明のための来
室はできないと説明するとともに，筋弛緩薬の
エピソードは，薬剤の効果持続時間から考えら
れないし，術後にセデスを使用しないので問題
にならないと考え，麻酔に使用する薬剤につい

て特段の心配をする必要がないことを説明した。
患者はこれらの説明を聞いても，なお不安を訴
えた。

患者は，麻酔前投薬としてアトロピンが投与
され，ストレッチャーで手術室に入室して，麻
酔科医Bと初めて顔を合わせた。手術台に横た
わっている患者に対して，B医師は「麻酔担当
医師です」と自己紹介を行い，A病院では子宮
摘出術に対しては，全身麻酔と硬膜外麻酔を併
用して麻酔を行っていること，硬膜外麻酔とは，
背骨の中に細いカテーテルを留置し，そこから
麻酔薬を注入して，部分的に麻酔効果を得る方
法であること，具体的方法としては，背中から
針を刺して，その針を通してカテーテルを留置
し，留置後は針を抜去する方法であること，全
身麻酔と硬膜外麻酔を併用すると，手術後の痛
みが少なく，全身麻酔に用いる薬剤の量が抑え
られるという利点があることを説明し，患者に
対しても，全身麻酔と硬膜外麻酔を併用して麻
酔を行うことを告げた。しかし，実施予定の麻
酔方法に伴う合併症などの危険性および予定す
る麻酔方法以外の代替手段についての説明はし
なかった。

患者は，B医師に対して麻酔に関して心配な
ことがあるので聞いてもらえるか尋ねたところ，
B医師は心配いりませんと返答した。

硬膜外麻酔併用全身麻酔が施行された

B医師は硬膜外麻酔を施行するため，患者を右
側臥位にし，背中を感染防止のためにポビドン
ヨードで消毒した。1%リドカインで局所麻酔
後に第2/3腰椎棘間へ硬膜外針を刺入し，ゆっ
くりとミリメートル単位で進めた。その際，患
者が声をあげ，体をビクンと少し動かした。B
医師がどうしたのかを尋ねたところ，患者は足
に痺れが走ったと返答した。B医師はすぐに硬
膜外針を抜去し，患者に状態を尋ねたところ，
患者は今は大丈夫と返答した。そこでB医師は

再度，硬膜外針を穿刺し，前回と同様にして針を進め，5cm程度穿刺して硬膜外腔に針先を到達させ，硬膜外カテーテルを上向きに5cm留置し，硬膜外針を抜去し，硬膜外麻酔の手技を終了した。

その後，声門上器具を用いて全身麻酔を導入した。留置した硬膜外カテーテルから2％メピバカイン（局所麻酔薬）10mL（200mg）と0.25％ブピバカイン（局所麻酔薬）52mL（130mg）が，術中から術後に投与されたが，アナフィラキシーあるいはこれに類する高度の血圧低下，頻脈，不整脈，心電図変化，気管支痙攣等は生じなかった。手術は産婦人科医であるA医師およびC医師により施行された。

術後，覚醒した患者は足の痺れを訴えた

手術終了後，患者は病棟へ帰室したが，目をあけるとめまいがすることと足に痺れ感があることを訴えた。11月25日（術後1日）には，看護師に右足の痺れは少しよくなったと述べた。11月26日（術後2日），患者は右大腿部に痺れ感があり，立位だと右下肢に力が入らないと訴え，自力ではトイレまで歩行ができないために車椅子を使用することになった。この日の午前9時に硬膜外カテーテルが抜去され，午後になって痺れ感が軽減したと申告したが，歩行はできなかった。

同日15：40，患者が右足（膝）に力が入らないことを訴えたために，主治医のC医師が診察したところ，左膝および左右アキレス腱反射は正常であったが，右膝の反射が減少していた。C医師が麻酔科医Bに相談したところ，B医師は神経根に硬膜外カテーテルが接触していたためと思われ，術後鎮痛のために硬膜外持続注入を行う患者は足の痺れを訴えることがあるから，もう少し経過を観察するように指示した。同日16：00に，患者は右大腿部の感覚がなく，触ってもわからない状態であると訴えた。

足の症状は改善しなかった

11月27日（術後3日）7：00頃，患者は右下肢の痺れが強く夜も眠れない状態であると訴え，8：30頃には膝が曲がらないと訴えた。その時，足関節の屈曲は可能であったが，右膝の屈伸はできない状態であった。しかし16：00頃には痺れ感が減少してきたと述べた。

診察した産婦人科医Dは麻酔科医Bに診察を依頼した。B医師は診療録に「診察時，右下肢の感覚・運動低下，PTR（膝蓋腱反射）低下あり，硬膜外施行時に神経根に触れたために起こったものと考えられる」などと記載し，産婦人科に対しては「右下肢の感覚・運動低下，PTR低下が認められます。神経根の障害が疑われますが，硬膜外血腫，膿瘍等を鑑別するために，整形外科受診をお願いします。神経根の障害であるならば，リハビリ，ビタミンB$_{12}$内服で回復すると思います」と回答した。D医師は整形外科に診察を依頼し，整形外科医Eにより，MRI検査が予定された。

MRI検査はできなかった

11月28日（術後4日），患者はMRI検査を受けたくないとの意向を示し，右下肢の症状は改善したとして，産婦人科医Cの面前で片足立ちの姿勢をとってみせるなどした。さらにA病院の医師らに対して「完全な回復には遠いが，回復の兆しがある」との内容でMRI検査の延期または中止を求める手紙を書いた。結局，MRI検査が開始されたが，患者は装置の中から大声で検査の中止を求め，連絡を受けて駆けつけたC医師が鎮静薬の投与を指示したが，患者が強く拒否したためにMRI検査は中止された。その後，患者はA医師に対してC医師を主治医から外してほしいと訴えたため，同日以降，C医師は患者を担当しなくなった。

患者の症状は残った

11月30日，産婦人科医Dは，整形外科に今後の方針について相談した。整形外科医Eが患者を診察したところ，右下肢に感覚異常および感覚減退がみられたが，回復傾向にあると判断し，産婦人科には「MRI上は条件が悪いのですが血腫等明らかな異常はないようです。神経学的にも回復傾向なので，このまま様子をみてよいと考えます」との回答をした。

12月2日，患者は看護師に右下肢の痛みと肛門周辺の麻痺感があると訴えた。E医師は産婦人科に対して，患者の状態について精神的な問題はあるものの，現在の回復力からみれば1か月くらいで相当の回復がみられると思われると報告した。

12月4日，患者は，硬膜外チューブ挿入時にビビッときたところに痺れの強いような痛みがあると訴えた。E医師が診察し，右背部から右下肢にかけて痺れ感，右下肢の感覚異常，腰痛を認めたが，リハビリテーションが開始された。産婦人科へは「リハビリテーションを開始します。本人には2～3か月と言ってあります。1か月時に再診察を要します」と回答した。

病院と患者との話し合いがもたれた

12月6日，患者とその夫はA医師に足の症状への説明を求めた。A医師は説明が遅くなったことを謝罪し，「医療ミスであると思う。足にかかった費用は検討してみようと思う」などと述べた。

12月7日，A病院側と患者側との間で話し合いが行われた。患者とその夫は，術前および術後についての病院からの説明が不足していることについて不満を述べた。医師からは，患者の症状は神経根の症状だけでは説明ができないこと，RSD（反射性交感神経ジストロフィー）の可能性が考えられること，その原因として硬膜外麻酔が考えられること，後遺症が残る可能性があるためペインクリニックなどに通院したほうがよいことなどの説明がなされた。A医師はMRI検査，リハビリ，補助具および通院の際のタクシー代を病院が負担すること，退院は可能であるが，日常生活が難しければ入院を継続していてもよいことなどを説明した。患者は毎週金曜日にA病院の複数の診療科を受診するために通院すると述べ，翌日退院した。

…

この後，患者は約9年間で30～40の医療機関を受診することになる…　　＜後編へつづく＞

ここまでの経過における主たる争点

①硬膜外麻酔の手技上の過失があったか

　患者側の主張：医師は硬膜外麻酔を刺入するに当たって，誤って針が神経根を傷つけないように注意する義務があったのに，それを怠った。

②麻酔科医に説明義務違反があったか

　患者側の主張：医師は患者に対して麻酔法の選択・施行についての説明義務があるが，それを怠った。

裁判結果

①硬膜外麻酔の手技上の過失は認められなかった。
②麻酔科医の説明義務違反は認められた。
　原告の精神的苦痛に対する慰謝料として、麻酔科医に220万円の支払いを命じた。

判決文抜粋

①患者が電撃痛を感じた後，B医師が硬膜外針を抜去すると，患者の神経症状が消失したこと，手術直後に膝蓋腱反射の減弱がみられたことからすれば，硬膜外針の刺入の際に，硬膜外針は神経根に触れたものと認められる。しかし，硬膜外穿刺は盲目的手技であり，硬膜外針の刺入の際に針先が神経根に触れることは不可避であるというべきであり，針先が神経根に触れたことをもって，B医師に何らかの注意義務違反があったと認めることはできない。

②一般に，医師の説明は，患者が自らの身に行われようとする医療措置について，その利害得失を理解したうえで，当該措置を受けるか否かについて熟慮し，決断を助けるために行われるものであることからすれば，医師が，採用し得る複数の選択肢があるなかで，患者の生命，身体に一定程度の危険性を有する措置を行うに当たっては，特段の事情がないかぎり，患者に対し，当該措置を受けることを決定するための資料とするために，患者の疾患についての診断，実施予定の措置の内容，当該措置に付随する危険性，ほかに選択可能な措置があれば，その内容と利害得失などについて説明すべき義務があると解される。また，上記の内容に含まれない情報であっても，患者が，特定の具体的な情報を欲していることを，医師が認識しまたは認識し得るべき状況にあった場合において，その情報が，患者が当該措置を受けるか否かを決定するに当たっての重要な情報である場合には，患者の自己決定を可能にするため，患者が欲している当該情報についても，説明義務の対象となるものと解するのが相当である。

解説

穿刺と神経損傷について

硬膜外麻酔の施行において，針の刺入経路である背中から硬膜外腔までの間は，ある意味ブラックボックスのようなもので，基本的には患者の反応を確認しながら，丁寧な施行を心掛けなければならない（図1）[4]。

本件では，麻酔科医が硬膜外麻酔の施行によって腰椎神経根を損傷したと認める証拠はないとしたが，硬膜外針が神経根に触れたことは認めている。ただし，硬膜外麻酔は盲目的手技であり，針先が神経に触れることを確実に避ける方法は手技的に確立されておらず，たとえ神

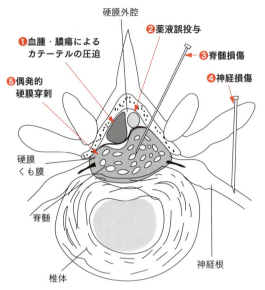

図1 硬膜外麻酔の合併症・副作用 （文献4より）

経根にブロック針が接触したとしても，一般的・標準的手技に従ったものであれば施行者の過失とは認められないと判断している。

また「硬膜外手技によって神経組織と硬膜外やブロック針の接触により脊髄神経根の機械的損傷が生じる可能性がある。ただこのような神経合併症は，一過性の症状を呈することはあっても，重症の神経障害が遷延することはほとんどないとの指摘がある」との鑑定人の意見も参考にされている。最近は，超音波ガイド下神経ブロックも施行されているが，X線透視下と同様に，盲目的方法と比較して安全性は確立されていない[5,6]。本件の硬膜外麻酔施行についての裁判官の判断は臨床に沿った妥当なものであると評価できる。

硬膜外ブロックにより神経損傷が生じ，RSDが発生したか否かが争われたほかの医療訴訟[7]では，「硬膜外ブロック時の神経損傷の発生率は0.06％との調査報告があるように，一定の確率で神経損傷（その程度は千差万別であろう）が生じる可能性があるのであり，神経損傷が生じたとしても，そのことをもって手技上の過失があったとは認められない」としている。また，採血時の注射針によると考えられる神経損傷についての判決は分かれているが（CASE 16参照），おおむね「適切な手技での採血によっても，神経損傷は生じるものであって，事前に認識することはできないことが認められるから，そのような場合は，仮に神経損傷が生じたとしても不可避な合併症と理解されるべきもの」[8]との判断がされている。

ただし，通常の手技を逸脱した乱暴な針の刺入方法で行った場合，あるいは硬膜外針による明らかな因果関係が証明された重度の神経損傷が生じた場合は，異なる判決が示される可能性も否定できない。

記録の重要性

本件で患者からは「硬膜外針が進められた際，激しい電気的な刺激が体中を突き抜け，体がけぞった状態になり，ギャーと叫んだ」との，麻酔科医の手技がいかにも乱暴であったかのような証言がなされたが，麻酔科医自身の証言のほかに，手術時の看護記録での硬膜外カテーテルについて「スムーズに挿入する」との記載があったなどから，患者のその証言は証拠として採用されなかった。硬膜外麻酔の施行中に具体的な内容をすべて漏れなく記録として残すのは現実的ではないが，簡単でもよいので何らかの記載を残しておくことが重要であると考えられる。

痺れのような訴えが術後に患者からなされると，しばしば硬膜外麻酔が原因として疑われるが，下肢の神経損傷は術中の患者体位（載石位）や開創器によっても生じることが十分にあり得る[9,10]ので，それらの可能性を検討したいのだが，本件では術中体位や手術手技についての検討の記載は一切ないのが残念である。

麻酔の説明に関して

本件で麻酔科医は，手術当日ではあったが，手術室で初めて患者に会った際に麻酔の簡単な説明をしていたが，それでは十分ではなく，患者の自己決定権に重きを置いた判断が下された。

その理由として，①産婦人科医または看護師から，術前に麻酔科医による説明があると伝えられていたこと，②病院側から入院時に患者に渡された書面に「麻酔科医が手術前日に患者に会って麻酔方法を決定する」の記載があったこと，③患者が自分の過去の経験から麻酔に対して強い不安を抱いており，術前に麻酔科医から直接説明を受けることを何回も病院側に求めていたにもかかわらず，手術室入室前にそれが実現しなかったこと，などを裁判官は重要視したのである。

多くの医療訴訟で引用される，医師の患者に対する説明義務の基準とされる最高裁第三小法廷の判例「医師は，患者の疾患の治療のために手術を実地するに当たっては，診療契約にもとづき，特別の事情のないかぎり，患者に対し，当該疾患の診断（病名と病状），実地予定の手術の内容，手術に付随する危険性，他に選択可能な治療方法があれば，その内容と利害得失，予後などについて説明すべき義務があると解される」[11]に従い，「患者が手術を受けることを決定するためには，自分の抱いている麻酔に対する不安を解消することが重要であり，そのためには術前の麻酔科医による説明が必須であることを，麻酔科医が認識していたまたは可能であったという点が説明義務違反に当たる」とされた。

説明義務について司法と医療の溝

本件は，「麻酔科医が術前に短時間でも病棟の患者のところへ行って説明していればすんだ話」では片付けられない。麻酔科医であれば，

> ## MEMO
>
> ### 十分な術前診察は術後痛も軽減する
>
> 麻酔科医による術前診察の重要性を示した古典的研究論文[14]を紹介しよう。麻酔科医が術前診察にて患者を訪問した際に，特に術後痛に関して，その発生状況と対処法について十分に説明を受けた患者とそうでない患者の実際の術後痛を比較したところ，説明を十分に受けた患者は，受けなかった患者と比較して術後痛が明らかに軽度で，鎮痛のために用いられたオピオイドの量も少なく，快適な術後経過が得られた。
>
> 当然のことであるが，医師が患者および家族に対して施す医療の効果や合併症・副作用について，そしてその対応法について丁寧に時間をかけて説明することは，決して医療訴訟だけを想定したものではないことを強調したい。

術前診察の重要性は理解している（MEMO）。しかしながら多くの医療施設において，麻酔科医は手術室での麻酔業務が多忙過ぎる。たとえ手術予定患者の病棟を訪問できたとしても，十分な時間が確保できず，ただ説明書を渡し，形式的な問診で終わることは想像できる。緊急手術などであれば，手術室から病棟へ行く暇もない状況もあり得る。しかしながら医師が，多忙を理由に患者への説明を回避することは司法では認められ難いのが現実である。たとえ患者の訴えが医学的に合理性や根拠がなくとも，患者の要望により，麻酔の説明義務の内容が変わり得るものであることは認識しなければならない[12,13]。患者の麻酔を直接担当する麻酔科医が患者への説明を術前に行わなければならないと司法が判断しているわけではない。

また，本件では，「患者は適切な説明を受けたとしても，硬膜外麻酔を併用した全身麻酔方法を選択しなかったとは認められない」として，麻酔科医の説明義務違反と患者に発生した症状との因果関係はないと判断された。

異論・暴論

本件の患者は，過去に経験した筋弛緩薬やセデス使用に関する訴え，MRI室での反応，退院後に40近い医療機関を転々とするなど，かなり神経質な性格であることが疑われる。訴えられた麻酔科医は，患者の症状が心因性のものであることを指摘したが，裁判官は精神科医の意見をもって否定した。もしかしたら患者には麻酔科医にそのような印象を与える，それなりの雰囲気があったかもしれない。

基本的に硬膜外麻酔の絶対的適応はないので，その施行の是非は患者と医師で十分に話し合って決定すべきである。筆者がもし，術前に当該患者と時間をかけて麻酔についての質疑応答をしたならば，おそらく硬膜外麻酔の施行はたとえ患者が強く望んでも躊躇しただろう。患者の人格および性格に疑問を抱いたら，その患者の過敏な訴えの原因になり得る医療行為は極力避けるというのが，長年にわたり慢性痛の患者を

ペインクリニックで診療してきた筆者の基本的考えだからである。本件の麻酔科医Bがもし前日麻酔施行前に患者の病室を訪れ患者と話をしていたら，筆者と同様の考えが浮かんで麻酔方法を変更した可能性もあり，また説明が円滑に行われて良好な医師-患者関係を構築されたら，硬膜外麻酔を施行したとしても患者は本件と異なる反応を示したかもしれない。術前診療を十分に施行できなかった麻酔科医の不運と考えるのは偏見であろうか？

本件から学び取れること

・たとえ硬膜外麻酔施行中に針先が神経に接触した徴候があったとしても，不可避な出来事と裁判官が判断する場合が多い。
・麻酔科医による術前診察は重要かつ必要なものであるが，特に患者が説明を強く望んだ場合は必須のものである。

文献

1. 平成20年5月9日／東京地方裁判所／平成17年（ワ）第3号．判例タイムズ2009；1286：220.
2. 平沼高明．＜事例99＞一．硬膜外麻酔を受けた患者に，下肢の疼痛，痺れ等の症状が生じたことについて，同麻酔を施行した医師に，同麻酔の危険性等についての説明義務違反が認められたが，患者に生じた症状との因果関係は否定され，自己決定権障害の限度で被告の責任が認められた事例，二．複数の医師によりRSDとの診断にもかかわらず，患者の症状につき，後遺障害としてRSDが生じていると認められないとされた事例．民事法情報2009；272：61-6.
3. 梶谷篤，浅田眞弓，川崎志保理ほか．医療訴訟事例から学ぶ（70）：麻酔を受けた患者に，下肢の疼痛，痺れ等の症状が生じたことについて，同麻酔の危険性等についての説明義務違反が認められた事例．日外会誌2013；114：44-5.
4. 奥田泰久，新井丈朗．誰のための硬膜外麻酔か 皮膚表面から硬膜外腔までは"ブラックボックス"何が起きても不思議ではない．LiSA 2011；18：898-902.
5. 長谷川理恵，井関雅子．超音波ガイド下神経ブロックが「安全」というエビデンスはあるのですか．LiSA 2015；22：138-41.
6. Rathmell JP, Michna E, Fitzgibbon DR, et al. Injury and liability associated with cervical procedures for chronic pain. Anesthesiology 2011；114：918-26.
7. 平成16年1月29日／東京地方裁判所／平成15年（ワ）第14819号．判例検索データベースLexis AS ONEより
8. 平成19年4月9日／東京地方裁判所／平成18年（ワ）第1762号《http://www.courts.go.jp/app/files/hanrei_jp/624/034624_hanrei.pdf》（2019年4月12日閲覧）
9. 水本賀文，壽圓裕康，提坂敏昭ほか．子宮筋腫核出手術後に大腿神経麻痺を引き起こした1例．日本産科婦人科学会関東連合地方部会会報2003；40：413-6.
10. 池上淳，坂本育子，大内秀高ほか．症例 開創器による圧迫が原因と考えられた大腿神経麻痺の1例．産婦の実際2015；64：467-70.
11. 平成13年11月27日／最高裁判所第三小法廷／平成10（オ）第576号《http://www.courts.go.jp/app/files/hanrei_jp/226/052226_hanrei.pdf》（2019年4月12日閲覧）
12. 村田雅夫．患者の不安と医師の説明義務．小児看護2014；37：757.
13. メディカルオンライン医療裁判研究会．医学的根拠のない患者の不安感を解消させる説明をしていないなどとして麻酔科医に説明義務違反を認めた事例．《www.medicalonline.jp/pdf?file＝hanrei_201308_02.pdf》（2019年4月12日閲覧）
14. Egbert LD, Battit GE, Welch CE, et al. Reduction of postoperative pain by encouragement and instruction of patients. A study of doctor-patient rapport. N Engl J Med 1964；270：825-7.

◆ CASE 4 ◆

硬膜外麻酔の説明義務と神経障害（後編）
硬膜外麻酔施行後に患者が下肢の異常を訴えた

取り上げる判例

平成 20 年 5 月 9 日
東京地方裁判所
平成 17 年（ワ）第 3 号
損害賠償請求事件

キーワード

RSD
術前診察
子宮筋腫
CRPS

Summary

患者は，硬膜外麻酔後に生じた下肢の感覚・運動障害を RSD（反射性交感神経ジストロフィー）であると主張したが，裁判官は患者の症状が労働者災害補償保険の障害等級認定基準を満たしていないとの理由で認めなかった。

請求額

原告（患者）に対し，9500 万円

妥結額（地裁）

原告に対し，220 万円

妥結額（高裁）

控訴棄却

経過 [1~3)]（見出しは筆者による）

＜前編のあらすじ＞

37 歳の女性患者は，子宮筋腫に対して子宮摘出術を受けることとなった。手術が決まってから，麻酔薬に対する不安を産婦人科医であり A 病院院長である A 医師や主治医である産婦人科医 C，看護師らに訴えたが，麻酔の説明は手術の当日，手術室にて行われたのみであった。麻酔科医 B により，硬膜外麻酔併用全身麻酔が施行された。1 回目の穿刺で患者は声をあげ，体をビクンと動かし，「足に痺れが走った」というので，B 医師は針を抜去し，症状が消失したことを確認してから再度穿刺した。2 回目は症状の訴えはなく，穿刺とカテーテルの留置が行われた。

術後，患者は右下肢の痺れを訴えた。カテーテルが神経根に触っていた可能性を考慮し経過観察としたが，症状は残った。術後 12 日目に A 医師は，患者およびその夫に対して説明が遅くなったことを謝罪し，「医療ミスであると思う。足にかかった費用は検討してみようと思う」などと述べた。その翌日，病院側と患者側との話し合いの席で，患者とその夫は，術前および術後についての病院からの説明が不足していることについて不満を述べた（COLUMN）。医師か

> **COLUMN**
>
> ## 「医療費免除」は慎重に！
>
> 本件で病院長は，当初，入院中の患者と家族に対して医療過誤の可能性を示唆し，医療費の免除と交通費の支払いを行った。診療における何らかの医療事故が生じた場合，医療費の免除といくらかのお金を渡すことで安易に解決を目指してしまうこともあるかもしれない。しかしながら，医療事故の責任の所在が明らかでない場合や，責任がない可能性が高い場合に，最初にそのような対応をすることは，好ましいものではないとされる[4]。また，おわびの気持ちを金銭で示すと，患者側に「医療機関側が当然，責任をもってくれるもの」と思われてしまう。患者側とそのような前提が成立すると，後から医療機関側が「そもそも責任はありません」と患者側に伝えることはさまざまな意味において難しくなる。
>
> さらに，実際に医療過誤の可能性があったとしても「治療費免除」「交通費支給」となれば，患者によっては「治療を急ぐ必要はまったくないし，そもそも病院側に責任はあるのだから，治療費と交通費だけで解決するのはおかしい，休業補償ももらってゆっくり静養しよう」となり，かえって治癒までの期間が延び，患者側からの要求が拡大することもある。そのため，「病院側の責任は明らか」という場合でないかぎりは，予想された合併症として，医療費も通常通り患者に請求すべきと考えられている[5]。

らは「患者の症状は神経根の症状では説明ができないこと，RSD（反射性交感神経ジストロフィー）の可能性が考えられること，その原因として硬膜外麻酔が考えられること，後遺症が残る可能性があるためにペインクリニックなどに通院したほうがよいことなど」の説明がなされた。A医師はMRI検査，リハビリテーション，補助具および通院の際のタクシー代を病院が負担すること，退院は可能であるが，日常生活が難しければ入院を継続していてもよいことなどを説明した。患者は毎週金曜日にA病院の複数の診療科を受診するために通院すると述べ，翌日退院した。

● ● ●

●患者は障害者認定を受け，さまざまな医療機関を受診した

1999（平成11）年5月25日（退院から半年後），患者は身体障害者認定を受けるための診断書を取得する目的で，B医療センターを受診した。診察に当たった神経内科医は，原因となった疾病・外傷名として多発根神経炎，総合所見として，両下肢共に著しい障害のため起立位を10分と保つことができないなどと記載し，身体障害者福祉法別表の等級3級に該当するとの意見を示し，その後に患者は同認定を受けた。

2000年8月23日（手術から2年半後），患者は障害者年金を受給するための診断書を取得する目的で，C診療所を受診した。診察した整形外科医は，国民年金厚生年金保険診断書に障害の原因となった傷病名としてRSDと記載し，その原因または誘因として硬膜外針での神経根穿刺と記載した。

2001年9月19日（手術から約3年後），患者は健康管理についてのアドバイスを受けるために受診したD病院において，麻酔薬についての皮内テストを受け，キシロカイン（＋），マーカイン（＋），カルボカイン（±）〜（－），生理

---

*1　普通では痛みが生じない小刺激でも痛みとして認識される感覚異常。

食塩液（−）との結果を得た。

　2003 年 6 月 16 日（手術から 4 年半後），身体障害者等級の変更申請のための診断書を取得する目的で B 医療センターを受診し，2 級に該当するとの意見書が示され，その後に認められた。

　2005 年 8 月 12 日（手術から 6 年半後），E 循環器センターを受診し，内科医からの診療情報提供書には RSD との記載がなされた。

　2007 年 4 月 27 日（手術から 8 年半後），F 大学病院を受診し，麻酔科教授からも RSD の診断書が記載され，そこには抗うつ薬を投与して逆に右足のふるえと痺れの症状が悪化したこと，既往に薬物アレルギーがあるため，内服薬による治療は困難との記載もあった。

　患者は，A 病院を退院してから約 9 年間で 30 〜40 の医療機関を受診した。手術から 8 年半後の 2007 年 4 月 13 日に G 病院で行った X 線検査の結果では，骨萎縮，骨脱灰は認められなかった。同病院から 5 月 1 日付けで交付された診断書には「病名は神経障害性疼痛，複合性局所疼痛症候群（CRPS）」との記載があり，「アロディニア[*1]，灼熱痛など右腰下肢を中心に強く上記状態と診断した。その後，局所麻酔薬アレルギーありにて交感神経ブロック療法はできず，低出力レーザーによる光線療法で加療中である」との記載もあった。

病院からの治療費支払が停止した

A 病院は患者の退院時から約 5 年間にわたり，患者の要求に応じて歩行補助具代金，タクシー代金，整骨院施術料，カイロプラクティック施術料そして温泉施設入館料などとして合計 7,760,277 円を支払った。

　その間も病院側と患者側は本件に対する補償問題について交渉を重ねたが，病院側からの「麻酔時におけるミスはなく，法的責任はない」との発言などで不調に終わり，2003（平成 15）年 3 月 31 日付けで，病院側弁護士から患者側弁護士に「今後は患者に対する治療費などの支払いを停止する」との文書が FAX で送信され，その後は患者に対する治療費等の支払いは行われなくなった。そのため，患者およびその家族は，麻酔科医が硬膜外麻酔を施行するため注射針を刺入したところ第 3 腰神経を損傷し，RSDを発症させたとして，硬膜外麻酔の手技上の過失と説明義務違反があったとして，その損害賠償を請求する訴訟を起こした。

主たる争点

③患者は RSD を発症しているか？

　患者側の主張：医師の硬膜外麻酔の手技上の過失により患者に RSD が発症した。

裁判結果

③患者の RSD の発症は認められなかった。

判決文抜粋（下線強調は筆者による）

③労働者災害補償保険の障害等級認定基準（平成 15 年 8 月 8 日付厚生労働省労働基準局通達・基発 0808002 号「神経系統の機能又は精神の障害に関する障害等級認定基準について」）によれば，RSD については，①関節拘縮，②骨の萎縮，③

皮膚の変化（皮膚温の変化，皮膚の萎縮）という慢性期の主要な三つのいずれの症状も健側と比較して明らかに認められる場合に限り，後遺障害と認定するとされている。そして，本件では，G病院のX線検査の結果によれば，骨の萎縮は認められなかったのであるから，上記基準を満たさないことは明らかである。また，本件においては，骨シンチグラフィー，サーモグラフィーなどの検査所見については，明らかでない。以上の点からすれば，患者の症状について，RSDによる後遺障害であるとまでは認定することはできない。

解説

CRPS（RSD，カウザルギー）について

複合性局所疼痛症候群 complex regional pain syndrome（CRPS）とは，組織損傷，骨折，神経損傷などに起因する感覚神経，運動神経，自律神経，情動系などの病的変化によって発症する慢性疼痛症候群である。末梢性と中枢性の原因が複雑に絡み合って悪循環を形成して生じ，難治

---

① 原因と思われる事象に不釣合いな持続痛
② 自覚症状や他覚的所見が，ほかの疾患で説明ができない
③ 以下の4項目について検討する
  a) 感覚異常：痛覚過敏，アロディニア
  b) 血管運動性変化：皮膚温非対称，皮膚色調変化かつ/または非対称
  c) 浮腫・発汗異常：腫脹，発汗異常，発汗非対称
  d) 運動・萎縮性変化：関節可動域の減少，運動機能異常（筋力低下，振戦，ジストニア），萎縮性変化（毛，爪，皮膚）

臨床診断：上記の4項目中3項目に経過中に少なくとも1つの自覚症状があり，かつ，評価時に2項目以上に少なくとも1つの他覚的所見を認める
研究的診断：上記の4項目それぞれに経過中に少なくとも1つの自覚症状があり，かつ，評価時に2項目以上に少なくとも1つの他覚的所見を認める

表1　国際疼痛学会のCRPSの診断基準（文献 8，9 より）

性である場合が多い[6]。

　国際疼痛学会の分類（1994年）[7]によれば，明確な末梢神経損傷のない場合をRSD（CRPS-I型），明確な末梢神経損傷のある場合をカウザルギー（CRPS-II型）としている。2010年に新たな基準が発表されている。2019年4月時点で，労働者災害補償保険（労災保険）や自動車損害賠償請責任保険（自賠責保険）の後遺障害認定基準にCRPSという用語は導入されておらず，司法の場ではRSDあるいはカウザルギーとして取り扱われる。

　交通事故や労働災害を契機に発症したRSD，カウザルギーに対しては，後遺症障害にもとづいてそれぞれ自賠責保険や労災保険により補償が行われている。しかし，手術や採血など医療行為を契機に発症したCRPSについては，補償基準も基金も整備されておらず，しばしば医療訴訟の争点となる。

何を診断の根拠にするのか

本件では複数の施設の医師により国際疼痛学会の診断基準（表1）に従い，RSD（CRPS）との診断がなされたにもかかわらず，判決でRSD（CRPS）は認められなかった。裁判所は，労災保険の障害等級認定基準[10]を採用して，国際疼

痛学会などほかの診断基準によるものは認められないとした。本件のように臨床上，世界的に認められている医学的根拠によってRSD（CRPS）と診断され後遺障害診断書が作成されたにもかかわらず，司法の場ではRSD（CRPS）としての後遺障害が認定されない事態がこれまでにもしばしば生じている[11]。この混乱の根底には，医師はRSD（CRPS）の早期診断と早期治療にこだわるが〔RSD（RPS）には早期治療が重要とされてきた〕，後遺障害認定基準はあくまでも補償や賠償を認定するための基準であり，考え方・役割が異なるためであろう。医学的診断基準・指標とはその役割が異なることを考慮して，納得しなければならないことかもしれない[12]。

また，本件においては複数の医療機関の医師（一人は法廷で証言し，もう一人は書面尋問が行われたようである）がRSD（CRPS）と診断したが，多くがその根拠をカルテに明確に記載しておらず，具体的には「5項目あるいは10項目のRSDスコアのチェックもすることなく」，あるいは「発作性の右上肢の高血圧が何ゆえにRSDを原因とするかについて何も書かれていない」ことが問題になった。各医師はRSD（CRPS）との診断をする際には，その根拠を確実にカルテに注意深く記載することはきわめて重要である。

異論・暴論

医療事故や交通事故などに起因すると考えられる何らかの痛みがあってペインクリニックを受診する患者のなかには，RSDやカウザルギーの診断名を強く求める患者がいる。そのような専門的な用語を患者が使用すること自体，背後に弁護士の存在を強く感じる。時にRSDやカウザルギーの診断名の根拠として，「神経ブロックを受けるほど重症」としたいがために，不必要

な神経ブロックを受けてくるように弁護士から指示されて来院する患者も存在する。

患者がこだわる理由は，RSDやカウザルギーの診断がなされるか否かによって，後遺障害等級が変わり，保険金額あるいは損害賠償額にも大きく影響するからである。RSDやカウザルギーと診断されれば，後遺障害等級は7，9，12級のいずれかに該当する。7級と認定された場合の賠償額は1000万円を超える。一方，「受傷部位の疼痛」と診断されれば後遺障害等級は12級または14級に該当する。14級の賠償額は100万円以下となる。RSDやカウザルギーと診断されるか否かは，以後の障害者年金受給可否にも大きく影響する。患者側からの圧力に屈して，医師が自分の判断とは異なる診断書を作成すれば，逆に，虚偽診断書作成の罪（刑法160条）になる。いずれにせよ，RSDやカウザルギーの診断書を作成する際は細心の注意が必要である。

本件において，「患者は退院後に約8年間で40近くの医療施設を受診したにもかかわらず，その間に整体やマッサージは受けているものの，RSDを直接対象・目的とした治療を受けていない」との麻酔科医の主張が事実であったなら，患者が医療に求めていたのは何であったのだろう。

本件から学び取れること

- 医療機関によって下されたRSD（CRPS）の診断でも，司法は基本的に労働者災害補償保険の障害等級認定基準に従ったものでないと認めない。
- RSD（反射性交感神経ジストロフィー）やCRPS（複合性局所疼痛症候群），カウザルギーとの診断をする場合は，その明確な根拠をカルテに記載しておくことが重要である。

文　献

1. 平成 20 年 5 月 9 日/東京地方裁判所/平成 17 年（ワ）第 3 号．判例タイムズ 2009；1286：220.
2. 平沼高明．＜事例 99＞一．硬膜外麻酔を受けた患者に，下肢の疼痛，痺れ等の症状が生じたことについて，同麻酔を施行した医師に，同麻酔の危険性等についての説明義務違反が認められたが，患者に生じた症状との因果関係は否定され，自己決定権障害の限度で被告の責任が認められた事例．二．複数の医師により RSD との診断にもかかわらず，患者の症状につき，後遺障害として RSD が生じていると認められないとされた事例．民事法情報 2009；272：61-6.
3. 梶谷 篤，浅田眞弓，川崎志保理ほか．医療訴訟事例から学ぶ（70）：麻酔を受けた患者に，下肢の疼痛，痺れ等の症状が生じたことについて，同麻酔の危険性等についての説明義務違反が認められた事例．日外会誌 2013；114：44-5.
4. 三上容司．医療側に過失は無く，後遺障害を認めなかったことも妥当といえる．しかし治療費を払わざるを得ない現状が問題といえる．医療判例解説 2011；30：48-9.
5. 水澤亜紀子．日経メディカル Online：クリニック法律相談室採血後の痛みで患者が補償を要求，対処法は？《http://cmad.nikkeibp.co.jp/?4_--_265467_--_98992_--_2》（2019 年 4 月 12 日閲覧）
6. 加藤 実，後閑 大，鈴木孝浩ほか．複合性局所疼痛症候群（CRPS）．ペインクリニック 2010；17：243.
7. Merskey H, Bogduk N. ed. Classification of Chronic Pain：Descriptions of Pain Terms. 2nd ed. Seattle：IASP Press, 1994：40-3.
8. Relatively Generalized Syndromes. In：Merskey H, Bogduk N, ed. Classification of chronic pain：Descriptions of chronic pain syndromes and definitions of pain terms. Seattle：IASP Press, 1994：39-58.
9. Harden RN, Bruehl S, Perez RS, et al. Validation of proposed diagnostic criteria（the "Budapest Criteria"）for Complex Regional Pain Syndrome. Pain 2010；150：268-74.
10. 平成 15 年 8 月 8 日付厚生労働省労働基準局通達・基発 0808002 号．神経系統の機能又は精神の障害に関する障害等級認定基準について．《http://www.mhlw.go.jp/shingi/2003/11/s1120-10g.html》（2019 年 4 月 12 日閲覧）
11. 眞下 節．「賠償科学からみた CRPS」によせて．ペインクリニック 2012；33：1071-2.
12. 三上容司．CRPS の後遺障害認定とその問題点．ペインクリニック 2012；33：1098-110.

◆ CASE 5 ◆◆◆◆◆◆◆◆◆◆◆◆◆◆◆◆◆◆◆◆◆◆◆

宗教的理由による輸血拒否
患者の意向に従い，術中に輸血をしなかったが…

取り上げる判例

平成17年1月28日
大阪地方裁判所
平成14年（ワ）第5697号
損害賠償請求事件

キーワード

輸血拒否
宗教
輸血謝絶兼免責証書
緊急手術

Summary

宗教的理由から輸血を拒否し，病院に「輸血謝絶兼免責証書」を提出した患者に対して，心臓カテーテルアブレーション施行中に心臓壁穿孔が生じた。

緊急開胸手術が施行されたが，患者および長男は輸血に最後まで同意せず，輸血が行われることなく出血多量のために患者は死亡した。患者の夫と長女は医師・病院を訴え，裁判では病院側の説明義務違反が認められた。

請求額

原告ら（患者の家族）に対し，37,210,932円

妥結額

原告らに対し，585万円

経過 （見出しは筆者による）

動悸を訴える患者が入院した

57歳の女性患者は，3年前から運動時に動悸を感じるようになった。そのために2000年2月21日にA病院にて心臓の検査を行った結果，異常はなかった。

2001（平成13）年5月3日朝方より，時々目の前が暗くなることがあり（眼前暗黒感），23：30頃，着替え中に胸部不快・動悸を感じたため，夜間救急応急診療所を受診した。心電図で洞徐脈と補充収縮が認められて徐脈と診断され，A病院を紹介されて入院した。入院後，患者は，度々，動悸，胸部不快感を訴えていた。入

院後のモニター心電図では，頻回に，洞徐脈または洞停止と補充収縮，補充収縮不全による4〜5秒の心停止，心房性期外収縮，心室性期外収縮，非持続性心室頻拍が認められたが，心房細動と心房粗動は認められなかった。心エコーおよび冠動脈造影検査が行われたが，狭心症等は否定的であり，刺激伝導系の異常が眼前暗黒感の原因と考えられた。

検査の結果，カテーテルアブレーション治療が予定された

5月22日に1回目の電気生理学的検査が施行され，overdrive suppression test によれば，洞結節回復時間が3秒程度とその延長が確認され，洞

宗教的理由による輸血拒否 ◆ 045

機能不全症候群と診断された。その時に持続性の心房粗動が誘発されたが、患者は動悸を自覚しなかった。心室頻拍発作は誘発されなかった。同日、A医師は、患者は、洞機能不全症候群及び心房粗動であり、このような状況を放置すれば、いずれ自分で脈拍を作れなくなること、今後、予測できない発作のおそれがあり、発作が起きれば急に心不全が生じたりショックが生じたりする可能性があること、治療方針として、まずカテーテルアブレーション[*1]、その後にペースメーカ植込みをする予定であること、治療の合併症には、出血、感染、完全房室ブロック、心室中隔穿孔があること、などを説明した。

5月23日、患者および夫は、心房粗動に対するカテーテルアブレーションによる治療及びペースメーカ植込み（以下、本件治療）に同意した。

患者は、宗教的理由から輸血を拒否することを医師に伝えた

5月29日、A医師は、患者が、本件治療に際して事故があった場合、輸血を拒否する方針であることを知った。その後、患者に対して輸血を受け入れるように説得したが、受け入れられなかった。

6月4日、A医師は、患者に対して、本件治療に際しては、合併症として大出血により死亡に至ることも大変まれながらあり得ること及び輸血による救命が可能と判断した場合であっても、宗教上の理由から輸血しないこととするが、それにより死亡の可能性を否定することはできないことを説明したところ、患者はこれに同意し、輸血謝絶兼免責証書を交付した。それには「私は、輸血以外の十分な治療が施されたにもかかわらず、私が血を拒んだことによって生じるかもしれない死亡その他のいかなる損害に対

しても、医師、病院当局、並びに病院職員の方々の責任を問うことはありません。」との記載があり、患者、その夫と長男も署名捺印していた。

心臓カテーテル治療施行中に患者に急変が生じた

2001年6月6日、本件治療が行われたが、カテーテルを心臓に挿入後、前段階である2回目の電気生理学的検査実施中の15：05頃、患者から気分不良、倦怠感の訴えがあり、冷や汗をかいた状態であった。15：07頃、患者の心拍数は70台/minであったが、上腕での非侵襲的血圧測定によれば、血圧は60mmHgと低下し、その後一時的に心・呼吸停止に近い状態や意識レベルの低下がみられた。しかしながら酸素マスクや薬物投与の効果により、すぐに自発呼吸及び意識を回復した。15：10頃、意識はあったが、心拍数72回/min、血圧を触知することはできず、測定することができなかった。

15：20頃、心エコーを施行したところ、心嚢内に全周性の約12.5mmのエコーフリースペースを認め、貯留した心嚢液の量が200〜250mLであり、心タンポナーデの状態にあると診断された。そこで担当医（A医師も含めて4名が治療に当たった）は心臓外科にも連絡して開胸手術の検討に入り、輸液、動脈ライン確保を行い、患者およびその長男に対して、心嚢穿刺術もしくは開胸手術を要する切迫した重大な危険性と、輸血を施行しないと命が危ないと説明し、輸血を了承するように説明したが、患者は命にかかわっても輸血は行わないで欲しいと要望した。15：30頃、心拍数72回/minであったが、血圧を触知することはできず、測定することができなかった。

15：45頃、A病院の心臓外科医が患者の長男

---

*1　下肢血管からカテーテルを挿入し、心臓まで到達させ、先端にある電極で不整脈の原因である心臓壁の異常な部位を探して、その部位を高周波電流で焼灼する治療法。
*2　心タンポナーデにより心臓の拡張が障害された状態。

046　◆　CASE 5

に対して，心タンポナーデの治療として，心囊ドレナージ及び損傷部縫合のために開胸手術が必要であり，その際に輸血が不可欠である旨を説明したところ，長男は再度輸血を拒否したが，術中の患者の出血は体内に戻してよいと回答した。心臓外科医は長男に対して，術中に輸血ができないため，手術のリスクはかなり高くなると説明し，同人の同意を得た。長男は患者の夫に対して，電話で事情を説明して，患者の意思を尊重するとの回答を得て，担当医に伝えていた。

16：00 頃の血圧は 62/42 mmHg，心拍数は 78 回/min で，動脈血酸素飽和度の低下がみられたが，16：10 頃に回復した。患者の意識は手術室に移る段階でも清明であってコラプス[*2] は認められなかった。

16：20 頃，手術室にベッドのまま患者を移送し，モニター等を装着した。その頃の血圧は 66/27 mmHg，心拍数は 113 回/min であった。手術室で無輸血のまま緊急開胸手術が開始された。手術では右心耳基部の右心房前面に 3～4 mm の穿孔が確認された。その縫合が行われたが，心タンポナーデ解除の際に内圧差が生じたためか穿孔部がさらに拡大し，大量出血が生じ，患者は出血多量のために死亡した。

患者の夫および長女は債務不履行または不法行為があったと担当医と A 病院に損害賠償請求を行った。

主たる争点

①カテーテルアブレーション治療の適応

患者側の主張：患者の心房粗動は，直ちにカテーテルアブレーションの適応であったということはできず，当面は，レートコントロールを行うことが必要であり，それで十分であり，それが困難な場合に初めて洞調律に戻す薬理学的方法もしくは非薬理学的方法（電気ショック，高頻度心房ペーシングもしくはカテーテルアブレーション）を試みるべきであった。

病院側の主張：カテーテルアブレーションを実施した理由は，1 回目の電気生理学的検査において，心房粗動が誘発されたことから，患者の症状に心房粗動も関与している可能性を考え，その再発を防ぐことにあった。さらに，患者の心房粗動を放置した場合，ペースメーカ植込み後に心房粗動が発生すれば，薬物治療では対応できないし，カテーテルアブレーションを行う場合には，カテーテル断線，コンピュータの誤作動の危険性により，カテーテル操作の煩雑さが増すなど危険性が高まるなどの技術的な問題が生じることから，患者に対するカテーテルアブレーションの実施を予定した。

②説明義務違反

患者側の主張：担当医は患者に対して，カテーテルアブレーションによって出血を生じる確率がさほど小さいものでないこと，その場合には輸血をしなければ死に至る危険性があること，輸血が必要となった場面においてどのような方法で出血後の生命・身体の安全を確保するのか，カテーテルアブレーションを選択せずに他の治療方法はないのか，その方法による場合のリスク，カテーテルアブレーション

を選択した場合に出血後の生命・身体の安全を確保してもなお，重篤な状態や死亡に至る程度を説明すべきであった。

　　病院側の主張：患者の宗教的輸血拒否を前提に，電気生理学的検査を含め，カテーテルアブレーションの必要性や致死的な危険があることなどの必要な説明は繰り返し十分に行ったし，患者及びその家族も，輸血を必要とする場面があることを理解した上で，同意している。

③損害賠償請求権の放棄

　　病院側の主張：患者は輸血謝絶兼免責証書で，輸血を要する事態になった原因は問わず「私が血を拒んだことによって生じるかも知れない死亡その他のいかなる損害に対しても」医療関係者の責任を問わず，その指示は遺族らに対しても拘束力を有することを確認している。したがって，担当医の輸血拒否の受入を最終的に承諾した遺族らが，事前に明確に放棄した本件のような損害賠償請求を行うのは背信的であるから，損害賠償請求権を放棄していたというべきである。

　　患者側の主張：A病院が患者に対して輸血を実施しなかったことを過失として主張しているわけでない。「輸血以外の十分な治療を施された」ことを前提として，病院関係者の責任を問わないこととしたに過ぎないから，損害賠償請求権の放棄という論理も通用しない。

裁判結果

①カテーテルアブレーションが標準治療とは認められないが，違法でもないとされた。
②説明義務違反は認められた。
③損害賠償請求権の放棄は認められなかった。

判決文抜粋

患者が輸血を拒否していることから，死亡に至る危険性は通常の患者に比べて高いことからすれば，治療を実施しようとする担当医は，標準的治療に該当する治療行為を実施する場合や輸血拒否といった特殊事情のない場合に比して，より詳細かつ正確に治療の必要性，有効性及び安全性について，患者に対する説明を行って，患者の理解及び同意を得る必要があったというべきである。

　　担当医の過失は，患者が自己の疾患について正確な説明を受けた上で，本件治療の他に採り得る有力な治療方針を選択し得る機会を奪ったというものであって，この過失は，患者が治療を選択することの決意に影響を与えたことは明らかである。

---

*3　患者が生命の危機に陥り輸血以外に救命手段がない場合でも，輸血を施行しない。
*4　公序良俗違反（民法第90条）：公の秩序，善良の風俗を合わせた略語。国家社会の普遍的道徳観を意味するもので，法律には違反していなくとも，常識や社会的妥当性や相当性に反するものは違法となる。
*5　患者が生命の危機に陥って，輸血以外に救命手段がない場合には，輸血を施行する。

このような事情も考慮すれば，本件輸血謝絶兼免責証書によって，患者が過失に基づく損害賠償請求権までも放棄したものとみることはできない。

◆　◆　◆

なお，本件では，争点①にあるように，患者に対するカテーテルアブレーションの適応にはじまり，ペースメーカ植込みを優先させる必要性，急変時の心嚢穿刺施行の是非などについてかなり白熱した論戦が展開されているが，紙面の都合により割愛した。

解説

最高裁により，患者の合意なき輸血は不法行為とされた

本件は，宗教的理由で輸血を拒否している患者への対応がいかに難しいかを示している。この問題は，長年にわたり，医療と司法の両面からさまざまな議論がなされてきた。そして2000年に最高裁は，「例え患者の生命を救う目的であっても，患者との合意なき輸血は，患者の人格権侵害を理由とする不法行為責任（慰謝料請求権）が成立することを認める」と，絶対的無輸血*3 の合意は有効との判決（MEMO 1）[1]を出した。この判断は，当時の多くの医療者に衝撃を与えた[2]。

それ以前は，輸血拒否の意思を示した免責証書を提出した患者の同意を得ないまま，相対的無輸血*5 を行って救命したとの報告もあったが[3]，この最高裁判決で，患者の同意なき輸血は救命目的であっても損害賠償支払いの対象となることを医療者は認識した。その翌年に本件は起きている。

本件でも説明義務違反が認められた

裁判官は，患者に対するカテーテルアブレーションの施行は間違いではないが，客観的にみれば標準的治療に該当するといえないと断定し，

「緊急時にも輸血をしないということは，医療を受ける患者の危険性は通常よりも高くなるので，本件治療の必要性，安全性について，通常よりもより詳細に説明して，患者の理解及び，同意を得る必要があった」とした。通常でも，宗教的理由から輸血を拒否する患者への説明に要する時間は，ほかの患者と比較してかなり長くなる。本件でも，時間をかけての説明があったようだが，なおいっそうの説明義務を病院側に強いた判決である。どうも最近は，医師の説明義務違反を安易に認める裁判官が増えたように感じる（COLUMN）[4]。このような判決がなされ

> **MEMO 1**
>
> #### 2000年の最高裁判決
>
> ✎
>
> 絶対的無輸血の固い意思を有する肝臓がん患者に対して，医師は，病院が相対的無輸血の方針をとっていることを説明しないで入院させ，手術を開始した。術中に出血量が2245 mLに達したために，救命目的で1200 mLの緊急輸血を行った。患者は退院後に輸血の事実を知らされて，担当医師と病院の監督権がある国を訴えた。1審では絶対的無輸血は公序良俗に反する*4 として患者側の請求を却下したが，2審および最高裁では，病院が相対的無輸血の方針であることについて患者に対する説明を怠ったとして，医師の説明義務違反を認めた[1]。

COLUMN

説明義務違反の暴走[4]

本書で取り上げる医療訴訟において，しばしば最終的には説明義務違反が病院側の過失として認められている。このことに，違和感を覚える医療関係者は少なくはないだろう。「現在の医療裁判で論じられる説明義務は一般常識を超越して異様な怪物として肥大化している」との意見もあるように[4]，最近は患者の自己決定権が重視されていることに加え，「病院側に診療上の過失がなかった場合には，患者救済のために説明義務違反はなるべく認める」との暗黙の了解があるようにも考えられる。

本件もそうだが，超多忙な臨床現場では"きわめてまれな合併症や副作用"について，医師から十分な時間を割いての説明は非現実的である。よって，そのまれな合併症や副作用が発生し，その対応がうまくいかずに医療訴訟になった場合は，以前はかなり高い確率で医師の説明義務違反になると覚悟せざるを得なかった。しかしながら，最近の医療裁判では，発生確率の高いものは説明義務を肯定する方向に，低いものは否定する方向に，発生する合併症や副作用が重大であれば肯定する方向に，軽微であれば否定する方向に傾いているようである[5]。

るとしたら，医療者は，宗教的理由から輸血を拒否する患者に対応することを避けるのではないだろうか[6]。

本件で緊急開胸手術の麻酔を担当した麻酔科医は，輸血ができないことについてどのような葛藤があったか，今回参考とした資料では知ることはできない。患者側からは「輸血による循環動態の確保が不可能であるから，全身麻酔による危険性は相当高いものであると推定される」との主張がなされている。2審では「輸血に関与した麻酔科医に相対的無輸血の説明義務を認めることは，外科医と麻酔科医の役割分担を前提とする病院組織の場合は，病院全体の効率的な運営を妨げるおそれがあって相当でない」との判断が示されている[7]が，現在の麻酔科医の立場とは大きく異なるものであり，参考にならない。最近の傾向からして，麻酔科医にも説明義務が課されると考えるべきだろう。

輸血謝絶兼免責証書は何だったのか

病院側の「患者が輸血謝絶兼免責証書を提出しながら，損害賠償を請求するのは背信的である」との主張に対して裁判官は「輸血謝絶兼免責証書は心タンポナーデ治療における出血死の場面の過失判断の局面だけで影響するとし，説明義務違反という人格権（自己決定権を含む）侵害に対する訴訟の権利はこれを肯定できる」[6]とした。輸血謝絶兼免責証書にある「死亡その他のいかなる損害に対しても，医師，病院当局，並びに病院職員の方々の責任を問うことはありません」という内容は，説明義務違反による損害請求も含むと考えるのが当然であろう。「信義則に反する」[6]患者側からの提訴を知った担当医の心情は察して余りある。

さらに患者側からは，急変対応が遅れた過失があったとの主張もされた。通常であれば，躊躇することなく直ちに心囊穿刺あるいは開胸術

---

*6 患者側の総請求金額 37,210,932 円に対して，判決では 585 万円と大幅に減額した。

*7 信者である成人患者の「輸血拒否」vs. 非信者である両親の「子の生命健康を擁護する権利」は，患者の意思が優先されると判断された[13]。

が行われたはずである。患者と家族から輸血容認を得るための担当医の必死の努力が，結果的に貴重な時間をロスすることに至ったものである。裁判官は，輸血を行えば患者は助かった可能性があったことを認めているし，おそらく担当医がそうしなかった理由も十分に理解していた。そうであったので「患者の生命に対する危険が迫り，そのため迅速な処置が求められつつ，患者の宗教的信念に基づく輸血拒否により，輸血を実施することができないという，通常の医師が直面しない極めて特殊かつ異常な状況下にあったことを考慮すると，担当医の上記判断及び処置に違法があるというのは極めて酷な結果」として，損害賠償金額の算定に際して考慮すべき諸事情に含まれると，病院側に一定の配慮[*6]を示している。だとしても，病院側は絶対に控訴すべき疑問に満ちた判決が下されたと筆者は考えているが，なぜか本判決で結審となっている。

患者・家族の意思に従っても訴えられるのか

これまでも医療現場では，宗教的理由で輸血を拒否する患者と医療者の間で数々のトラブルがあった。知られているものをいくつか挙げると，① 10 歳の子が交通事故で病院に搬送されたが，両親は患児への輸血を宗教的理由から拒否し，患児は死亡[8]，②帝王切開中に大量出血が生じたが，患者は宗教的理由から輸血拒否の免責書を提出しており，輸血は行われず死亡[9]，③交通事故で内臓破裂となった 56 歳の女性が，搬送された病院で宗教的理由で輸血を拒否してそのまま当日に死亡[10]，④交通事故で胸骨骨折などを負った 54 歳の女性が，搬送された病院で宗教的理由で輸血を拒否して 4 日後に死亡[11]，などがある。いずれも輸血することなく患者は死亡しているが，その後に遺族から医療者が訴えられることはなかったし，刑事責任の確定にも至っていない。ではなぜ，本件は提訴された

のか？

本件の患者側とは，輸血謝絶兼免責証書に署名した夫と署名していない長女で，二人とも非信者である[12]。輸血謝絶兼免責証書に署名し，患者の急変時に最後まで付き添った長男は含まれていない。筆者は，長男は患者と同様の信者，あるいはそれに近い状況にあったと推測している。遺族が同じ宗教の信者である場合，患者の宗教的信条に基づき無輸血治療が行われれば，残念な結果だったとしても提訴する可能性は低い。しかし，遺族が非信者の場合，家族の死亡に対して何らかの不満が生じると，おおもとの宗教に配慮することなく，医療者を提訴する可能性があるということである[12]。よって宗教的理由で輸血を拒否する患者に対応するときは，家族の信仰状況についても前もって情報を得る必要があるのかもしれない。

ここでは詳しく取り上げないが，家族だからといって，同じ宗教の信者とは限らず，家族間の葛藤もしばしば問題になる[*7,13]。未成年患者に対して，たとえ両親が自分の子に対する輸血を拒否しても，必要であれば輸血を施行することが，最近は法的にも認められている（MEMO 2）[14]。

輸血を拒否する患者に対して，どのように対応したらよいのか

輸血謝絶兼免責証書の提出がなされたとしても，本件のように医療側より正確な説明を受けたうえでの免責証書の提出ではなかったと裁判官が判断し，機能しないこともあり得る。ならば，本件のような患者の診療を拒否することは可能であろうか？

医師法 19 条は「診療に従事する医師は，診療の求めがあった場合には，正当な理由がなければ，これを拒んではならない」としている。輸血拒否は正当な理由となるとの意見もあるが[15]，診療拒否ですべてが解決するものでもない。日本麻酔科学会も参加している「宗教的輸

宗教的理由による輸血拒否 051

> **MEMO 2**
>
> ### 信者の親が未成年の子に対する輸血を拒否する場合
>
> 本文で挙げた事案①では，輸血をしなかったことと患児の死亡との因果関係を調べるために行われた司法解剖や鑑定で「輸血をしても助かる見込みはなかった」との判断がなされ，両親に対する保護責任者遺棄罪や未必の故意による殺人罪，医師に対する業務上過失致死罪，医師法違反などの容疑はすべて追及されないこととなった。ただ，交通事故の加害者のみが業務上過失致死罪で起訴された。おそらく加害者は，たとえ司法解剖結果があったとしても，輸血さえ施行されていればとの思いはあったかもしれない。
>
> 最近の事案では，可及的速やかに手術をしなければ死亡する可能性がある乳児の両親が，手術の必要性は理解したものの宗教的理由から輸血に同意しなかった。病院の要請により児童相談所所長が親権喪失の仮処分を申立て，担当裁判官は「輸血に同意しないことが宗教的信念などに基づくものであっても，未成年者の生命に危険を生じさせる可能性が極めて高く，親権者らによる親権の行使が困難又は不適当であることにより子の利益を害することは明らか」として両親の親権停止を認めた[14]。

血拒否に関する合同委員会」によるガイドライン（表1）[16]は，患者の年齢によって対応を分け，しかも患者に対しても一定の配慮がなされている。法律による授権のない学会等によるガイドラインであるから，これに従うことに確固たる保証が与えられるわけではない[17]が，参考にすることは理にかなっているかもしれない。

前述の最高裁判決を受けて，絶対的無輸血で対応している医療機関も少なくはないようだが，生命維持のための輸血を行わなかった場合は，殺人罪または嘱託・同意殺人の罪責が成立する可能性があるので[12]，基本的には相対的無輸血での対応を選択すべきと考えられる。そのことを前もって患者やその家族に説明し同意を取得

するか，同意が得られない患者には転院を勧めることが現状では有効な対応法であろう[18]。もちろん，患者側は簡単に転院を受け入れない状況もあるだろうし，転院が不可能な状態で救急搬送されてきた患者や，家族不在の意識がない，または認知症の患者にはどう対応するか，などの問題は残り，最終的には各病院の個別の判断に委ねられる（MEMO 3）。

注意しなければならないのは，医師と患者との間で絶対的無輸血の同意が得られた場合でも，代用血漿製剤など輸血以外の十分な治療を施さなければ医療者の過失と判断される可能性があること，また絶対的無輸血による治療ができる体制が整備されていない（医療水準に達していない）状況で，その患者を安易に受け入れることは，新たな医療訴訟を生み出すことになるかもしれないということである[12]。

異論・暴論

かなり前の話である。当時，筆者が勤務していた病院の会議室で，ある宗教の代表者と病院関係者とで会合があった。いつものように「輸血を絶対に行わないとの約束では手術はできません」「命の保証がなくても輸血なしで手術をお願いします」との堂々巡りの不毛な議論を何時間も重ねた末に，その代表者が言った。「輸血されるということは犯された以上に私たちは辛い思いをすることなのです。あなたがたはその気持ちは全くおわかりにならないでしょう」。それまでと変わらず感情を出さず，穏やかな表情，穏やか口調であった。

すると突然，それまで終始沈黙を保っていた看護師長が，もう我慢できないという様子で感情をあらわにして言った。「あなた方は一方的にそう言いますが，私たちは人の命を救うために一生を医療に捧げているのです。目の前にいて，輸血をすれば助かる患者を，そのような治療を施すことなく見殺しにすることが，私たち

1）当事者が18歳以上で医療に関する判断能力がある場合 （なお，医療に関する判断能力は主治医を含めた複数の医師によって評価する）
（1）医療者が無輸血治療を最後まで貫く場合 　　当事者は，医療側に本人署名の「免責証明書」を提出する。 （2）医療側は無輸血治療が難しいと判断した場合 　　医療者は，当事者に早めに転院を勧告する。
2）当事者が18歳未満，または医療に関する判断能力がないと判断される場合
（1）当事者が15歳以上で医療に関する判断能力がある場合
①親権者は輸血を拒否するが，当事者が輸血を希望する場合 　当事者は輸血同意書を提出する。 ②親権者は輸血を希望するが，当事者が輸血を拒否する場合 　医療側はなるべく無輸血治療を行うが，最終的に必要な場合には輸血を行う。親権者から輸血同意書を提出してもらう。 ③親権者と当事者の両者が輸血を拒否する場合 　18歳以上に準じる。
（2）親権者が拒否するが，当事者が15歳未満，または医療に関する判断能力がない場合
①親権者の双方が拒否する場合 　医療側は，親権者の理解を得られるように努力し，なるべく無輸血治療を行うが，最終的に輸血が必要になれば，輸血を行う。親権者の同意が全く得られず，むしろ治療行為が阻害されるような状況においては，児童相談所に虐待通告し，児童相談所で一時保護の上，児童相談所から親権喪失を申し立て，あわせて親権者の職務停止の処分を受け，親権代行者の同意により輸血を行う。 ②親権者の一方が輸血に同意し，他方が拒否する場合 　親権者の双方の同意を得るように努力するが，緊急を要する場合などには，輸血を希望する親権者の同意に基づいて輸血を行う。

表1　宗教的輸血拒否に関するガイドライン（文献16より）

医療者にどれほどの精神的苦痛を与えるか，あなた方は一瞬でも考えたことがあるのですか。自分たちさえ天国に行ければ，周囲の人間の苦痛など全く意にも介さないとの考えを平然と主張する，そんなものは，私は絶対に宗教として認めないし，議論すること自体を拒否します」。対面に座っていたその代表者の顔色は明らかに変わり，それまでの饒舌も止まり，長い沈黙になった。

　信者が，同意がないまま輸血をされ，輸血後にそのことを悲観して自殺を図った場合に，輸血の実施と患者の自殺による死亡との間に因果関係が認定されれば，信頼利益だけでなく莫大な遺失利益まで病院・医師に請求される可能性があるとの意見[9]もある。ならば聞きたい。輸血をすれば助けることができた命を目の前で失った後悔の念で医療関係者が自殺した場合，誰に，どのような法的判断がくだされるのか？

　本件でも病院側は"殉教的自殺"と表現して

> **MEMO3**
>
> ### 宗教的理由で輸血を拒否して死亡した交通事故の被害者（患者）に対する加害者の過失割合
>
> 交通事故の被害者である患者が，輸血を必要とする緊急手術を拒否して最終的に死亡した。裁判官は，患者の信仰の自由は最大限尊重すべきであるが，その結果，生じたすべての不利益を加害者に負担させることは，損害の公平な分担の見地から相当でないとして過失相殺がなされるべきであるとした。

いるように，自殺教唆や幇助と取り扱われかねない医療を施行しなければならない精神的苦痛は計り知れない。

　輸血にも多くはないがさまざまな副作用があり，宗教的理由以外でも輸血を拒否する患者はいる。宗教的信念に基づかない意思決定は受け入れる必要なしとの考えが主流[13]だが，では，

いかなる宗教，例えば "カルト" とされているものまで医療者は受け入れなければならないのであろうか？

本件から学び取れること

宗教的理由で輸血を拒否している患者に対しては，医師は通常の患者以上の説明義務を負わなければならず，慎重な対応が必要である。

たとえ輸血謝絶兼免責証書が患者側から提出されたとしても，信者ではない家族から訴えられる可能性があることにも注意を払うべきである。患者が輸血は一切受けないか，血球以外は受けるのか，自己血や回収血あるいは希釈式はどうかなどの情報以外に，家族の信仰状況も把握しておく必要がある。基本的には "相対的無輸血" に同意する患者に対してのみ医療を行うしかないが，そのような患者は輸血以外の医療は認めており，決して生きることを否定しているわけではなく，患者の生命が脅かされた場合には，医療者は輸血以外のあらゆる手段を用いて救命に全力を尽くさなければならないことも理解すべきである。

文 献

1. 平成 12 年 2 月 29 日/最高裁判所第三小法廷/平成 10 年（オ）第 1081 号/平成 10 年（オ）第 1082 号
2. 阿部文明，野中明彦．エホバの証人に対する輸血に関する判決文精読による一考察．日臨麻会誌 2006；26：722-6.
3. 濱島高志，池田栄人，上島康生ほか．交通事故の被害者で大量出血したエホバの証人の信者に対して輸血を施行した 1 例．日救急医会誌 2001；12：59-62.
4. 田邉 昇．説明義務の暴走．外科治療 2008；98：87-94.
5. 大島眞一．まれでも重大な副作用・合併症をどこまで説明？日経メディカル Online 記事．2018 年 12 月 26 日．《https://medical.nikkeibp.co.jp/leaf/mem/pub/clinic/saibankan/201812/559150.html》（2019 年 4 月 12 日閲覧）
6. 塚本泰司．判決紹介 エホバの証人における輸血謝絶兼免責証書の有効性．医事法学 2007；22：124-9.
7. 平成 10 年 2 月 9 日/東京高等裁判所/平成 9 年（ネ）第 1343 号
8. 大泉実成．少年は「生きたい」と叫んだか―検証「エホバの証人・輸血拒否」事件．朝日ジャーナル 1988；30（49）：41-5.
9. エホバの証人 手術中に大量失血，輸血受けず死亡/大阪．毎日新聞記事．2007 年 6 月 19 日．
10. 輸血拒否死の責任問えぬ 運転者を傷害罪で起訴．朝日新聞記事．昭和 60（1985）年 12 月 4 日．
11. 輸血を拒み主婦が死亡．朝日新聞記事．昭和 62（1987）年 1 月 16 日．
12. 飯島祥彦．宗教的信条に基づく輸血拒否において生じる法的問題の検討．臨床倫理 2014；2：46-55.
13. 昭和 60 年 12 月 2 日/大分地方裁判所/昭和 60 年（ヨ）第 169 号
14. 平成 27 年 4 月 14 日審判/東京家庭裁判所/平成 27 年（家ロ）第 5103 号
15. 平野 武．東大医科研附属病院輸血事件についての意見：患者の信仰と自己決定権．龍谷法学 1998；30：223-39.
16. 日本麻酔科学会 宗教的輸血拒否に関する合同委員会．宗教的輸血拒否に関するガイドライン．2008 年 2 月 28 日．《www.anesth.or.jp/guide/pdf/guideline.pdf》（2019 年 4 月 12 日閲覧）
17. 加藤 穣．エホバの証人による輸血拒否の理由が宗教的とされることの含蓄．医哲学医倫理 2012；30：63-7.
18. 瀬尾憲正．「絶対的無輸血」から「相対的無輸血」へ．日臨麻会誌 2008；28：498-512.
19. 平成 28 年 12 月 21 日/名古屋地方裁判所/平成 26 年（ワ）第 4599 号

◆ CASE 6 ◆◆◆◆◆◆◆◆◆◆◆◆◆◆◆◆◆◆◆◆◆◆◆◆◆◆◆◆◆◆

脊髄くも膜下麻酔施行直後に2分間隔で血圧を測定しなかった
能書の記載と医療慣行の不一致

取り上げる判例

平成8年1月23日
最高裁判所第三小法廷
平成4年（オ）第251号
損害賠償請求上告事件

キーワード

脊髄くも膜下麻酔
能書（添付文書）
血圧測定間隔
ペルカミンS

Summary

7歳の男児の急性虫垂炎に対して，脊髄くも膜下麻酔で手術中，患児は急変し，懸命の治療にもかかわらず，最終的に患児は脳機能低下症となった。脊髄くも膜下麻酔に使用した局所麻酔薬の能書（添付文書）に記載されていた"血圧対策"に従わず，施行直後2分ごとの血圧測定を行わなかった病院の過失と患児の後遺障害との間に因果関係があるとされた。

請求額

98,384,264円

妥結額

原判決の病院長と医師らに関する部分を破棄し，高裁差し戻し
その他の上告棄却

経過[1,2]（見出しは筆者による）

腹痛を訴える患児が救急搬送された

1974（昭和49）年9月25日00：30頃，7歳5か月の男児が腹痛と発熱を訴えて救急車で当該病院に搬送され，当直医Aの診察を受け，経過観察のために入院となった。

同日の15：40頃までに，外科医Bが診察し，化膿性ないし壊疽性虫垂炎で，虫垂切除手術が必要と診断された。患児の両親と病院との間で，虫垂切除術及びこれに付帯する医療処置を目的とする診療契約が締結され，B医師によって手術が実施されることになった。

脊髄くも膜下麻酔が施行され，手術が開始された

16：25頃，B医師は介助者として看護師C，D（師長），Eの3名と，連絡係看護補助者として看護師Fを配置し，患児を手術室に入室させた。偶発症に備えて血管を確保し，糖質輸液を開始した。16：28時点の患児の血圧は112/68 mmHg，脈拍は78回/minであった。B医師は脊髄くも膜下麻酔を実施した。16：32頃，第3/4腰椎間に針を刺入し，0.3％ペルカミンS®〔ジブカイ

ン塩酸塩*1〕1.2 mL を約5秒かけて髄腔内に注入した。髄液腔内で薬液を限局させるために約1分間，患児を右側臥位の状態にとどめたのち，仰臥位にさせた。16：35時の患児の血圧は124/70 mmHg，脈拍は84回/min であった。B医師は腹部を消毒し，注射針で皮膚を刺して麻酔高（剣状突起の下2～3 cm のところ）を確認した後，16：40 に執刀を開始した。この時点の患児の血圧は122/72 mmHg，脈拍は78回/min であった。B医師は，看護師Cに，患児の脈拍を絶えずとり血圧を5分ごとに測定して報告すること，看護師Dに，患児の顔面等の監視をすることを指示した。

B医師はMcBurney の切開方法により開腹した後，腹膜を切開し，大網を頭側に押しやり，虫垂を切除しようとしたが，虫垂の先端は後腹膜に癒着して遊離不能であったため，逆行性の切除方法を採ることにした。

● 患児が急に不快を訴え，その後に急変した

16：44 または45頃，B医師はペアン鉗子で患児の虫垂根部を挟み，腹膜あたりまで牽引したとき，急に患児が「気持ちが悪い」と悪心を訴え，それとほぼ同時に看護師Cが「脈拍が遅く弱くなった」ことを報告した。そこでB医師は虫垂根部をペアン鉗子で挟んだまま手を離し，「どうしたぼく，ぼくどうした」と患児に声をかけたが，返答はなく，患児の顔面は蒼白で唇にはチアノーゼ様のものが認められ，呼吸はやや浅い状態で意識はなかった。この時点で看護師Cから，血圧は触診で最高50 mmHg であるとの報告があった。16：45頃，手術は中止された。

● 患児は自発呼吸困難，一時心停止となった

B医師は看護師Eに傷口をガーゼで保護するように指示し，自ら手術台を操作して患児をTrendelenburg 位に変えながら，看護補助者Fを大声で呼び，外科医G（外科部長）及び外科医Hに「患児の容態が急変したのですぐに来て欲しい」と電話で連絡するように指示し，患児をTrendelenburg 位にした後，閉鎖循環式麻酔器により強制人工呼吸を操作し，左手で患児の気道を確保しながら酸素マスクが顔面に密着するように押し付け，酸素流量を4L/min に調節した。右手でバッグを握縮加圧して，患児の自発呼吸に合わせて気管内に酸素を圧入したが，次第にバッグの加圧に抵抗が生じ，酸素の入りが悪くなった。B医師は，この操作を行いながら看護師Cに指示して，昇圧薬メキサン〔メトキサミン塩酸塩（選択的 α 1刺激薬）*2〕1アンプルを点滴の三方活栓から急速に静注させた。また，看護師Dに指示してカルジオスコープの電極をセットさせ，心電図モニターによる監視を開始させた。モニターの波形はかなり不規則で，心室性期外収縮が見られ，低電位であったが，心室細動はなかった。患児の自発呼吸は漸次なくなっていった。

外科部長のG医師は看護補助者Fからの電話連絡で直ちに手術室に駆け付けた（16：46頃）。この時点で，患児の自発呼吸はほとんどなく，モニターの波形は不規則，低電位であり，心室細動に移行する前段階の状態を呈していた。G医師はB医師から状況の報告を受けた後，看護師Cに副腎皮質ホルモン剤ソル・コーテフ100 mg の急速静注とノルアドレナリン1アンプルの点滴内混注を指示し，自らは経胸壁心臓マッサージを実施した。

G医師が到着して約1分後にH医師も到着し，緊急処置に加わった。H医師は，B医師からバッグの加圧に抵抗があることを聞き，気管

---

*1　2015年に販売中止。
*2　2008年に販売中止。

挿管を実施し，B医師と呼吸管理を交代した。B医師はG医師と交代して心マッサージを行った。しかし，患児は16：47または48頃，心停止の状態に陥った。

G医師は再びB医師と交代し，心マッサージを行うとともに，直接心臓腔内にノルアドレナリン1アンプルを注射した。またH医師が酸素の送入に苦労しているのを見て，聴診器で患児の肺を聴診したところ，喘息様の音が聴かれたので気管支痙攣によるものと判断し，気管支拡張のため，看護師Cにアドレナリン1/2アンプルの右上膊部筋注を指示した。アドレナリン筋注後から患児の顔面色調は回復し，強制呼吸の抵抗も減少してきた。

🔴 患児のバイタルは回復したが…

16：55少し前に患児の心拍動が戻り，間もなく自発呼吸も徐々に回復し，16：55の血圧は90/58 mmHg，脈拍は120回/minとなり，以後は血圧，脈拍とも安定したが，患児の意識は回復しなかった。

17：20，B医師は本件手術を再開し，虫垂を逆行性に切除した。虫垂は先端が根部の倍くらいに腫れており，色は赤黒く，先端付近に膿苔が付着して化膿性虫垂炎の症状を呈していた。17：42に手術は終了した。

その後，患児は複数の病院に入院して治療を受け，1975（昭和50）年6月22日から自宅療養を続けているが，病態の改善は見られなかった。脳機能低下症のため肉親と他人の判別はつかず，手足は麻痺（両手の圧力はゼロ），頭部を支えられた状態のもとで首を回すことができるだけで，発作的にうなり声，泣き声を発し，発語は一切なく，小便は失禁状態，大便は浣腸のみで排便し，固形物の摂取は不可能で，半流動食を長時間かけて口の中に運んでやらねばならない状態であり，将来にわたりこの状態は継続する見込みである。

主たる争点

患児に生じた後遺症の原因：B医師の過失の有無

　患児側の主張：0.3％ペルカミンSの能書（添付文書）には脊麻剤注入前に1回，注入後は10～15分まで2分間隔に血圧を測定すべきことが記載されているのに，B医師は看護師Cに5分間隔で血圧を測定するように指示したため，患児の急変に気付くのが遅れた。

　病院側の主張：当時，脊髄くも膜下麻酔時の血圧については少なくとも5分間隔で測るというのが一般開業医の常識であった。前記0.3％ペルカミンSの能書（添付文書）は広く外科医に行きわたらず，その常識となっていなかった。

裁判経過[1〜3]

第一審（名古屋地方裁判所）昭和60（1985）年5月17日
後遺症の原因は，迷走神経反射もしくはアナフィラキシーショックのいずれかまたは双方が発端となり心停止が起こり，これらを事前に予測することは不可能であるから，B医師に何ら注意義務違反はないとした。

第二審（名古屋高等裁判所：原審）平成 3（1991）年 10 月 31 日

心停止の原因を低血圧状態で生じた迷走神経反射とし，能書（添付文書）に脊髄くも膜下麻酔施行後 2 分間隔の血圧測定が指示されていたのにもかかわらず看護師 C に 5 分間隔の血圧測定の指示をした B 医師に管理・監視義務を怠った過失があるとしたが，当該義務違反と本症後遺症との間に因果関係がないとして，B 医師の責任を否定した。

第三審（最高裁判所）平成 8（1996）年 1 月 23 日

能書（添付文書）に記載された注意事項に従わず，2 分間隔の血圧測定を看護師 C に指示しなかった過失があるべきで，B 医師の過失と患児の脳機能低下症発症との間の因果関係はあるとして審理を名古屋高裁に差し戻した。

…

本件は差し戻し後の平成 8（1996）年 7 月 1 日，名古屋高裁において和解が成立した。

判決文抜粋

<u>医師が医薬品を使用するに当たって右文章[*3] に記載された使用上の注意事項に従わず，それによって医療事故が発生した場合には，これに従わなかったことにつき特段の合理的理由がない限り，当該医師の過失が推定されうるものというべきである。</u>昭和 49 年当時であっても，本件麻酔剤を使用する医師は，一般にその能書（添付文書）に記載された 2 分間隔での血圧測定を実施する注意義務があったというべきであり，仮に当時の一般開業医がこれに記載された注意事項を守らず，血圧の測定は 5 分間隔で行うのを常識とし，そのように実践していたとしても，それは平均的医師が現に行っていた当時の医療慣行であるというにすぎず，これに従った医療行為を行ったというだけでは，医療機関に要求される医療水準に基づいた注意義務を尽くしたものということはできない。

解説

本件は，麻酔に関係する医事紛争での初めての最高裁判決であり，麻酔科医のみならず日本の医療および司法関係者の多くが注目した。最高裁が医事紛争における能書（添付文書）と医師の注意義務違反との関係を明確にしたものとして，事案から半世紀近く経った現在でも，数多くの論文や書籍で取り上げられている。

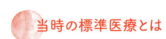

当時の標準医療とは

7 歳 5 か月の男児に対して，外科医が一人で，最初は心電図モニタリングもなく，血圧と心拍

---
*3 添付文書（能書）を指す。

数測定を看護師に指示して，脊髄くも膜下麻酔と手術を行ったことに違和感を覚える若い麻酔科医は少なくはないだろう。しかし筆者には，その当時は標準的な医療の一つであったという記憶がある。実際に第二審（平成3年）でも，心電図モニター装着をしていなかったことの過失があるとの患児側の主張に対して「心電図モニターを装着しないのが当時の第一線医療の現実」と判断している[1]。最近は乳幼児に対する全身麻酔の神経発達への影響を考慮して，脊髄くも膜下麻酔の再評価が高まっている[4]。

当時は，酸素投与や血管確保なども保険診療上の制約で行われなかった症例もあり，特に昭和50年代前後には，脊髄くも膜下麻酔に関係する重篤な後遺障害や死亡例について，多くの医療訴訟が認められる[3]。その因果関係について，施行方法，術前・術中・術後管理，急変時の対応など，さまざまな争点で裁判が行われているが，そのまとめとなる判例は別の回で紹介する。今回は，能書（添付文書）と医療慣行に焦点を絞り解説する。

血圧測定の間隔について

実は，0.3％ペルカミンSの能書（添付文書）の血圧測定間隔は，本事案発生の2年前に初めて記載された（MEMO 1）。東京逓信病院の外科医であった北原は，脊髄くも膜下麻酔後15分までは血圧下降を伴ういわゆる脊髄くも膜下麻酔ショックが発生する危険性が高いため，その間は"頻回に"血圧測定をすることを著書，論文，講演らで提唱していた[5]。"頻回"とは何分間隔か，については必ずしも一致した認識はなかったが，同医師の強い要望により，昭和47年から0.3％ペルカミンSの能書（添付文書）に「脊麻剤注入前に1回，注入後は10～15分まで2分間隔に血圧を測定」との文言が注意事項として記載された。この血圧測定間隔は，現在でいう"医学的に明確な証拠"にもとづいたもので

MEMO 1

0.3％ペルカミンS（ジブカイン塩酸塩）の能書（添付文書）にある「血圧対策」（昭和49年当時から抜粋）

脊麻開始前より点滴静脈内輸液を開始して，血管の確保をしておく。血圧下降が起こってからでは静脈穿刺が比較にならぬほど困難になる。脊麻剤注入前に1回，注入後は10～15分まで2分間隔に血圧を測定し，下降の兆候を認めたらエフェドリン20mg又はカルニゲン1mLを輸液管を通じて緩徐に静注する。血圧はこれで通常直ちに回復するが，さらに下降するようなら等量を反復静注し，必要に応じネオシネジン，ノルアドレナリン，メキサン等の強力な血管収縮剤を使用する。

MEMO 2

マーカイン注脊麻用0.5％等比重／マーカイン注脊麻用0.5％高比重の能書（添付文書）

麻酔中は，連続的にバイタルサイン（血圧，心拍数，呼吸数等）及び動脈血酸素飽和度の測定（パルスオキシメーター等）を行うとともに，患者の全身状態の観察を十分に行い，さらに手術が終了しても麻酔が完全に消失するまでバイタルサイン及び患者の全身状態の観察を必要に応じて頻回に行うこと。異常が認められた場合は適切な処置を行うこと。

はなかったであろうが，当時の脊髄くも膜下麻酔に関係する事故の多さに，当時の厚生省も何らかの対策を施す必要があったので加えられたと推測される。

ちなみに，現在，最も臨床で使用されている脊髄くも膜下麻酔用局所麻酔薬である0.5％ブピバカインの能書（添付文書）には，バイタルサインに関して"連続的""頻回"として，具体的数値の記載はない（MEMO 2）[6]。これは，人により受け取り方が微妙に異なる表現である。また，日本麻酔科学会による「安全な麻酔のた

> ### MEMO 3
>
> #### 医療慣行≠医療水準
>
> 🖊
>
> 本件で最高裁が「医療慣行≠医療水準」との判断を下して以降，患者側弁護士の新たな戦術として，被告である医師から「私は今まで同じことを長年実施して，何も問題はなかった」や「この同じことは他の医療機関でも行っている」との"あたかも本件について自分（医師）の行った医療は慣行であった"との証言を得られるように追い詰め，あるいは誘導する作戦がしばしば行われるようになったと聞いたことがある。法廷で上記のような発言をする際は，くれぐれも注意されたい。

めのモニター指針」[7]では，全身麻酔，硬膜外麻酔および脊髄くも膜下麻酔を行うときに適用される「循環のチェックについて」では，「血圧測定は原則として5分間隔で測定し，必要ならば頻回に測定すること。観血式血圧測定は必要に応じて行う」とある。

慣行と能書（添付文書）が相反したとき

患児側は，当時の0.3％ペルカミンSの能書（添付文書）の注意書きを根拠に，脊髄くも膜下麻酔時に血圧を2分間隔で測定しなかった病院側に過失があると主張した[5]。病院側は脊髄くも膜下麻酔時における血圧測定は2分間隔ではなく5分間隔で測定するのが当時の医療慣行であったと反論した。この測定間隔については鑑定人（某医科大学の麻酔科教授）の意見も病院側の主張を支持するものであった[*4]。しかし最高裁は，医師が患者に医薬品を使用する場合，その方法が当時の医療慣行と能書（添付文書）が乖離しているならば，能書（添付文書）に従う注意義務があるとした。これ以来，日本の医事紛争における能書（添付文書）至上主義

の独り歩きが始まったといってもいいだろう。極端な言い方をすると，能書（添付文書）にあった脊髄くも膜下麻酔時の2分間隔での血圧測定が医学的に適切かは関係なく，その記載に従えば医師の注意義務は果たしたと判断されるとも言える。逆に，医薬品を使用された患者に何らかの不利益が生じた際に，医師が能書（添付文書）に従わなかった事実が認められた場合，臨床医学の観点から特定の処置の必要性を患者側が主張しなくても，また，裁判所がこれを論じなくても，医師の過失が肯定されることを意味したものである[8]。

行うべきは，医療慣行でなく医療水準に従った医療

さらに注目すべきは，最高裁は本件において，医療慣行と医療水準は必ずしも同じではないと明確に判断したことである。医療慣行とは，臨床の現場において，平均的医師の間で広く慣行的に行われている医療である[9]。医療水準とは，（異論はあるが）医療事故における医師の過失の有無を判断するための基準である[9]。

　本件の脊髄くも膜下麻酔後に5分間隔で血圧を測定するというのは，当時の多くの開業医が行っていた"医療慣行"であった。判決は，当時のこの医療慣行は医療水準とは認められないとした（MEMO 3）。

　では，能書（添付文書）が医療水準であろうか？　判決では「医薬品の添付文書（能書）の記載事項は，当該医薬品の危険性（副作用等）につき最も高度の情報を有している製造業者又は輸入販売業者が，投与を受ける患者の安全を確保するために，これを使用する医師等に対して必要な情報を提供する目的で記載するものであるから，医師が医薬品を使用するに当たって右文章に記載された使用上の注意事項に従わず，

---

*4　患児側は，鑑定人は昭和49年当時の一般開業医の実情を調査したことはなく，数多くの古い文献に照らしてその証言は信用できないと反論。原審では鑑定人の証言を採用しているが，最高裁では患児側の意見に配慮した判決文となっている。

それによって医療事故が発生した場合には，これに従わなかったことにつき特段の合理的理由がない限り，当該医師の過失が推定されるもの」として能書（添付文書）に従うことが医療水準と判断している。

　ただ，本件の後，必ずしも能書（添付文書）に従わなくてもよいとの判決がなされた事案[10,11]もある。これらは能書（添付文書）の禁忌事項に薬理学的根拠がないことや，禁忌であるが使用している医学文献があることを「特段の合理的理由」として，本件（最高裁判例）の枠組みのなかであっても医師の過失がないことを認定している[12]。そして「医薬品に対する評価は医学の進歩に伴い変わることがあり得るし，投与を受ける患者の個体差，病態の程度等は千差万別であるから，能書（添付文書）に記載された使用上の注意とは異なった取り扱いをすることに十分な合理的理由がある限り，具体的な医療環境，医療条件下では患者の生命を守るためにあえて危険を冒して治療行為を行うことが合理的措置として是認されるであろう」との意見もある[3]。

能書（添付文書）とどうつき合うか

2014年2月28日，某大学病院で手術を受けた2歳男児が，術後の集中治療室で，能書（添付文書）では「集中治療室での人工呼吸中小児への投与は禁忌」と記載されているプロポフォールを成人基準の2.5倍以上投与され，3日目に急性循環不全で死亡した。この治療にかかわった医療関係者が，本歴史的判決についてどれほど知っていたかは知る由もないが，現況では，前述のような"特段の理由"がない限り，医師の過失が認定される可能性は高いと考えたほうがよいようである。

　筆者はこのような事案が起こるたびに思うことがある。それはエフェドリン塩酸塩である。若い麻酔科医は驚くかもしれないが，エフェドリン塩酸塩が能書（添付文書）で正式に静注が認められてから，まだ年数はさほど経過していないのである。

　初期のエフェドリン塩酸塩の能書（添付文書）には「用法は主に皮下注」とあり，静注は

COLUMN

42年目の真実

再度，本件当時の0.3％ペルカミンSの能書（添付文書）の記載を確認しよう（MEMO 1）。「血圧下降が起こったらエフェドリン塩酸塩20 mgの緩徐静注」との記載がある。本件は患児側はその記載と鑑定人の意見を参考に，B医師が急変時にエフェドリン塩酸塩を使用せずメトキサミンを使用したことも過失と主張している[3]。もう読者は気がついただろう。当時（昭和49年）のエフェドリン塩酸塩の能書（添付文書）には，皮下注での用法しかなかったのである。つまり，当時の0.3％ペルカミンSの能書（添付文書）の記載，「血圧低下にはエフェドリン塩酸塩の静注」は，エフェドリン塩酸塩の能書（添付文書）と矛盾あるいは間違った記載である。

　本事案において0.3％ペルカミンSの能書（添付文書）に従い急変時にエフェドリン塩酸塩20 mgをもし静脈注していたら，明らかに過量投与であり，患児の状態はさらに悪化した可能性は高かった。エフェドリン塩酸塩は本件の争点ではなく，さほど大きな問題でなかったとの意見もあるだろう。しかし，日本の司法および医療関係者が注目し，20年以上の時間をかけてなされた最高裁での歴史的判決の根拠となったその能書（添付文書）の記載に，このような明らかな間違いがあったことが軽視あるいは見過ごされていたという事実。裁判とはそういうものとは理解しているが，それでも筆者は容易には納得できないのである。

脊髄くも膜下麻酔施行直後に2分間隔で血圧を測定しなかった　061

- 製薬会社が副作用被害について責任を問われないように過度に防衛的に記載されている
- 医薬品の承認段階の審査，治験に基づきデータを得られた疾患に対する適応についてのみ記載されているが，医師は，薬理作用から医薬品を判断するために，薬理作用があるから使用してもよいのではないかと医薬品使用の裁量を幅広く考える傾向にある
- 記載内容が硬直的であり，実態に合わない，真実でないあるいは妥当でない情報が記載されているものがある
- 抽象的・曖昧な記載が多い

表1　能書（添付文書）の問題点（文献11より）

認められていなかった[13]。しかしながら麻酔科医の多くは長年にわたり，患者に説明もせず，また承諾を得ないまま，エフェドリン塩酸塩を非常に有用な昇圧薬として脊髄くも膜下麻酔や全身麻酔の低血圧時に静注してきた。能書（添付文書）の記載と実際の臨床使用のギャップを是正するため，2001年12月7日に日本麻酔科学会からエフェドリン塩酸塩の「麻酔時の血圧降下」に対する静注の用法追加の申請が厚生労働省に提出され，2007年6月21日に正式に承認が得られた。新たな能書（添付文書）の用法として皮下注に静注が加えられ，今に至っている（COLUMN）。同時に「効能・効果」に"脊椎麻酔時の血圧降下"が"麻酔時の血圧降下"と改訂された。さらに"静脈内注射にあたっては，本剤1アンプル（40 mg/mL）を9 mLの生理食塩液と混合して計10 mL（4 mg/mL）とし，1回1〜2 mL（4〜8 mg）を投与する"と追記された。

ほかにも，脊髄くも膜下麻酔時の防腐剤含有ブピバカインの使用や，筋弛緩拮抗薬としてのネオスチグミンの静注など，麻酔科医は実に多くの医薬品の適応外使用を行ってきた[14]。筆者はそのような先達の行動は決して間違っていなかったと確信している。麻酔科医はこれらの事実を認識して，"プロポフォール事件"を今一度考えてもらいたい。

能書（添付文書）は以前からさまざまな問題点が指摘されている（表1）[15]。しかし，医師の過失の推認法理を適応するとき，能書（添付文書）の記載内容に依拠することは基本的に本件で確定した。医療者側は，記載内容を医学的に正確にするように製薬会社あるいは厚生労働省に働きかけ続けることが重要である[16]。

医療慣行の妥当性を裁判官が決められるのか？

医療慣行とは，本来は，合理的な根拠を有するがゆえに多くの医師の支持を得て慣行になるものであろうが，医師によって形成されるため自己保身に陥りやすい。なかには医学の進歩に伴う新しい知見の下で合理性を失うものもあれば，主に医療側の事情（医療スタッフの不足や経費節減など）を考慮して慣行となったものもあり得る。本件も，漠然たる医療慣行を厳しく判断したとして，画期的な判決[3]との評価（主に司法側）がある一方，この医療慣行が高度に専門的な性質を有するとき，司法が介入することが適切なのか，適切であるにしても"合理的な慣行"か"悪しき慣行"かを判別できるのかという問題が生じる。

「そもそも最高裁の判決は，医師の経験値の積み重ねである慣行より，文献などから製薬会社と厚生労働省ら素人判断で作り上げた"医療水準"が優越するという極めて質の低い判断基準を定立している。訴訟法上，医師の慣行に従った行為は，無過失を強く推定する事実と位置付けられるべきで，そのうえで能書（添付文書）は医師の慣行から無過失推定と判断されたものを否定する特段の理由の一資料として扱われるべきである」[17]，「すべての製薬会社が科学的に高度の知見に基づいて記載しているからであるとして，これに，医師に対する原則的な行動の基準性を与えることは，医療における適応判断における裁量性を無視し，医師に対しその記載を順守することを一義的に義務づけるものとして，著しく妥当性に欠ける」[18]，「無数の医師が

いくら知識と経験とを積み重ねてきた慣行を確立していても，患者に注射一本打ったことのない，風邪一人みたことがない裁判官が勝手に判断してもよいという暴論を展開した最高裁の悪魔の判決」[19]との少々過激な意見も含め，医療者側からの反発は少なくなく，非常に厳しい司法の判断として受け止められている。

れが置かれた厳しい状況を想像すると，とてもやりきれない思いである。

最近は，医療裁判にかかる審理期間はさまざまな努力により短縮されてはいるが，他の裁判と比較すると十分とは言えない。さらなる何らかの解決策を司法および医療関係者を中心に検討することが必要と考える。

異論・暴論

患児側からすれば，簡単と考えていた虫垂切除術がこれほど悲惨な結果になるとは予想外であったろう。また，病院側からすれば，決していい加減な医療をほどこしたわけでなく（少なくとも筆者はそう考える），術中の絶え間のない脈拍と顔面の監視を看護師に指示しており，ただ血圧測定間隔を5分と指示したことが過失になることに納得はいかなかっただろう。本事案の発生時から和解までは22年が経過しており，裁判官は，何とか患者救済ができないかと考えていたとの想像もできる。この約22年もの歳月，脳機能低下症と診断された患児およびその家族，そして当該医療関係者らのそれぞ

本件から学び取れること

医師による医薬品の使用は医師の裁量権に属する問題であるので，日本の法規上，能書（添付文書）に「従わなければならない」と定めた法律は存在しないとの考えもある[20]が，今のところ司法は，すべての医師が医薬品を使用する場合，能書（添付文書）の記載を厳格に順守することを要求している。それ以外の使用法を選択する場合は，"特段の事情"の合理性を明確に示して，当該施設の倫理委員会の認可を受けた後に，患者・家族に説明し，承諾を得なければならない。そのような手順を省いて，患者に何らかの不利益が生じた場合は，医師には厳しい判決がなされる可能性が高い。

文　献

1. 平成3年10月31日/名古屋高等裁判所/昭和60年（ネ）第362号
2. 昭和60年5月17日/名古屋地方裁判所/昭和50年（ワ）第1666号
3. 大橋 弘．医薬品の添付文書（能書）に記載された使用上の注意事項と医師の注意義務．In：法曹会編．最高裁判所判例解説 民事篇 平成8年度．東京：法曹会，1999：1-20.
4. Tirmizi H. Spinal anesthesia in infants：recent developments. Curr Opin Anaesthesiol 2015；28：333-8.
5. 北原哲夫．脊椎麻酔のコツ．東京：中外医学社，1968.
6. マーカイン注脊麻用0.5%等比重/マーカイン注脊麻用0.5%高比重添付文書．アストラゼネカ株式会社．2015年1月改訂（第9版）
7. 日本麻酔科学会．安全な麻酔のためのモニター指針．第3回改訂．2014年7月．《http://www.anesth.or.jp/guide/pdf/monitor3.pdf》（2019年4月12日閲覧）
8. 小谷昌子．医薬品添付文書と医師の注意義務−腰椎麻酔ショック．In：甲斐克則，手嶋 豊編．医事法判例百選．第2版．東京：有斐閣，2014：102-3.
9. 安田仁美．医療水準と医療慣行．In：福田剛久，髙橋 讓，中村也寸志編．医療訴訟 最新裁判実務体系2．東京：青林書院，2014：284-300.
10. 平成24年12月19日/大阪地方裁判所/平成22年（ワ）第15953号
11. 平成20年2月28日/東京地方裁判所/平成17年（ワ）第6023号
12. 梶谷 篤，浅田眞弓，岩井 完ほか．医療訴訟事例から学ぶ（84）−全医薬品の添付文書に記載された使用上の注意事項に従わなかったことにつき合理的な理由があるとして，当該医薬品を投与した医師等に過失があるとは推定することができないとした事例−．日外会誌 2015；116：181-2.
13. 塩酸エフェドリン．In：財団法人日本医薬情報センター編．日本医薬品集 医療薬．東京：薬業時報社，1974：87.

14. 一色 淳. 麻酔科関連薬剤の規定外使用の実状について. 麻酔 1998；47：S194-7.
15. 菅野雅之, 樺山倫尚. 添付文書. In：福田剛久, 高橋 譲, 中村也寸志編. 医療訴訟 最新裁判実務体系 2. 東京：青林書院, 2014：323-40.
16. 三上八郎. 添付文書の記載内容と関連する法的責任について教えてください. 治療 2012；94：722-5.
17. 田邉 昇. 添付文書上は禁忌でも医師の過失は認めず. In：日経メディカル編. 医療訴訟の「そこが知りたい」. 東京：日経 BP 社, 2010：111-5.
18. 最判と添付文書の意義. In：稲垣 喬. 医療関係訴訟の実務と方法. 東京：成文堂, 2009：160-4.
19. 田邉 昇. 外科医が知っておきたい法律の知識 添付文書至上主義から決別すべきである. 外科治療 2010；102：806-14.
20. 加藤 慎. 薬剤の規定外使用に関する法律的考察. 麻酔 1998；47：S198-S202.

◆ CASE 7 ◆◆◆◆◆◆◆◆◆◆◆◆◆◆◆◆◆◆◆◆◆

局所麻酔薬中毒
不可避の偶発症であるが，いかに予防し，いかに対応するかが重要

取り上げる判例

平成 1 年 1 月 20 日
静岡地方裁判所富士支部
昭和 60 年（ワ）第 187 号
損害賠償請求事件

キーワード

腕神経叢ブロック
全身痙攣
脂肪乳剤
小児
死亡

Summary

小児の前腕複雑骨折手術に対する腕神経叢ブロックを施行後に，局所麻酔薬中毒が発生し，その後に死亡したことについて，麻酔薬の投与量が過量であったこと，および全身痙攣後の処置について医師の過失が認められた。

請求額

原告ら（患者の家族）に対し，37,891,612 円

妥結額

原告らに対し，20,084,541 円

経過 （見出しは筆者による）

● 小学校で骨折し，外科医院に連れていかれた

11 歳の女児は，1985（昭和 60）年 6 月 15 日，15：30 頃，通学している小学校の教室において，友達と一緒に教室出入口の鴨居に両手を掛け，ぶら下って勢いをつけて後方に飛ぶ遊びをしていて後方に飛び降りた際，前のめりになり，床に手を突いたことにより左手首上方を骨折し，自分で音楽室まで歩いて行き，A 教諭に助けを求めたところ，同教諭は，直ちに自己の運転する自動車に患児を同乗させて校医である B 医師経営の A 外科医院へ患児を連れて行った。A

教諭が来院前に小児の患部を見た際，患部に出血は見られなかった。

B 医師（1987 年死亡）は，1962 年 7 月医師免許を取得し，1980 年 10 月から A 外科医院を開業していたものである。患児は，同日 16：00 前頃，A 外科医院に到着した。来院した当時の患児は，しばしば大声で「痛いよう」と言って激しい疼痛を訴えていたが，会話の応答は正確で，取り乱して泣き叫ぶということはなく，顔面も蒼白ではなかった。B 医師が A 教諭に対して患児の受傷状況を尋ねたところ，同教諭から，「どこか高いところから落ちた」との説明を受けたが，それ以上の具体的な説明は聞かなかった。

局所麻酔薬中毒 ◆ 065

左前腕複雑骨折と診断され，応急処置ののち，保護者の到着を待った

来院した当時の患児の患部は，左手首がだらんと屈曲し，左手首が横から上に反るような状態で，素人目に見ても一見して骨折と分かるものであり，患部の周囲は血腫で腫脹があり，手指の循環不全が軽度あった。患児を診察したB医師は，患児の保護者の来院前であったが，取りあえず応急処置をすることにし，まず1階X線撮影室に患児を連れて行き，正面方向から左手首付近患部のX線写真を四つ切りの大きさで1枚撮影し，すぐその結果を調べたところ，橈骨と尺骨が2本とも骨端で完全骨折し，いずれも数ミリメートルほど左右にずれを生じ，転位していることが分かり，左前腕複雑骨折と診断した。B医師は，本来であれば，正面方向からのほか，側面等の方向からもX線撮影をすべきものであると考えていたが，患児が泣いていて余裕がなかったので，正面方向以外からのX線撮影をしなかった。また，A教諭からは頭部を打ったようなことを聞いていなかったので頭部X線写真の撮影をしなかった。

次いで，B医師は，患児を外来診察室の診察台上に横にさせ，看護師に指示して鎮痛薬ペンタゾシン15mgを筋注させたうえ，除痛薬ジクロフェナクナトリウム25mg2錠を服用させて応急処置をなし，包帯をしないで患児の保護者の到着をまった。そうするうち，患児のクラス担任のC教諭が同日16：20前後頃に駆けつけ，その後，患児の母親が同日16：40前後頃に到着した。母親は，C教諭と一緒に外来診察室に入って患児に会い，むき出しになっていた患児の左手首付近を見たところ，手の甲が「くの字」に曲っているような状態であったが，出血は見られず，C教諭が患部を見たときも出血は見られなかった。母親らが入室していた当時の患児は，診察台上に横になっていたが，母親やC教諭らと夏に予定されていた学校行事の林間学校のことなどについて普通の会話を交わしたりして意識は正常であり，顔色も普通であった。

徒手整復ではなく手術をすることになった

B医師は，X線写真の結果等から，患児の患部の屈曲が顕著で，骨折の転位が著明であり，骨折した骨が血管その他を傷つけるおそれがあるとともに徒手整復によっては脂肪塞栓を発症させるおそれがあると考え，徒手整復による治療では無理であり，直ちに観血的手術をする必要があると考え，母親に対し，前記X線写真を示して，転位がひどいので手術が必要である旨説明した。これに対し，母親は，手術の必要性について疑問を感じたりしたが，手術の必要性について確認すると，B医師より重ねて，「切開しなければ治らない，骨がずれちゃっているから」などと言われたりしたので，B医師による手術をうけることを承諾した。

B医師は，看護師を通じ，母親から，患児の体重が36kgである旨聞いたが，手術前に既往歴やアレルギー体質の有無などについての問診をしなかった。こうして，患児は，手術を受けることになり，同日17：00前頃，看護師に連れられて2階手術室に入った。

3回にわたり，リドカインが投与された

B医師は，手術室に入った患児を手術台上に横にさせたのち，自ら又は看護師に指示して右上腕部に自動血圧計を巻き，ワイヤレスの心電計をセットした。自動血圧計を動かしてから3分後の最初の血圧は129/71mmHgであり，11歳の小児としては高かった。B医師は，手術に先立ち，看護師に指示して前投薬アトロピン0.5

---

*1 本薬物の詳細は不明である。

066 ◆ CASE 7

mgを筋注させ，電解質補液に止血剤（トラネキサム酸），副腎皮質ホルモン（ヒドロコルチゾン）を混入して点滴を開始したのち，自ら患児の左腋窩部位を消毒し，20mL入りの注射器2本にそれぞれ20mL注入した局所麻酔薬「アドレナリン（10万分の1）含有1％リドカイン」（以下，リドカインE）を使用し，左腋窩に浸潤麻酔としてリドカインEを一定量（少なくとも10mL位）皮下注射し，次いで麻酔の効力が効き始めた数分後，左腋窩神経に向かって伝達麻酔としてリドカインEを一定量（少なくとも10mL位）注射し，その後，しばらく様子を見ていたところ，大声で泣いていた患児が泣きやんだので麻酔の効能があったと判断したが，患児の左手首付近をもって，「どうだまだ痛いか」と尋ねたところ，「うん」という返事があったので，まだ完全に麻酔が効いていないものと即断し，さらに左腋窩神経に向かって伝達麻酔としてリドカインEを一定量注射した。数分余りの間のリドカインEの使用量は3回合計で30ないし40mLであった。

B医師は，その後，完全に痛みが取れたと思われたので，左上腕神経叢に長針を2回刺して患児に指先に痛みを感じるかどうかを発問し除痛を確かめた。B医師がこの局所麻酔注射前に酸素の投与などの抗ショック療法を行ってはいない。

● 除痛を確認後，手術を開始すると患児に激しい痙攣発作が生じた

B医師は，除痛確認後15分位経ったのち，患児の患部を消毒し，点滴していた側管から20mLの蒸留水に溶かした鎮痛薬ペンタゾシン15mg2アンプルを麻酔補助として静注して患児の左手首骨折部分の橈骨寄りを縦に6cm位皮膚切開して整復を始めた。

整復を始めたB医師が患児の左手関節を操作していた18：00時過ぎ頃，突如，患児に痙攣発作が起こり，両手足を引きつり，口から泡を出したりした。前記自動血圧計の始動時から36分後のことで，その時の血圧は194/93mmHg，脈拍は160bpmで血圧が急激に上昇し，頻脈状態になった。そのため，B医師は，直ちに手術を中止し，看護師に指示して即効性の筋弛緩薬スキサメトニウム20mgを点滴の側管から静注させる一方，自ら気管挿管をして人工呼吸器による酸素を供給したのち，一旦発作の収まった患児の骨折の矯正を完了しないまま，切開箇所を縫合して副木を当て包帯を巻いた。次いで，最初の痙攣発作から20分位経った頃，2度目の発作がきたので，B医師は，看護師に指示してスキサメトニウム20mgを前同様の方法により静注させたところ，発作は一応収まったが，その後，さらに20分位経過した際，3度目の発作の兆候がみられたので，看護師に指示してスキサメトニウム20mgを前同様の方法により静注させた。そのほか，発作が起こったときにスキサメトニウム20mgを2アンプル使用した。

患児の父母は，19：00過ぎ頃，看護師に呼ばれて手術室に入った。両親が見た患児の発作は，顔面蒼白になって，顔その他の身体全体を痙攣させ，手足をバタバタとし手術台上でバウンドしているような非常に激しいものであった。患児の激しい全身痙攣は少なくとも2時間位断続的に続いたが，その後，次第に弱くなり，症状が落ち着き，23：00頃にB医師が人工呼吸器を自動から手動に切り換えたときからすべての体動はみられなくなり，自発呼吸するような状態になり，その頃からB医師は，筋弛緩薬の中和薬を間欠的に筋注したりした。こうした間，B医師は，鎮静・抗痙攣薬10％フェノバルビタール2アンプルを2回に分けて筋注したほか，血圧が高くなった時点に降圧薬レセルピン1アンプルを筋注し，熱が上がり気味のときに下熱薬タナミン[*1]を筋注し，点滴に脳賦活薬（メクロフェノキサート，シチコリン），副腎皮質ホルモン（ヒドロコルチゾン），抗生物質（ク

局所麻酔薬中毒 ◆ 067

リンダマイシン）を混入投与したりした。しかしながら，B医師は即効性のある抗痙攣作用を有するジアゼパムの注射液を常備し，使用可能であったものの，患児に投与しなかった。

患児の血圧は，リドカインEの注射当初よりあまり下がらず，最初の発作時に前記のとおり急上昇したほか，その後も痙攣発作を起こしたのちしばらくは急上昇し，上が200mmHg以上になったこともあるが，スキサメトニウムの注射がされたりすると多少下がったりし，発作時以外は概ね上が100ないし120mmHg台で推移したが，その後，上が100mmHg以下になり，80台，70台へと低下していった。

B医師は，翌16日0：00頃，人工呼吸器をはずして酸素吸入だけにし，2：00頃と3：00頃の2回にわたり呼吸促進薬ジモルホラミン1アンプルずつ筋注し，3：00頃，気管チューブを取りはずし，自発呼吸と酸素マスクを併用させた。B医師は，同日7：00過ぎ，両親の強い希望により患児を転院させることにし，その後，各方面と連絡を取ったうえ，自らも救急車に同乗し，意識喪失状態にあった患児に酸素吸入を続けながら，B総合病院に移送した。前記自動血圧計の記録した最後の血圧は70/38mmHgであった。

転院させ蘇生措置を受けたが，意識を回復しないまま死亡した

患児は同16日8：30頃，B総合病院に到着し，直ちに処置室で不整脈治療のためリドカイン30mgの静注を受けたほか，各種の蘇生措置を受けたが，意識を回復しないまま同日10：40頃死亡した。B総合病院入院当初の患児の血圧は，上が60ないし70mmHg位の異常状態にあり，引き続いて呼吸停止，心停止が起こったもので，転院した時点ではすでに不可逆的な状態にあった。同病院のD医師は，同日付死亡診断書を作成し，その中で患児の直接死因を急性心不全，その原因を外傷性ショックである旨記述したが，この外傷性ショックの記述は，患児の死亡後まもなくB医師に患児死亡の連絡をしたうえ，B医師との話合いによりその意向を取り入れたものであった。

患児の死亡翌日の17日13：30から司法解剖（鑑定）がなされ，その結果の概要は，骨折は左前腕尺骨橈骨の骨幹下端の非開放性骨折である，頭部外傷はなく脳に異常はない，心臓に異常はなく，特異体質を考慮させる所見もなく死因となるような病変疾患はない，心臓から採取した血液のリドカインの血中濃度は2.0mg/mLで，死因は患児の痙攣症状やその発生時期等をも併せ考えるとB医師が使用した多量のリドカインの血中移行によって生じたリドカイン中毒と認められるというものであった。

MEMO 1

基準最高用量[1]

基準最高用量（極量）とは，通例はその量を超えては用いない成人に対する量であるが，中毒量よりかなり少ない。ある意味安全量の上限であり，この量を超えたときに直ちに副作用や毒性があらわれるものではない。

MEMO 2

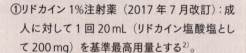

リドカイン（キシロカイン®）添付文書の基準最高用量

①リドカイン1%注射薬（2017年7月改訂）：成人に対して1回20mL（リドカイン塩酸塩として200mg）を基準最高用量とする[2]。

②アドレナリン含有（10万分の1）リドカイン1%注射薬（リドカインE）（2017年7月改訂）：成人に対して1回50mL（リドカイン塩酸塩として500mg）を基準最高用量とする[3]。

主たる争点

①局所麻酔薬過量投与の過誤の有無

患児側の主張：B医師は，患児に対し，腋窩神経の伝達麻酔及び局所の浸潤麻酔として添付文書に示される極量（MEMO 1）をこえる合計40 mLのリドカインを施用した。仮にB医師が施用したのがリドカインEであったとしても，成人1回に対する極量は，通常50 mLとされ，この添付文書にいう成人の体重を50 kgと想定して，（司法解剖時）体重31.9 kgの患児に対する極量を換算すれば，31.9 mLとなるので，B医師の施用したリドカインE 40 mLは，極量をこえる過量投与である。B医師の施用したリドカインEの使用量が伝達麻酔に20 mL，浸潤麻酔に10 mLであったとしても，それは患児に対する極量ぎりぎりの量であるうえ，伝達麻酔での使用量は，添付文書の成人の伝達麻酔の用量（3*² ないし20 mL）を体重31.9 kgの患児に換算した場合の用量12.7 mLを7.3 mL超過している（MEMO 2）。さらに，B医師は，成人の場合の用量が30ないし60 mgである鎮痛薬ペンタゾシンを合計45 mg，患児に筋注ないし静注しているものであるが，ペンタゾシンは副作用として呼吸抑制，不安感，痙攣，意識障害，ショック症状等を起こすことがありうるものであり，ペンタゾシンの投与は前記局所麻酔薬中毒による患児の全身痙攣発作を一層増悪させたものである。

医師側の主張：B医師が施用したのはリドカインEである。B医師はリドカインEを3回にわたり合計25ないし30 mL施用したものであり，この使用量はリドカインEの添付文書の成人の体重を50 kgとして換算した場合の患児に対する極量の範囲内である。また，極量は，中毒量よりかなり少量で，十分安全な範囲で定められている。B医師は，患児の体重を36 kgと認識して麻酔を行ったものであるところ，患児の解剖時の体重は31.9 kgであったが，死亡前日の夕刻から痙攣発作を起こし死亡するまで重篤な症状が継続していたので，この間の消耗による体重の減少を考えると，B医師の認識について過失はない。仮に患児の全身痙攣の原因がリドカインEの中毒によるものであるとしても，それはリドカインEの過量投与によるものではなく，患児の体重又は麻酔時の全身状態が不測の薬効をもたらしたものであり，B医師の麻酔方法に過失はない。

②全身痙攣発症後の処置は適切であったか

患児側の主張：患児は，麻酔後，20分ほどたって全身痙攣を起こしたが，この原因が，局所麻酔薬中毒であることは明確であり，このような場合，全身痙攣を起こす以前に，当然，初期症状があり，この段階で局所麻酔薬中毒であることは十分認識可能なものである。また，全身痙攣に対しては，直ちにジアゼパム又は超短時間作用性のバルビツレートを痙攣が止まるまで静注し，必要があれば酸素による人工

---

*2　30のことと思われる。

呼吸を行う等の処置を講じなければならない。しかるに，B医師は，患児の全身痙攣が局所麻酔薬中毒であるとは全く思い至らず，かつ，その場合に必要な前記のような処置をも怠り，漫然と放置したために患児は全身痙攣による酸素供給不足によって，遂には死に至った。なお，患児が心不全の状態になったことはないし，ジアゼパム，バルビツレートが心不全に禁忌であるということもない。

医師側の主張：患児の場合には，局所麻酔薬による中枢神経症状のときにみられる過呼吸，血圧上昇，徐脈の初期症状が現われず，突然全身痙攣が起こっていることや患児が高い所から落ちて受傷していることからして，患児の痙攣は局所麻酔薬中毒によるものではなく，外傷性てんかんが原因である可能性が強い。患児は，執刀約15分後，突然全身痙攣を起こし，同時に血圧は上が220mmHgをこえ，脈拍も160bpmを数え，急性心不全の症状を呈した。ジアゼパム，バルビツレートは心不全の患者に対しては施用してならないものであるから，B医師のした筋弛緩薬スキサメトニウム，抗痙攣薬フェノバルビタールの投与は妥当なものである。また，患児の発作症状は両手足を引きつけ，口から泡を出すという激しいもので，筋弛緩薬を投与して痙攣を除去し，人工呼吸を行うべきであるという医学上の学説があるものであるから，発作の都度，スキサメトニウムを投与して痙攣を除去し，次いで気管挿管により人工呼吸を行い，さらにフェノバルビタールを投与したB医師の処置に過失はない。

裁判結果

局所麻酔薬であるリドカインEを極量に近接した量を使用し，麻酔補助のためには幼・小児には投与しないことが望ましいとされているペンタゾシンを成人と同量使用しており，過量投与であって，局所麻酔施術につき医師に課せられた注意義務に違反しており，しかも局所麻酔薬中毒に罹患したことの診断を誤り，処置も不適切であったとして医師の過失を認めた[4,5]。

判決文抜粋

①局所麻酔薬過量投与の過誤

B医師は，浸潤，伝達麻酔として僅か数分間余りの間に3回にわたり，成人1回に対する極量から母親の述べた患児の体重36kgを基準に換算して得られる極量を幾分上回るか，又はこれを多少下回るだけで極量に近接した30ないし40mLのリドカインEを注射したが，手術室に入ったのちの患児の血圧は年齢にしては高く，麻酔前に大声を出して泣くこともあり，精神的な不安定状態を示していたのに格別の考慮を払わず，リドカインEは作用発現が迅速確実で持続時間も比較的長い特徴を有するのに，2回目の注射後，左手首付近をもって「どうだ痛いか」と尋ねただけで追加麻酔の必要があると即断して3回目の注射に及んだものであり，また手術前に鎮痛薬ペンタゾシン15mgを除痛のため筋注し，リドカインEの投与直後，麻酔

補助のためペンタゾシン15mg2アンプルを静注した。こうした局所麻酔薬等の使用により，特異体質や死因となるような病変疾患のない患児に比較的急速で重篤な局所麻酔薬中毒を生ぜしめたもので，ペンタゾシンの使用も症状の発現，増悪に関与した可能性もあることなどが認められるものであって，こうしたペンタゾシンの不相当，過剰投与に，リドカインEの大量かつ一括的な投与事実等によれば，たとえリドカインEの使用量が30mLにとどまるものであるとしても，B医師のリドカインEの投与量は必要最少量を著しく超えたものであると認められる。

②全身痙攣発症後の処置の不適切
B医師には患児の全身痙攣の原因がリドカインEの中毒によるものであることは容易に認識することができたものであると認めることができ，また，痙攣が起こった場合には人工呼吸等の処置に並んで即効性のある抗痙攣薬ジアゼパムを投与すべきであることはリドカインEの使用説明書に明記されるなどして広く知られていたことやジアゼパムは心不全に対して禁忌とされていないことなどの諸事実によれば，フェノバルビタールの投与では不十分であり，B医師はジアゼパムを投与すべきであったと認められるから，ジアゼパムを投与しなかったB医師には，全身痙攣に対する診断ないし処置を誤った過失があるものと認められる。

本件では骨折に対する手術適応も争点となったが，紙面の関係で割愛する。

解説

最近も，歯科治療後に局所麻酔薬中毒により死亡したと推測される小児に関する報道（MEMO 3）[6]がなされたが，本件もかなり悲惨な小児の局所麻酔薬中毒の事案である。

局所麻酔薬中毒の発生率は，硬膜外麻酔で10000件あたり1.2～1.3，腕神経叢ブロックを含めた末梢神経ブロックでは7.5～20とされる[7]。本件の裁判官も認めているように，局所麻酔薬中毒はどんなに注意しても完全に防げるものではないが，患者やその家族が予防および発生時の対応が適切ではないと考えた場合に，しばしば医療訴訟となる（MEMO 4）[8]。

局所麻酔薬中毒の症状

局所麻酔薬はナトリウム（Na^+）チャネルを遮断して神経細胞膜の脱分極を抑制することで麻酔効果を示す[9～13]。局所麻酔薬中毒は局所麻酔薬の血中濃度の上昇によっては末梢神経のみならず全身（中枢，心筋，骨格筋など）のNa^+

> **MEMO 3**
> **関連事案：う歯治療の局所麻酔による中毒が疑われる事案**[6]
>
> 2歳の女児が，小児歯科医院で局所麻酔によりう歯の治療をした直後に，容体が急変し，約45分後に激しい痙攣を生じ，大学附属病院に救急搬送されたが，2日後に死亡した。司法解剖により局所麻酔薬（リドカイン）中毒が示唆された。

> **MEMO4**
>
> ### 関連事案：局所麻酔薬の取り違え[8]
>
> 肥厚性鼻炎の手術のための局所麻酔施行中に，患者は顔面蒼白となった後，痙攣発作を起こし，椅子から滑り落ちて仰向けに倒れ，その後に死亡した。塩酸プロカインと誤って高濃度の塩酸ジブカインを局所麻酔に使用したことにより局所麻酔薬中毒が発生したとして，医師の過失が認められた。

> **MEMO5**
>
> 局所麻酔薬には抗不整脈作用があり，循環治療薬として静注で使用される。当然ながら，過量投与では局所麻酔薬中毒が生じ得る[18, 19]。本件では，搬送されたB総合病院に，局所麻酔薬中毒の情報がどの程度伝えられていたか不明だが，患児の不整脈の治療としてリドカインが投与されている。裁判所は，このときの投与は少量であり解剖結果に影響は与えなかった，と判断した。

チャネルが遮断されることで生じる。中枢神経と心筋のNa^+チャネルは局所麻酔薬濃度によって異なる反応を示す。血中濃度の上昇により，まず中枢神経症状（舌・口唇のしびれ，多弁，めまい，聴力障害，全身痙攣）が生じ，次に心血管症状（高血圧・低血圧，伝導障害，頻脈・徐脈，心室性期外収縮，心静止）が生じる。また，即効型と遅発型に分類され，即効型は主に血管内に直接，局所麻酔薬が注入されることにより生じる。特に脳に直接血液を供給する動脈血管に誤投与された場合は，少量の局所麻酔薬でも即座に発症する[14, 15]。

リドカインの局所麻酔薬中毒は血中濃度が5〜10 μg/mLで発現するとされる[16]が，脳に血液を供給する動脈血管内に1%リドカインでは0.069 mL，2%リドカインでは0.035 mL注入するだけで，その濃度に達することが推測されている[17]。遅発型は局所麻酔薬の過量投与により，血中濃度の上昇に伴って段階的に症状が発現する[12]。主に局所麻酔薬の血中濃度が最も影響を与える因子であるが，投与する局所麻酔薬の量，濃度，種類，投与速度のほかに，神経ブロックの種類，投与部位の血管の密度，患者の年齢や状態（妊娠，腎不全，心不全，肝不全，低蛋白血症，低酸素症，アシドーシス，脱水など）によっても影響を受けるので，局所麻酔薬中毒は

必ずしも血中濃度が高くても生じないが，逆に低くても生じる可能性もある[9, 10]。

本件は，腕神経叢ブロック後の全身痙攣や高血圧および頻脈などの発現により，投与されたリドカインEが血管内に吸収されたことは明らかである。B医師は，全身痙攣に対して静脈麻酔薬を投与せずに頻回に筋弛緩薬を投与したことなどから，1985年の医療事故であり，パルスオキシメータも普及していない状況とはいえ，局所麻酔薬中毒の対処法について知識が乏しかったと考えざるを得ない。事故直後に警察や検察も動いていることから，業務上過失致死事件としての立件も考慮されたものであろう。

リドカインの血中濃度

裁判官は「警察および検察による事情聴取の段階でB医師の証言した各麻酔法でのリドカイン投与量については，かなりの相違があり，変遷し，首尾一貫しておらず，記録簿中の該当箇所の記載はその体裁からして追記したことが明らか」として，医師側のリドカインEの投与量は25ないし30 mLという主張は退け，合計30ないし40 mLと認めた。さらに，リドカインの消失時間を平均1.8時間として，患児の司法解剖での採血が投与後17時間後（死亡時から血

---

*3 筆者は，特に虚血性心疾患や高血圧を有する高齢者などには積極的に使用してはいない。

①局所麻酔薬投与前の患者の状態および病態の把握と説明と同意
②血管確保されていない場合は，緊急時の血管確保部位と容易さの確認
③必要最小限の局所麻酔薬の量と濃度を使用
④少量分割して緩徐に投与
⑤脊髄くも膜下麻酔以外は心毒性の強いブピバカインの使用の回避
⑥頻回な吸引試験の実施
⑦試験投与の実施
⑧アドレナリン含有の局所麻酔薬の使用
⑨投与中の患者の注意深い観察
⑩超音波診断装置等の補助手段の使用
⑪可能であれば一人の医師による単独施行ではなく，周囲に複数の医師・看護師を配置
⑫補助する医療従事者の局所麻酔薬中毒の診断と治療に対する理解
⑬緊急時の準備（気道確保，血管確保，救急薬品，脂肪乳剤など）

表1　局所麻酔薬中毒の予防法（文献9を参考に作成）

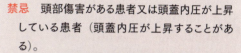

MEMO 6

ペンタゾシン添付文書の本件関連記載[22]

禁忌　頭部傷害がある患者又は頭蓋内圧が上昇している患者（頭蓋内圧が上昇することがある）。

慎重投与　心筋梗塞の患者（特に静脈内投与の場合，急性心筋梗塞患者の動脈圧，血管抵抗を上昇させる）。

重大な副作用　痙攣（頻度不明）：強直性痙攣又は間代性痙攣があらわれることがあるので，このような場合には投与を中止し，適切な処置を行うこと。

麻酔前投薬及び麻酔補助に用いる場合　通常，ペンタゾシンとして30～60 mgを筋肉内，皮下又は静脈内に注射するが，症例により適宜増減する。

小児等への投与　乳児，小児への投与に対する安全性は確立していないので，投与しないことが望ましい。

中濃度はほとんど変化しないとの判断）であるから，その時点での血中濃度が 2.0 mg/mL で正常域であったとしても，投与直後はその数倍の濃度に達していた，と判断した（MEMO 5）。

アドレナリン含有か

アドレナリン含有の局所麻酔薬の使用は，局所麻酔薬中毒の予防法（表1）の一つに含まれている。その理由は，もし偶発的に血管内に薬液が投与されると血圧や心拍数の増加により血管内投与が早期に確認されるため，また，周囲に投与された末梢血管の収縮により局所麻酔薬の吸収を抑制するので安全域が広がるためである[20]*3。実際に，リドカインとリドカインEの基準最高用量は異なる（MEMO 1）。

本件はB医師が診療録にキシロカインと記載したことにより，使用したリドカインがリドカインEか否かも争点となった。最終的には，リドカインEの薬壜1本が事故発生後まもなく警察に領置されていることや，診療録などから，リドカインEが使用されたと裁判所は判断

したが，これは投与量が極量を超えたか否かを争った本件ではとりわけ無視できない事項であった。

また本件で裁判官は，添付文書に記載がある局所麻酔薬の極量は中毒量よりかなり少なく，十分に安全な量として日本薬局方で定められたものであることは認めたうえで，「意識的にこれをこえる場合にはその旨を医師が処方せんに記号で明記する必要がある」としている。

ペンタゾシンの併用の影響

判決では，リドカインEは必要最少量を著しく超えつつも基準最高投与量以下であったが，ペンタゾシンを併用したので麻酔薬の過量投与の過失があったとしている。少量のリドカインであってもフェンタニルの併用により全身痙攣を誘発させるという報告[21]があり，オピオイドは局所麻酔薬の中毒の閾値を下げる可能性も示唆

されているが，判決に影響を与えるほど確立した事実であるとは考えられないので，少々納得がいかないところである（MEMO 6）。

早期の発見と早期の治療

局所麻酔薬中毒は，時間が経過することで中毒症状が増悪・遷延して悪循環に陥るため，早期発見と早期治療（表2，MEMO 7）が重要である。基本的に心毒性より前に発現する中枢神経毒性症状を認めたら，心毒性発現への移行を防ぐ有用な機会[12]と考え，積極的に治療を開始する[*4]。以前は全身痙攣が発現した場合は，気道確保の必要性が重要視されていたので，本件と同様に即効性のあるスキサメトニウムを第一選択とする考えもあったが[12]，脳内の痙攣過程を停止せずに脳の虚血を防ぐことはできないので，

> **MEMO 7**
>
> ### アドレナリンの投与量[9]
>
> 日本麻酔科学会の指針では，アドレナリンの投与量に関しては，副作用に重点をおいた米国区域麻酔学会（ASRA）の推奨（<1μg/kg）にはこだわらないとしており，基本的には米国心臓協会（AHA）の蘇生ガイドラインにもとづいている。

麻酔薬であるチアミラール，プロポフォール（表2の2.②参照），ジアゼパムなどを各薬物の作用発現時間，投与法，呼吸・循環への影響を考慮しながら使用することが推奨されている[12]。

1. 軽度症状：初期の中枢神経症状	①局所麻酔薬の投与を中止 ②応援の要請 ③血圧計・心電図・パルスオキシメータの装着 ④静脈ラインの確保
2. 中等度症状：進行した中枢神経症状	①酸素投与と，必要に応じて気道確保〔マスク換気，気管挿管（筆者は嘔吐の危険性も考慮して声門上器具よりも気管挿管を優先している）〕，人工呼吸 ②痙攣の治療（ベンゾジアゼピンとチアミラールナトリウムは，基本的に静脈投与が望ましいが，激しい全身痙攣時に静脈確保が困難な場合は筋肉内投与も可能。プロポフォールは脂肪乳剤であるが，血圧・心拍が不安定な場合は使用しない） ③採血（余裕があれば）：診断のための局所麻酔薬の血中濃度測定目的
3. 重度症状：意識消失，呼吸抑制，循環抑制	①下記4.の方法に従って脂肪乳剤を投与 ②標準的な手順[8]に従って蘇生を開始 ③体外循環の準備
4. 脂肪乳剤[*]の投与法（括弧内は体重70 kgの場合の概算）	①1.5 mL/kg（100 mL）を約1分かけて投与。その後0.25 mL/kg/min（17 mL/min≈1000 mL/hr）で持続投与開始 ②5分後，循環の改善が得られなければ再度1.5 mL/kg（100 mL）を投与するとともに持続投与量を2倍の0.5 mL/kg/min（2000 mL/hr）に。さらに5分後に再度1.5 mL/kg（100 mL）を投与（ボーラス投与は3回が限度） ③循環の回復・安定後もさらに10分間は脂肪乳剤の投与を継続すること ④総投与量10 mL/kg以下での蘇生効果が多く報告されており，最大投与量の目安は12 mL/kg
5. 治療後	症状再発の可能性もあるので，少なくとも12時間は監視を継続する。

[*]脂肪乳剤には，静脈炎，血管痛，発熱，悪心・嘔吐，悪寒，顔面紅潮，頻脈，頻呼吸，胸部圧迫感等の急性症状を起こすことがあり，重篤なものでは静脈血栓症，ショック，アナフィラキシー反応があるので，急速投与時は注意が必要である[23]。

表2 局所麻酔薬中毒への対応（文献9, 12を参考に作成）

[*4] 術前に局所麻酔薬中毒の発生が確認されたら，患者の状態や手術の緊急度により，手術を続行するか，中止するか，各症例で個別に決定すべきである。

全身麻酔下での局所麻酔薬中毒

全身麻酔下（多くは小児や一部の成人）での局所麻酔施行時は特に注意が必要である[24]。全身麻酔下で多量の局所麻酔薬を注入する超音波ガイド下腹横筋膜面ブロックについては，局所麻酔薬中毒の発生が以前から懸念されており[25]，実際にいくつか報告されている[26〜28]。麻酔（吸入・静脈麻酔薬や筋弛緩薬）によって中枢神経症状はマスクされ，手術・麻酔終了後に全身痙攣が発現することもあるが，手術・麻酔中にいきなり循環虚脱が発現する可能性があり，特に遅発性に出現した場合は，その循環虚脱が局所麻酔薬中毒と認識されない場合もあるかもしれない。

ヒツジを用いた意識下群と全身麻酔下群での実験的局所麻酔薬中毒の比較研究[29]によれば，全身麻酔下群では，生理的動揺，麻酔による循環抑制の悪化，血中局所麻酔薬濃度の変化（意識下の2倍）がより認められるが，意識下群でしか致死的不整脈による死亡は認められなかったとして，意識下と全身麻酔下での局所麻酔薬中毒の複雑な病態の違いが報告されている。

また，局所麻酔薬中毒による遅発性症状の発現がしばしば認められ，手術室退室後の帰室経路や病棟，診察室での治療終了後の帰路で発生する可能性[27]にも常に注意すべきである。手術終了時に全身麻酔下での仙骨硬膜外麻酔や腹横筋膜面ブロックを施行する場合は，施行後に手術室で30分は経過を観察するという意見もある。

外傷性てんかんについて

医師側の「外傷性てんかんが原因」という主張は本件では認められなかった。成人と異なり小児では，たとえ軽微な頭部外傷でも受傷直後に痙攣発作（てんかん発作とは必ずしも見なされない）が出現することがある[30]。本件では，患児が頭部を受傷・打撲したという事実が，患児の訴え，意識状態および司法解剖から確認されなかったことにより，このような判断が下されたと考えられる。

異論・暴論

D医師は患児の死亡報告書の直接死因を，B医師との話し合いによって「急性心不全」および「外傷性ショック」と記載した。一連の臨床経過とその後の司法解剖の結果を参考にすれば，常識的には別の死因を記載すべきだったと考えられるが，おそらくB医師に対する何らかの「忖度」があったのではないだろうか。医師が診断書を作成する場合，その内容によっては患者および医療関係者の利益・不利益（例えば金銭とか法的処分に関する）に何らかの影響を及ぼす可能性がある。そのような状況下では，周囲からの外圧および周囲への配慮により，医師本来の判断とは異なる内容の診断書を作成する可能性は否定できない。しかし，医師が自分の意図しない，事実と異なる診断書を作成すれば，刑法160条「虚偽診断書等作成罪」に該当することは決して忘れてはならない[31]。

本件から学び取れること

区域麻酔や局所麻酔における局所麻酔薬中毒は，不可避の偶発症であるが，その予防および発生時の対応が適切であったか否かが裁判では争点となる。できる予防策はすべて行い，発生時の対応準備は怠るべきでない。早期診断と治療が重要である。

文 献

1. 畑中 菁. 9 局常用量と極量について. 大阪薬誌 1977；28：6-10.
2. アスペンジャパン. キシロカイン® シリンジ 0.5%, 1%. 医療用医薬品添付文書. 2017 年 7 月改訂.
3. アスペンジャパン. キシロカイン® シリンジ 0.5%, 1%, 2% エピレナミン（1：100,000）含有. 医療用医薬品添付文書. 2017 年 7 月改訂.
4. 平成 1 年 1 月 20 日/静岡地方裁判所富士支部/昭和 60 年（ワ）第 187 号. 判例タイムズ 1989；704：252-64.
5. 左前腕部骨折の観血的整復手術のためのキシロカインによる局所麻酔により中毒症状を惹起して患者が死亡した事故につき医師にキシロカイン過量投与・全身痙攣発症後の処置不適切の過失があるとされた事例. 判例時報 1989；1323：128-39.
6. 虫歯治療後に 2 歳女児死亡，県警が捜査. 産経新聞記事. 2018 年 1 月 20 日.
7. Mulroy MF. Systemic toxicity and cardiotoxicity from local anesthetics：incidence and preventive measures. Reg Anesth Pain Med 2002；27：556-61.
8. 平成 6 年 12 月 14 日/静岡地方裁判所沼津支部/平成 3 年（ワ）第 142 号
9. 日本麻酔科学会. 局所麻酔薬中毒への対応プラクティカルガイド. 2017 年 6 月制定.《http://www.anesth.or.jp/guide/pdf/practical_localanesthesia.pdf》（2019 年 4 月 12 日閲覧）
10. El-Boghdadly K, Chin KJ. Local anesthetic systemic toxicity：continuing professional development. Can J Anaesth 2016；63：330-49.
11. Dickerson DM, Apfelbaum JL. Local anesthetic systemic toxicity. Aesthet Surg J 2014；34：1111-9.
12. 大村繁夫. 局所麻酔薬中毒. 日臨麻会誌 2000；20：30-8.
13. American Society of Regional Anesthesia and Pain Medicine. Checklist for treatment of local anesthetic systemic toxicity.《https://www.asra.com/advisory-guidelines/article/3/checklist-for-treatment-of-local-anesthetic-systemic-toxicity》（2019 年 4 月 12 日閲覧）
14. 奥田泰久，斉藤朋之，橋本雄一ほか. 神経ブロックに伴う合併症：1）星状神経節ブロックにおける合併症と局所麻酔薬中毒. ペインクリニック 2014；35：1610-5.
15. 福田謙一，齋田菜緒子，谷田部純子ほか. 下顎孔伝達麻酔施行直後に局所麻酔薬中毒発症が疑われた 1 症例. 日歯麻会誌 2007；35：699-700.
16. Mehra P, Caiazzo A, Maloney P. Lidocaine toxicity. Anesth Prog 1998；45：38-41.
17. 中条信義. 局所麻酔薬は生体にどのような作用と障害を与えるのか（Ⅱ）アレルギー，中毒，メトヘモグロビン血症，胎児への作用. In：金子 譲，大曽根 洋編. 最新・歯科麻酔ハンドブック. 日歯評論 2001；増刊：79-89.
18. Mattea J, Mattea E. Lidocaine and procainamide toxicity during treatment of ventricular arrhythmias. Am J Nurs 1976；76：1429-31.
19. Brown DL, Skiendzielewski JJ. Lidocaine toxicity. Ann Emerg Med 1980；9：627-9.
20. Lacassie HJ, Corvetto M, Altermatt F. Epinephrine to reduce local anesthetic systemic toxicity in patients receiving TAP blocks. A A Case Rep 2014；3：111-2.
21. Bakara A, Haroun S. Grand mal seizures following fentanyl-lidocaine. Anesthesiology 1985；62：206.
22. 丸石製薬. ソセゴン注射液 15 mg. 医療用医薬品添付文書. 2012 年 10 月作成.
23. 大塚製薬. イントラポリス® 輸液 10%, 20%. 医療用医薬品添付文書. 2012 年 11 月改訂.
24. Saitoh K, Tsukamoto N, Mitsuhata H, et al. Convulsions associated with epidural analgesia during sevoflurane anaesthesia. Paediatr Anaesth 1996；6：495-7.
25. Kato N, Fujiwara Y, Harato M, et al. Serum concentration of lidocaine after transversus abdominis plane block. J Anesth 2009；23：298-300.
26. Griffiths JD, Le NV, Grant S, et al. Symptomatic local anaesthetic toxicity and plasma ropivacaine concentrations after transversus abdominis plane block for Caesarean section. Br J Anaesth 2013；110：996-1000.
27. 堺 登志子，真鍋 渉，神谷多惠子ほか. 腹横筋膜面ブロックに使用したロピバカインによる遅発性局所麻酔薬中毒を脂肪乳剤（20%Intralipos）で治療した症例経験. 麻酔 2010；59：1502-5.
28. Weiss E, Jolly C, Dumoulin JL, et al. Convulsions in 2 patients after bilateral ultrasound-guided transversus abdominis plane blocks for cesarean analgesia. Reg Anesth Pain Med 2014；39：248-51.
29. Copeland SE, Ladd LA, Gu XQ, et al. The effects of general anesthesia on whole body and regional pharmacokinetics of local anesthetics at toxic doses. Anesth Analg 2008；106：1440-9.
30. 森 和夫. 外傷性てんかん. 医療 1975；29：877-84.
31. 井波理朗. 医療現場におけるトラブルの法的側面. 日整会誌 2004；78：550-2.

◆ CASE 8 ◆◆◆◆◆◆◆◆◆◆◆◆◆◆◆◆◆◆◆◆◆◆◆◆◆◆◆◆◆◆◆

鎮痛薬・鎮痛補助薬と自動車運転
運転禁止薬物にどう向き合うか？

取り上げる判例

平成 25 年 2 月 15 日
岐阜地方裁判所
平成 22 年（ワ）第 513 号
保険会社に対する保険金等請求事件

キーワード

自動車運転
薬物
保険会社
事故
ペインクリニック

Summary

自宅にいた医師が夜間に緊急手術のために呼び出され，自ら自動車を運転してクリニックに向かう途中で自損事故を起こした。医師は保険会社に車両保険金を請求したが，保険会社は，約款規定に従い，医師が使用したと考えられる薬物の影響により正常な運転ができない状態で起きた自動車事故であったとの理由で，支払いを拒否し，裁判でも保険会社の主張が認められた。

請求額	妥結額（地裁）
8,855,000 円	請求棄却

	妥結額（高裁）
	控訴棄却

経過 （見出しは筆者による）

医師はいくつかの薬物を常用していた

当該する医療法人は診療所であるAクリニック及びBクリニックなどを運営しており，産婦人科医であるA医師はこの医療法人の理事長であるとともにAクリニックの院長である。原告であるB医師は産婦人科医であり，2009（平成21）年5月初旬頃，Bクリニックの院長として勤務するようになり，事実上の妻であるCと

ともに，Bクリニックの敷地内にある住宅に転居した。なお，妻Cは，B医師とともにBクリニックに勤務した。

B医師は，以前から睡眠導入薬などを使用していたが，本件事故当時である2009年9月頃は，外来診療がある日の朝，不安を和らげるため，自律神経調整薬であるトフィソパム（グランダキシン®又はトフィス®）と睡眠導入薬であるロルメタゼパム（エバミール®）とを1錠ずつ服用しており，また，不眠症のため，毎晩，

鎮痛薬・鎮痛補助薬と自動車運転 ◆ 077

> **MEMO1**
>
> ### B医師の使用薬物
>
> 🖊
>
> 同僚も知らなかったB医師の薬物使用について，どのような経緯により裁判で明らかにされたか興味あるところであるが，参考資料にはその記載はない。

就床前に，睡眠導入薬であるゾルピデム酒石酸（マイスリー®）を服用していた。また，これら以外にも，同年8月頃からはBクリニックの病棟で，鎮痛薬であるペンタゾシン（ソセゴン®）のアンプルと注射器とを無断で持ち出すなどして入手し，これを，自宅で，仕事の後など主として寝る前に，自分で注射することがあった。しかし，その頃，B医師は，これらの薬物を常用している事実を，A医師やD看護師には伝えておらず，A医師らはその事実を知らなかった（MEMO 1）。

深夜に緊急帝王切開の応援が要請された

BクリニックとAクリニックの間を自動車で走行する場合，走行距離は20 kmに満たない程度で，所要時間は，昼間には40分くらいかかるが，走行車両の少ない深夜には，30分くらいで到着することができる。

　同年9月28日に日付が変わった後の深夜，Aクリニックでは，同年10月1日を分娩予定日として入院していた妊婦に陣痛が始まり，骨盤位であるため緊急に帝王切開手術が行われることとなり，A医師は，B医師の応援が必要と考えて当直のD看護師にB医師の呼出しを指示し，D看護師は同年9月28日1：40頃，B医師に電話した。自宅でこれを受けたB医師は，ただちに出掛ける準備をして，1：50頃，本件車

両を運転してBクリニックの駐車場を出発した。B医師は，その際，Aクリニックまでの経路は記憶しているとの思いから，本件車両に搭載しているカーナビゲーションシステムに目的地を入力しなかった。

B医師はなかなか到着せず，電話にも出なかった

Aクリニックでは，帝王切開手術の開始をB医師の到着が予想された2：20頃と予定していたが，その頃にはB医師が到着しなかったため，A医師の指示により，D看護師はB医師の携帯電話に電話したが，B医師は電話に出なかった。そうこうするうちに，当該妊婦は自然分娩が進行し，そのまま分娩となる見通しとなったため，A医師は，D看護師に対し，B医師に来なくてよい旨連絡するように指示し，D看護師は，2：30頃までにB医師の携帯電話に電話をしたが，B医師は電話に出なかった。当該分娩は2：40頃までに無事終了したため，A医師は，あらためてD看護師に対し，B医師に来なくてよい旨連絡するように指示し，その頃，D看護師はB医師の携帯電話に電話をしたが，B医師は電話に出なかった。このため，D看護師は，その後，Bクリニックの当直であったE看護師に電話をし，B医師がAクリニックに向かっているかどうか確認したところ，E看護師は，Bクリニックの外の駐車場に本件車両がないことを確認して，B医師はAクリニックに向かっているはずである旨答えた。

事故の顚末とその後の行動

B医師は，2：20頃ないし2：30頃，路外逸脱により本件事故を発生させた。その後である2：38頃，B医師は，Bクリニックに本件事故

---

*1 判決文どおりだが，午前の間違いと思われる。
*2 被保険者等が「麻薬，大麻，あへん，覚せい剤，シンナー等の影響により正常な運転ができないおそれがある状態で被保険自動車を運転している場合に生じた損害」に保険金を支払わないと定めた。

の発生を連絡しようとしたが，登録済み電話番号の中から誤った電話番号を選択して発信させてしまい，誤りに気付いて電話を切ったが，その後，B医師はBクリニックに電話をかけることはなかった。E看護師からの連絡で，B医師に何か異変が生じているらしいことを知った妻Cは，3：00前から何度もB医師に電話をしたが，B医師は電話に出ず，3：02頃になって，ようやくB医師は電話に出て，本件事故発生の事実を妻Cに伝えた。その頃，B医師は，本件車両を後進させ，もとの道路上に復帰した。妻Cは，B医師の求めにより，3：06頃，Aクリニックの電話番号をB医師に伝えた。B医師はカーナビゲーションシステムにその電話番号を入力し，Aクリニックに向けて本件車両を発進させた。

その頃，D看護師は，自分の携帯電話でB医師に電話したところ，電話が繋がったので，B医師に，お産は終わったので，Aクリニックに来る必要はなく，Bクリニックに戻ってよい旨伝えたが，B医師は，「行きます」と繰り返し答えた。

その後，B医師は本件車両でAクリニックに到着した。A医師と出会ったB医師は「さあ（手術を）やりましょう」と言ったので，A医師はB医師が分娩終了の事実を知らないらしいと感じて怪訝に思いつつ，分娩は自然分娩で終了した旨を伝えた。B医師は電話でレッカー車を呼ぶなどした。B医師には緊急を要するような外傷はなかった。

保険会社に事故状況を報告したが…

本件事故当日の11：30頃，B医師は，保険会社の代理店の担当者に本件事故状況（車両は左前輪タイヤの破断等により直進することが著しく困難な損傷があった）を報告したが，その際，本件事故の原因について，タイヤがパンクしてハンドルを取られ，道路左側に逸脱したと説明した。保険会社の担当者は，同年9月30日頃，B医師に対し，本件事故発生に至るまでの経緯書を作成するよう依頼し，B医師は，翌日である同年10月1日頃，保険会社に対し，本件事故の日時を同年9月28日午後[*1]3：00頃，本件事故の場所をA町とする書面を作成・提出した。保険会社の担当者は，本件事故現場の特定が不十分であることなどから代理店に調査を依頼したが，代理店による調査が進まないため，調査会社に，B医師に同行させての調査を行うように依頼した。

保険会社は免責条項を根拠に支払いを拒んだ

保険会社から調査の委託を受けた調査会社の従業員は，同年10月21日，B医師を同乗させた自動車で，BクリニックからAクリニックまで2時間くらいかけて，本件事故現場である可能性がありそうな場所を探したが，最終的に本件事故現場は特定されなかった。

B医師はBクリニックを出てから10分くらいという分岐点までは走行した記憶があるものの，その後の記憶は判然としないため，本件事故現場のおおよその位置も特定することができず，その発生状況も記憶していなかった。

B医師は，本件事故を理由に車両保険金等の請求をしたが，保険会社は麻薬等吸引運転免責条項[*2]を根拠に，保険者免責を主張した。

主たる争点

B医師が，本件事故当時，薬物等の影響により正常な運転ができないおそれがある状態で本件車両を運転していたか。

保険会社の主張：B医師は，本件事故前からソセゴン，グランダキシン，エバミール又はマイスリーを常用しており，これらはいずれも使用により眠気等を生じさせる薬物であるから，これらを使用した際には自動車の運転に従事することは厳禁であるところ，B医師は，本件事故当時，これらのすべて又はそのいずれかを使用して，その影響により正常な運転ができないおそれがある状態で本件車両を運転していた。よって，保険会社は本件事故に係る車両保険金の支払い義務を免責される。

B医師側の主張：Aクリニックから応援依頼の電話があった際，B医師は入浴中であった。B医師は，マイスリーを使用するのは，入浴後，就寝直前であったから，電話を受けた時は未だこれを使用していなかった。事故の前日は日曜日であって，仕事による疲れや肩の痛みなどはなかったから，ソセゴンは使用していなかった。仮に，薬物を使用していたのであれば，とうてい手術の応援を行うことは不可能であるし，AクリニックはB医師以外の他の医師の応援を受けることもできたはずであるから，B医師はAクリニックからの応援依頼を断っていたはずである。本件事故後に車内にいて何もしていなかったらしい時間帯について，本件事故により気を失っていたと思われる。本件事故前の運転中のことや本件事故状況について記憶がないことについては，本件事故により逆行性健忘が生じたためである。

裁判結果

B医師の保険会社に対する請求は棄却された。

判決文抜粋

B医師は，本件事故発生前の運転中のことについても途中から記憶がなく，本件事故状況についても記憶がなく，本件事故発生後その現場からAクリニックまでの間を運転中のことについても記憶が乏しく，また，本件事故現場で一度も車外へ出ることなく路上に復帰して，現在地を確認することもなく，社会通念上は走行不能というべき状態の本件車両での走行を開始・継続していたことなどからすると，B医師は，本件事故発生前の運転中から既に意識障害が生じていたこと，3：02頃に妻Cから電話を受けて意識を取り戻した後も，正常な意識水準になかったことが推認されるというべきである。

　本件事故の際に，B医師の頭部その他の身体に，意識障害又は記憶障害の原因となるような物理的衝撃が加わったとする証拠は存在せず，本件車両の損傷状況から窺われる程度の自損事故は，運転者において，その発生の顛末が，異常な経験とし

て強く記憶されるのが通例であって，B医師に本件事故の発生状況等に関する記憶がないことは，B医師に本件事故発生以前から意識障害が生じていたとする前記の推認が裏付けられるというべきである。

本件事故発生前後の意識障害の原因は，普通の眠気によるものではないことは明らかであり，飲酒，何らかの疾病又は何らかの薬物の影響によるもの以外に想定することはできない。飲酒，何らかの疾病の可能性を窺わせる証拠はなく，これらは否定することができる。

薬物使用の可能性については，B医師は，本件事故当時である平成21（2009）年9月頃，毎晩2時頃までには就床していたが，毎晩，就床前にマイスリーを使用し，ときにはソセゴンを使用していたのであり，本件事故当日のAクリニックからの呼出しの電話は1：40頃だったのであるから，B医師は，その電話の頃までにこれらの薬物のうちのいずれかを使用していた可能性があると考えられる。本件事故前後のB医師の意識障害は，マイスリーなどの薬物を使用していたことによる以外に，他の原因を想定することはできない。

本件保険約款第三章第三条（3）は，保険契約者等が，麻薬，大麻，あへん，覚せい剤，シンナー等の影響により正常な運転ができないおそれがある状態で被保険自動車を運転している場合に生じた損害については，車両保険金の支払いが免責される旨定めており（MEMO 2），前示のとおり，マイスリーもソセゴンも，使用の影響により正常な運転ができないおそれがある状態を生じさせる薬物である上，医師であるB医師は，そのことを十分に認識していたというべきであるから保険会社は，本件約款の同条項に基づき，本件事故による本件車両の損害について，車両保険金の支払を免れることとなる。

解説

薬物服用者による自動車事故が深刻に

本件は控訴審[2]でもB医師の請求が却下された。本件はB医師と保険会社間の保険金等請求事件であったが，例えば，自損事故でなく被害を受けた第三者がいた場合は，自動車運転過失致死傷事件として取り扱われた可能性もあり，この司法判断が今後に与える影響は小さくないと考えられる。

いかなる理由があろうと，正常な運転ができない状態で車を運転することは許されない

> **MEMO 2**
>
> 「…等」には何が含まれる？
>
>
>
> 「麻薬，大麻，あへん，覚せい剤，シンナー等…」の"等"は，例えば脱法ハーブのような，上記の文言作成時には存在しなかった類似の薬物の使用に際しても，法規制が後追いにならないように，切れ目のない免責を保険会社が得られるように幅をもたせたものであるという解釈もある[1]。しかしながら，アルコールや規制薬物ではない医療用薬物でも使用した際には免責に抵触するとした本件の司法判断は，今後，議論の対象になるかもしれない[1]。

鎮痛薬・鎮痛補助薬と自動車運転　081

（MEMO 3）。米国では医療用麻薬の蔓延が大きな問題になっており（COLUMN），交通事故死した運転者の薬物血中濃度の検討では，全体の39.3％でアルコールが検出され，23.9％でアルコール以外の薬物が検出された。そのうち3.3％で医療用麻薬が検出され，内訳は42.0％がhydrocodone，22.4％がモルヒネ，16.4％がオキシコンチンであった。医療用麻薬の検出率は20年前の7倍に達していた。医療用麻薬と交通事故死との関連は今のところ不明であるが，医療用麻薬と自動車運転については早急な対策が必要とされている[4]。

日本でも，厚生労働省はプレガバリン（リリカ®）を内服後，自動車を運転中に意識を失うなどして事故となった事例が，過去2年で10件あることを明らかにして，内服中は運転をしないように注意を呼び掛けている[5]。

薬物と運転の悩ましい関係

しかし，薬物はアルコールのように「飲んだら乗るな」とできるほど単純なものではない。本件のような薬物に関係する道路交通法の影響が大きい領域は主に精神科である。統合失調症やてんかん患者などの自動車運転が，免許交付の制約や禁止を含め，さまざまな問題が指摘されてきた（MEMO 4）。特に大きな矛盾は，自動車運転死傷行為処罰法では，適切な運転等を維持するために"必要な薬物"を内服しなければならない，とされているが，その"必要な薬物"の医療用医薬品添付文書（以下，添付文書）には，自動車等の運転を禁止するとの記載があることである[6]。実際に疾病や内服薬を理由に自動車等の運転が法的にできないことは，特に公共交通網が十分に整備されていない地域では，患者の生活に著しい支障をきたす。

今回，本件を取り上げた理由は，主にペインクリニック領域で処方される少なくはない薬物の添付文書にも「投与中の患者には自動車の運転等危険を伴う機械の操作に従事させない」な

MEMO 3

道路交通法第六十六条第一項

🖉

何人も，前条第一項（何人も，酒気を帯びて車両等を運転してはならない）に規定する場合のほか，過労，病気，薬物の影響その他の理由により，正常な運転ができないおそれがある状態で車両等を運転してはならない。

MEMO 4

てんかんと運転

🖉

2002年の道路交通法の改正により，それまでその疾患を理由に運転が禁止されていた統合失調症やてんかんの患者は，症状が制御され，運転が安全にできる状態であるという条件のもとで，運転が認められるようになった。

COLUMN

米国における医療用麻薬による危機的状況[3]

米国では，働き盛り世代であるにもかかわらず就労していない成人男性の半数が何らかの鎮痛薬を日常的に服用し，うち2/3が医療用麻薬を使用している。米国の人口は世界の5％にすぎないのに，世界の医療用麻薬の80％を消費している。12歳以上の米国民のうち9750万人（36％）が鎮痛薬を使用し，その大半が医療用麻薬である。このうち1250万人が不正使用を経験し，203万人が依存症になっている。トランプ大統領は「医療用麻薬の乱用は国家的な不名誉であり，公衆衛生上の緊急事態だ」と宣言した。

082　CASE 8

どの記載があり，今後も本件と同様の問題が生じ得ることを危惧したためである。本件で使用された薬物とペインクリニック領域で主に処方される薬物の添付文書の記載を示す（表1）。

日本では，25歳以上の外来患者約56万人のうち約41万人（73%）に運転等禁止もしくは注意医薬品のいずれかもしくは両方が投与され，運転等禁止薬物は約24万人（43%），運転等注意薬物は約30万人（54%）の患者に投与されている[7]。また『治療薬インデックス2018』[8]に掲載されている内服薬・外用薬1559種類のうち，運転等禁止薬物は299品目（約20%）あ

る[9]。その中には，市販の風邪薬も含めて医師の処方箋なしに患者が手にすることができるものも少なくはない。したがって，医師のみならず，多くの国民が本件に類似したトラブルに巻き込まれる可能性がある。

自動車運転と薬物に関係する注意義務

自動車事故には多くの医薬品（中枢神経系や循環器系薬物など）が関係することが知られている[7]。2013年，厚生労働省に対する総務省の勧告（MEMO 5）を受けて，厚生労働省および独

	重要な基本的注意	薬物商品名
1	本剤投与中の患者には自動車の運転等危険を伴う機械の操作に従事させないよう注意すること	アミトリプチリン インテバン エバミール* オキシコドン ガバペン グランダキシン* タリージェ デパス デュロテップ MT トフィス*（現商品名はトフィソパム） トラマール トラムセット トリプタノール トフラニール ノルスパンテープ ノリトレン ギャバロン フェントステープ ソセゴン* マイスリー* リリカ リンラキサー モービック モルヒネ塩酸塩
2	本剤投与中の患者には自動車の運転等危険を伴う機械の操作に従事する際には注意するよう患者に十分に説明すること	サインバルタ ポンタール セレコックス ゾビラックス バルトレックス
3	記載がないもの	カロナール 漢方薬 ハイペン ブルフェン ロキソニン ノイロトロピン モーラステープ

＊本件でB医師が使用していた薬物

表1　ペインクリニックで用いる主な薬物の自動車運転等に関する添付文書の注意記載（2019年3月現在）

立行政法人医薬品医療機器総合機構（PMDA）は医薬品の添付文書の改訂を行い，製造販売業者に対して各薬物の「重要な基本的注意」の項目に「自動車の運転等危険を伴う機械の操作に従事しないよう患者等に十分説明すること」あるいは「自動車の運転等危険を伴う機械の操作に従事する際には注意するよう患者に十分に説明すること」などの記載の追加・改訂指示を行った[10]。

同年，アルコールや薬物などの影響で交通事故を起こした場合の罰則を整備・強化した「自動車の運転により人を死傷させる行為等の処罰に関する法律（自動車運転死傷行為処罰法）」が成立した。この法律により，運転の悪質性・危険性に応じた処罰が可能となった。それまでの危険運転致死傷罪（最高刑・懲役20年）は対象を「正常な運転が困難な状態」での自動車の運転に限定しており，その立証は必ずしも容易ではなかった（MEMO 6）。したがって，結果的に自動車運転過失致死傷罪（同・懲役7年）で対応せざるを得ないことが多かった。そのため両罪に量刑の差があり過ぎるとして被害者遺族などが罰則の見直しを求め，そしてそれを国民が強く支持したことに応じたものである[12]。

鎮痛薬・鎮痛補助薬の添付文書改訂による臨床現場での混乱

ペインクリニック領域で，これら（表1）の薬物を処方する医師は，そのことを患者に伝え，そのことを理解し同意した（あるいは同意書に署名した）患者のみにその薬物を処方すべきあるとの考え[13]もあるが，一方で，患者の生活の質を保つために「薬を飲んだら自動車運転をしない」とすべての患者に伝えることは，いたずらな混乱をまねくだけとの考え[14]もある。

実際に薬剤師もその対応に苦慮しているようで，アンケート調査[15]によると，多くの薬剤師が「服用中は自動車運転をしないように服薬指導」をしているが，なかには「運転中に症状が出たらすぐに車を止めるように服薬指導する」あるいは「薬剤情報提供文書を渡し患者の判断に任せる」という対応をしている薬剤師もいるようである。なぜ添付文書と異なる服薬指導をするのか，との問いには，「原疾患の治療には確実に服薬することが重要」や「患者の日常・社会生活に支障が出る」などの回答があった。

痛みの治療に従事している医師にとって，オピオイドや抗うつ薬を中心とする鎮痛補助薬が「保険契約の免責事項」に抵触することには，違

MEMO 5

総務省の勧告（下線は筆者による）

意識障害等の副作用報告がある医薬品の全ての添付文書を点検し，使用上の注意に意識障害等の副作用が発現する旨の記載のみで，自動車運転等の禁止等の記載がないものに対して，自動車運転等による事故を未然に防ぐため，当該医薬品の服用と<u>自動車事故との因果関係が明確でない場合であっても</u>，自動車運転等の禁止等の記載を検討し，記載が必要なものについては速やかに各添付文書の改訂を指示すること。また，添付文書の使用上の注意に自動車運転等の禁止等の記載がある医薬品を処方又は調剤する際は，医師又は薬剤師からの患者に対する注意喚起の説明を徹底させること。

MEMO 6

関連事案：危険運転致傷容疑[11]

39歳の女性が，添付文書に「1回1錠，1日3錠」と記載された鎮静薬を12錠服用後に自動車運転を行い，赤信号で停車していた男性が運転する車に追突した。男性の110番通報で捜査員が現場に駆け付けた際，女性は運転席で朦朧としていた。男性に頸椎捻挫を負わせた疑いで女性は書類送検された。筆者の知る限り，違法でない市販されている鎮静薬の影響による初の危険運転致傷容疑での摘発と考えられる。

和感を覚えながらも納得するかもしれない。しかし，いくつかの非ステロイド性抗炎症薬（NSAIDs）やシクロオキシゲナーゼ（COX）-2阻害薬に，添付文書の記載から免責の可能性があることには大きな戸惑いを感じるであろう。

プロスタグランジン（PG）は睡眠関連物質の一つであり，特にPG D_2（睡眠作用：アデノシンを介して睡眠調節中枢を活性化させて睡眠を誘発）とPG E_2（覚醒作用：ヒスタミン神経系を活性化して覚醒を誘発）の作用についてはよく知られている[16]。臨床的な意味のあるなしは不明であるが，NSAIDsやCOX-2阻害薬のアラキドン酸カスケードでのCOX阻害作用によって睡眠障害が生じることが示唆される。薬物の種類や患者の状態にもよるが，眠気が生じる患者もいれば，眠れなくなる患者もいるだろう。添付文書の運転時の注意事項は，おそらく臨床試験時の副作用として報告された眠気の有無を根拠に記載されたものであり，そのことが同じ種類のNSAIDsやCOX-2阻害薬でも，それぞれの記載内容が異なる理由かもしれない。

今後も，個別に細かい規定が必要かもしれないし，一度は「運転禁止」と添付文書に記載されたミルナシプラン，デュロキセチン，ベンラファキシンなどが，患者の生活の質を考慮し，「運転に十分に注意」と改訂されたことから[17]，可能な限り，NSAIDsやCOX-2阻害薬も含めてその添付文書の記載を，より患者の現状と医療現場の実践に沿った内容となるよう，われわれは製薬会社に書き直しを求めていかなければならないかもしれない。

禁止薬物使用中の患者が事故を起こした場合の争点

総務省の勧告に従った添付文書の注意事項は，「自動車を運転してはいけない」と「注意して自動車を運転する」の主に二つになる[10]。該当する薬物の使用後の自動車運転あるいは機械操作で発生した事故の責任の所在が問われたときに，

MEMO 7

関連事案：てんかん[18]

🖉

てんかん様発作がある患者（歯科医師）が運転中に意識を消失し，自車を制御不能のまま進行させたために，踏切で停車していた自転車に追突し，進行してきた列車に衝突させ轢過させて2人が死亡し，1人に障害を負わせた。患者は医師から運転を許容する趣旨の発言を得ていたと主張したが，裁判では認められなかった。

MEMO 8

関連事案：内視鏡検査時の鎮静[19]

🖉

61歳の患者が，ミダゾラム，フルマゼニルの鎮静薬の投与後に，上部消化管内視鏡検査を受けた。その後，自動車で帰宅途中に意識を消失し，交通事故を起こして受傷した。患者は，医療機関から「鎮静薬投与後から数時間は自動車運転が危険であるとの説明を受けなかった」として損害賠償請求を行った。裁判官は医療機関側の説明義務違反を認めた。

「注意して自動車を運転していたか否か」は立証が容易でないために争点にはなりにくく，①運転等禁止薬物を使用したか否か，②薬物を使用中に正常な運転あるいは操作ができる状態であったか否か，が争点になるであろう。

①について，患者がその薬物は運転等禁止薬であることを知っていた場合は患者がその責任を負うであろうが，知らなかった場合，それを伝えなかった医師（薬剤師）が責任を問われるかもしれない。医師から患者への運転等禁止の指示の有無が争われたケース（MEMO 7，8）もある。薬物を処方する医師は，指示した内容をある程度詳細にカルテに記録しておくことが重要である。そして，医学的に患者の利益・不利益にかかわらず，薬物の添付文書に従わない処方は原則行うべきではない。添付文書の注意事

> **MEMO 9**
>
> ### 関連事案：薬物使用も，無罪[20]
>
> 添付文書には運転禁止の記載があるゾルピデム酒石酸（マイスリー®）を常用していた被告は，運転中に仮睡状態となり，登校中の小学生の列に車で突っ込んだ。被告は運転開始4時間前までに薬物を服用していた。検察は，被告が薬物を服用すると運転に支障が生じるおそれがあると知りながら車を運転したとして起訴した。裁判官は被告が事故当時は仮睡状態であることを認めたが，被告が自宅を出発後，相当の交通量がある中で右左折をしていたことからも「特段注意力が減退していたわけでない」，薬物の影響は個人差が大きく，算定は困難とした。また，検察は危険運転致死傷罪が成立しなかった場合に備え，過失運転致死傷罪として「眠気があったのに運転を中止する義務を怠った」とも主張していたが，判決では「眠気があったことは立証されておらず，運転中止の義務が生じていたか疑問が残る」として無罪とした。

> **MEMO 10**
>
> ### 関連事案：不安神経症への処方薬[21]
>
> 男性が林道を走行中に自動車とともに崖から転落して死亡した。相続人が保険金の支払いを求めたが，保険会社は，男性が不安神経症の治療で，添付文書により自動車運転が禁止されている薬物（フルボキサミンマレイン酸塩，フルニトラゼパム，トラゾドン，ロフラゼプ酸エチル，クロキサゾラム）を服用していたことを理由に，免責を主張した。判決では，上記薬物を服用していたことは，保険契約の免責事項にある「麻薬，大麻，あへん，覚せい剤，シンナー等の影響により正常な運転ができないおそれがある状態で被保険自動車を運転している場合」には該当せずとして，誤って崖から転落した「急激かつ偶然な外来の事故」であるとして，保険会社に保険金の支払いを命じた。

項に従わない処方を行い，それに関連して患者に何らかの不利益が生じた場合は，その責任は処方した医師が負う可能性が小さくない。

現状では，禁止薬物使用の有無（①）よりも事故当時の本人が正常な運転が可能であったか否か（②）のほうが重要視されるようである（MEMO 9, 10）。本件でもB医師が使用していたと考えられたすべての薬物（トフィス，ロルメタゼパム，ゾルピデム酒石酸，ペンタゾシン）の添付文書で自動車の運転は禁止されているが，判決ではその使用には一切触れず，またその直接的原因となった薬物の同定もせずに「正常な意識水準になかった」として判決を下している。

一方で，処方され，あるいは市販されている合法的な薬物と異なり，アルコールや違法な麻薬などの薬物を摂取した事実が判明した場合は，基本的にそれだけで故意に危険な運転行為を行ったと認められ，安全運転の立証は不要である[22]。

異論・暴論

最悪のシナリオ

本件はB医師が自分自身に処方した薬物を使用して自損事故を起こしたもので，医師であるがゆえに，一般の患者よりも薬物に対する知識はあったという理由で，より厳しい司法判断がなされたようである。これが，もしそのような薬物を処方された医学知識のない患者が自動車事故を起こした場合はどうなったであろうか。

患者に対して医師が「運転等禁止薬物」について十分に説明もしないで，同意も得られない状況で処方して，その患者が自損事故を起こした場合，損傷した車の修理費，怪我の治療費，休業補償，死亡補償などについて保険会社が本件と同様に支払いを拒否したとしたら，患者および家族は医師側にその補償を求めるかもしれ

ない。その場合，このような添付文書の注意記載に従わず処方した薬物による患者の損害は，医師が加入している医師賠償保険の支払い対象になるのであろうか。また，医薬品副作用被害救済制度による患者への公的給付金の支払いはどうなるのであろうか。医師自らが支払わなければならなくなった場合，医師が所属する医療機関はどのような対応をするのであろうか[23, 24]。

さらに，関係がない第三者が被害を被った場合はどうか。通常は，保険契約の免責事項に抵触した運転者側の障害・損失に対する「人身傷害保険」，「搭乗者傷害保険」，「自損事故保険」，「車両保険」などは免責されるが，被害者（同乗者も含む）救済目的で，「対人賠償責任保険」，「対物賠償責任保険」は支払われる[25]。しかし，第三者の被害者が重症あるいは死亡した場合，刑事事件として，危険運転致死傷罪（負傷：15年以下の懲役，死亡：1年以上20年以下の懲役），過失運転致死傷罪（7年以下の懲役もしくは禁錮又は100万円以下の罰金）の幇助罪の対象に，処方した医師も加えられる可能性はないといえるであろうか。

MEMO 9に示した関連事案では，添付文書により自動車運転が禁止されている薬物を処方した医師は，運転を極力避けるように患者にアドバイスはしていたが，完全に運転を禁止するようには伝えていなかった。裁判所からの照会に対して，その理由を「投与量や服用者の体質によっては副作用がみられず，一律に危険とはいえない」「運転に危険を及ぼす投薬量や投薬から運転をしてはいけない時間制限の具体的な基準があるわけではない」と回答したが，そのことを裁判官が採用したことは注目に値する[21]。

本件から学び取れること

アルコールや違法薬物あるいはそれに準ずるものと医薬品とを同じ解釈でよいのかとの議論はあるにせよ，「交通法規で服用して自動車運転をすることを禁止する旨明文で例示された薬物」は法的判断の場においては重要視される傾向にある[1]。添付文書に「本剤投与中の患者には，自動車の運転等危険を伴う機械の操作に従事しないよう患者等に十分説明すること」と記載がある薬物を処方する際は，司法の判断が十分に定まったとは言えない現時点では，医師（薬剤師）は添付文書に従い，そのことを患者に伝え，同意する患者にのみ処方を限定すべきであろう。それを怠り，当該患者が事故を起こした場合は，処方した医師（薬剤師）が責任を問われる可能性も決して否定できない。

文　献
1. 土岐孝宏．入眠剤または非麻薬性鎮痛剤使用中の自動車事故と麻薬等吸引運転免責．法学セミナー 2015；3：125.
2. 平成25年7月25日/名古屋高等裁判所/平成25年（ネ）第221号
3. 米労働市場に異変 働き盛りの男性の労働参加率：主要国最低 薬物蔓延，政権の課題に．日本経済新聞記事．2017年8月19日.
4. Chihuri S, Li G. Trends in prescription opioids detected in fatally injured drivers in 6 US States：1995-2015. Am J Public Health 2017；107：1487-92.
5. 鎮痛薬「リリカ」，車運転しないで 厚労省呼びかけ．朝日新聞記事．2012年8月30日.
6. 三野 進．精神疾患患者の自動車運転と服薬にかかわる注意義務．精神誌 2017；119：493-9.
7. 飯原なおみ，吉田知司，岡田岳久ほか．わが国のナショナルレセプトデータベースが示した運転等禁止・注意医薬品の使用実態．医療薬 2014；40：67-77.
8. 笹嶋勝監，日経ドラッグインフォメーション編．治療薬インデックス2018. 東京：日経BP社，2017.
9. 富田 文．運転禁止薬の服薬指導 患者にどう説明するか．日経ドラッグインフォメーション 2017；6：13-9.
10. 厚生労働省．医療用医薬品の自動車運転等の注意等の記載に関する見直し等について．医薬品・医療機器等安全性情報．No.308. 2013年12月．《https://www.mhlw.go.jp/www1/kinkyu/iyaku_j/iyaku_j/anzenseijyouhou/308.pdf》（2019年4月12日閲覧）
11. 鎮静剤12錠飲み運転，追突事故 女を書類送検．読売新聞記事．2014年9月18日.
12. 飲酒や薬物運転事故 罰則強化の新法成立 最高懲役15年．日本経済新聞記事．2013年11月20日.
13. 山口 忍，長瀬 清，飯田宏樹．私のインフォームド・コンセント：ペインクリニック診療の薬物療法におけるインフォームド・

コンセント. ペインクリニック 2017；38：61-9.

14. 加藤佳子, 加藤 晃. 同意書取得に異議あり！〜自動車「運転禁止薬」への疑問〜. ペインクリニック 2017；38：497-8.

15. 永田泰造, 山田純一, 大原 整ほか. 自動車運転に影響を及ぼす医薬品の処方に対する薬局薬剤師の対応. YAKUGAKU ZASSHI 2017；137：323-8.

16. Murphy PJ, Badia P, Myers BL, et al. Nonsteroidal anti-inflammatory drugs affect normal sleep patterns in humans. Physiol Behav 1994；55：1063-6.

17. 厚生労働省医薬・生活衛生局. ミルナシプラン塩酸塩, デュロキセチン塩酸塩及びベンラファキシン塩酸塩製剤の自動車運転等に係る注意事項について. 医薬品・医療機器等安全情報. No.339. 2016 年 12 月. 《https://www.mhlw.go.jp/file/06-Seisakujouhou-11120000-Iyakushokuhinkyoku/0000185507.pdf》（2019 年 4 月 12 日閲覧）

18. 平成 24 年 5 月 10 日/名古屋高等裁判所/平成 23 年（ウ）第 513 号

19. 平成 14 年 6 月 21 日/神戸地方裁判所/平成 13 年（ワ）第 1202 号

20. 登校の列へ暴走, 被告に無罪判決 睡眠剤の影響を求めず 大阪地裁. 朝日新聞記事. 2017 年 3 月 13 日（夕刊）.

21. 平成 16 年 1 月 30 日/名古屋地方裁判所/平成 14 年（ワ）第 4222 号

22. 古賀健郎. 睡眠導入剤を使用した自動車運転中の事故について, 保険会社の免責が認められた事例. 損害保険研究 2014；76：321-54.

23. 厚生労働省医薬・生活衛生局. 医薬品副作用被害救済制度における不支給事例と医薬品の適正使用について. 医薬品・医療機器等安全性情報. No.286. 2011 年 12 月. 《https://www.mhlw.go.jp/www1/kinkyu/iyaku_j/iyaku_j/anzenseijyouhou/286-1.pdf》（2019 年 4 月 12 日閲覧）

24. 飯島正文. 第 109 回日本皮膚科学会総会⑰ 教育講演 46「医療経済・保険請求の知識」より「医療訴訟と皮膚科−重症薬疹の司法判断（補遺）」. マルホ皮膚科セミナー. ラジオ NIKKEI 2011 年 1 月 27 日放送. 《http://medical.radionikkei.jp/maruho_hifuka_pdf/maruho_hifuka-110127.pdf》（2019 年 4 月 12 日閲覧）

25. 松居英二. 酒気帯び運転免責の意義. In：伊藤文夫, 丸山一朗, 末次弘明編著. 損害保険の法律相談Ⅰ＜自動車保険＞. 東京：青林書院, 2016；376-85.

◆ CASE 9

イレウス患者の麻酔

脱水症患者に対する適切な麻酔薬の投与方法

取り上げる判例

平成 14 年 6 月 14 日
札幌地方裁判所
平成 6 年（ワ）第 795 号
損害賠償請求事件

キーワード

緊急手術
腸閉塞（イレウス）
脱水症
硬膜外麻酔
全身麻酔

Summary

胆嚢摘出手術施行後にイレウスを呈した患者の緊急手術に対して，硬膜外麻酔と全身麻酔を施したところ，心停止状態となり，蘇生後に植物状態となった。脱水症の患者に対して，血圧を低下させる作用のある麻酔薬の投与方法に過失があったと判断された。

請求額

原告ら（患者と家族）に対し，181,444,716 円

妥結額

原告らに対し，113,022,750 円

経過[1] （見出しは筆者による）

胆石症のため，手術が予定された

48 歳の男性患者は，1979（昭和 54）年 10 月，電柱の下敷きになり，腹部を負傷し，A 病院外科において，小腸を 30 cm 切除する手術を受けた。1988（昭和 63）年 5 月，動悸を訴えて同病院内科を受診し，心房細動との診断を受けた。患者は，黄疸症状のため，1991（平成 3）年 1 月 21 日，市内の内科を受診し，さらに同月 25 日，A 病院内科を受診したところ，結膜黄疸及び皮膚黄染が認められたため，同日，A 病院内科に入院した。なお，その際，心房細動が認め

られたが，治療は不要と診断された。

2 月 7 日，胆石症〔Mirizzi 症候群（MEMO 1)〕と診断され，同月 12 日，その治療のための手術を目的に，A 病院外科に転科した。

MEMO 1

Mirizzi 症候群

慢性の胆石症で，総肝管の閉塞ないし狭窄が，胆嚢管または胆嚢頸部の嵌頓結石によって生ずる比較的まれな病態を示す[2]。

第1回目の手術が行われた

3月14日，硬膜外麻酔と全身麻酔との併用下で，胆嚢摘出術及び総胆管切開・Tチューブドレナージ術の手術（以下，第1手術）が行われた。A医師が執刀を，B医師及びC医師が助手を，A病院に出張して来ていた大学麻酔科助手である麻酔科医Dが麻酔をそれぞれ担当した。

13：20，患者は，手術室に入室し，心電図モニターを装着した。心房細動及び不整脈が認められた。入室時，患者の血圧は147/121 mmHgであった。

13：32，硬膜外麻酔施行のため，患者の胸椎に硬膜外チューブを留置のうえ2%リドカイン（局所麻酔薬）12 mLを注入した。

13：36，チアミラール（静脈麻酔薬）12 mL及びベクロニウム（麻酔用筋弛緩薬：2015年販売中止）4 mgを静脈留置針から注入した。

13：40，気管挿管し，静脈留置針からチアミラール2 mLを追加注入した。

13：45，血圧が麻酔薬のために73/35 mmHg

まで下降したため，補正のためにエフェドリン（昇圧薬）5 mgを静脈留置針から注入した。

13：55，血圧が69/42 mmHgと低下した状態であり，補正のためにエフェドリン5 mgを注入した。

13：57，執刀を開始し，16：02に終了した。

術後にイレウスとなった

3月17日，食事の経口摂取を開始した。

同月28日までの患者の経過は順調であったが，翌29日になって，患者が下腹部痛，嘔吐感を訴えたため，A病院の医師は，腹部X線検査を行い，小腸内ガス像及びニボー像を確認した。この段階で，A病院の医師は，食べ過ぎに起因するイレウス（COLUMN 1）を疑い，同月30日に絶食とし，輸液を開始し，腹部X線検査を行った。4月1日，外科医長であるE医師が主治医となりガストログラフィン追跡造影検査を行い，イレウスと診断し，飲食を禁止した。同月2日，E医師は，イレウスの原因が胆汁の漏れにあるのではないかと疑い，Tチューブ造影

COLUMN 1

イレウスによる循環障害

健常成人の場合，1日約5〜10 Lの腸内液が分泌される。唾液（1000〜1500 mL），胃液（2000〜2500 mL），胆汁（300〜1000 mL），膵液（750〜2000 mL），腸液（1000〜3000 mL）などである[3,4]。正常では，これらの腸内液は吸収されるために，回盲部を通過するのはわずか400 mLである。

　大腸の閉塞は，通常は絞扼性にならず，大腸は比較的，吸収・分泌機能の低い，いわゆる貯蔵臓器なので，体液・電解質の障害は少ない。一方，小腸の閉塞では分泌物の血管内への吸収が損なわれるので，腸内液が腸の閉塞部位より口側で急速に貯留する。貯留量は，小腸閉塞の早期でも1500 mL，嘔吐を伴えば3000 mL，低血圧・頻脈がある場合は6000 mLとされ，ヘマトクリットが55%まで上昇していたら，約40%の血漿と細胞外液が失われているとされる。腸管からの栄養・水分の吸収障害が起こるほかに，嘔吐による水分喪失などにより，血清蛋白，ヘマトクリットの上昇，腎臓機能に関するBUNやクレアチニンの上昇，電解質喪失によるNa, K, Clの低下などが認められる。しかしながら，脱水症（MEMO 2）の診断は容易ではない。検査データのみで決して診断を行ってはならず，病歴，体重減少，身体所見，静脈圧などを総合的に判断して診断しなければならない。

検査を行ったが，胆汁の漏れが認められなかったので，第1手術の影響がイレウスの原因ではないかと考え，同日，高カロリー輸液による中心静脈栄養を開始するとともに，経鼻的にイレウスチューブを挿入して腸液，ガス等を吸引する保存的治療を開始した。同月3日，E医師は，ガストログラフィンによる造影検査を行い，小腸が完全に閉塞していることを確認し，閉塞部位を小腸の手術瘢痕部と特定した。

同月4日，1：40頃，強い喉頭部痛により唾液を飲み込むのも困難である旨訴え，鎮痛薬を投与された。4：00頃，腹痛及び咽頭部痛があり，自制できない旨訴えた。6：50頃，自制できない腹部と咽頭部の疼痛を訴え，ジアゼパムを投与された。7：20頃，腹部全体，咽頭部の激痛が持続し，全身倦怠感も著明に持続していた。9：00頃，疼痛を訴え，鎮痛薬が投与された。10：00頃，疼痛を訴えていた。10：05，イレウス管から1100mLの排出液があった。

なお，4月3日の患者の血液検査値及び各正常値は，表1のとおりである（全検査値ではなく，記載された一部のみ記載）。

●イレウスに対する手術の最中に心停止に陥った

1991年4月4日，10：00過ぎ頃，患者の担当医となったF医師は，患者にガストログラフィンによる造影検査を施行し，小腸の通過障害の改善が見られないことを確認したため，別の手術を行っていたE医師及びC医師と打合せを行い，直ちに患者のイレウスの手術（以下，第2手術）を行うことを決定した。第2手術の麻酔も麻酔科医Dが担当することになり，このとき，麻酔科医Dは，E医師らから患者の状態について説明を受けた。F医師は，患者及びその家族に対し，第2手術を行うことについての同意を得た。

11：00，患者の左手首静脈に静脈留置針を挿入し，乳酸リンゲル液500mLの点滴を開始した。

11：25，手術前投薬として，硫酸アトロピン

MEMO 2

脱水症

🖊

脱水症は，一般的に「細胞内スペース中の水分量が減少すること」と定義され，水分の欠乏と電解質喪失のバランスにより，高張性，低張性，等張性に分類される。脱水症を有する場合の多くは，循環容量が減少しているとされる[5]。

	4月3日	4月4日心停止後	正常値
WBC [/μL]	9800	19900	3500～9000
RBC [万/μL]	53.2	448	40～55
Hb [g/dL]	17	13.8	14.0～18.0
Hct [%]	47.7	39.8	40～50
Cre [mg/dL]	———	1.7	0.5～1.2
K [mEq/L]	———	4.5	3.5～4.8
Na [mEq/L]	135	131	139～148
Cl [mEq/L]	90	88	100～110
BUN [mg/dL]	37	58.9	8～20
BUN/Cre	33.636	34.647	10

表1　血液検査の結果

イレウス患者の麻酔　◆　091

0.5 mg, ヒドロキシジン100 mgを筋肉注射により投与した。血圧は108/90 mmHg, 脈拍72回/min, 体温は36.4℃であり, 脈拍は不整であった。

11：30, 手術室に入室した。血圧は108/73 mmHgであり, 腹痛を訴えていた。

11：35, 心電図モニターを装着した。この際, 心電図上, 心房細動が認められた。

11：45, 硬膜外チューブから2％リドカイン10 mLを注入した。この時点で, 患者の血圧は95/50 mmHgであった。

11：48, 吸入用マスクを装着し, これと並行してチアミラール10 mL及びベクロニウム6 mgを静脈留置針から注入した。血圧は105/51 mmHgであった。

11：57, 気管挿管をし, 挿管チューブの固定を終了した。

11：58, 自動血圧計で測っていた患者の血圧が測定不能になり, 触診を試みたが測定不能であったため, エフェドリン10 mgを静脈留置針から注入した。チアノーゼが出現した。

12：00, さらに, エフェドリン5 mgを静脈留置針から注入した。

12：04, 触診したところ, 血圧は80 mmHgであり, さらにエフェドリン5 mgを静脈留置針から追加注入した。

12：06, 著明な徐脈を呈したため, 心拍数を増加させるため, 硫酸アトロピン（昇圧薬）0.2 mgを静脈留置針から注入した。

12：07, 心電図モニター及び聴診により心停止を確認した。心停止後, 血液検査が行われた（表1）。心拍再開のため心臓マッサージを開始し, 硫酸アトロピン0.3 mgを静脈留置針から注入した。

12：10〜25, アドレナリン（昇圧薬）等の薬物を頻回にわたり静脈留置針から注入した。

12：25, 心臓マッサージを停止し, 除細動器を用いて直流電流200 Jの電気刺激を与え, さらに12：30から再び心臓マッサージを開始した。

12：31, 患者の心拍が再開したため, 心臓マッサージを中止した。

12：35, 患者の血圧は135/54 mmHgであった。

12：38, 患者の血圧は104/54 mmHgであった。

12：40, 患者の自発呼吸が再開した。血圧は98/49 mmHgであった。

12：59, この頃までに, C, E, F医師及び麻酔科医Dが協議の上, 第2手術の中止を決定し, 麻酔覚醒のため, ネオスチグミン（筋弛緩薬の拮抗薬）を静脈内に注入した。

13：30, 患者が手術室から病室に戻った。患者は, 12：07〜31までの間の心停止が原因で, 脳虚血による大脳皮質障害をきたし, これにより意識障害に陥った。

意識障害は持続した

1991年4月5日, 12：50頃, 意識障害が持続したままB病院に搬送され, 入院した。F医師がB病院の外科医に宛てた同日付の依頼状には, 患者の状態について, 「現在脱水強く」との記載があった。

同日16：00頃から19：20頃まで, B病院において, 気管挿管の全身麻酔により, イレウスの手術（以下, 第3手術）を受けた。小腸の一部が既に圧迫壊死し, 穿孔があり, 汎発性腹膜炎が生じていたため, 穿孔部を含めて小腸40 cmを切除した。

その後も患者の意識は回復せず, 5月21日, 全身管理及び治療を目的として, A病院外科に再入院した。患者は10年近く意識障害が持続し, いわゆる植物状態であり, チューブによる栄養補給等の全身管理を要する状態にあり, 現在の医療技術において, 回復は困難であるとされた。

主たる争点

麻酔施行上の過失の有無

患者側の主張：患者に脱水ないし心房細動等の症状があれば，麻酔施行にあたり危険性のあることを容易に予見し得るのであるから，患者の全身状態について十分な術前評価をすべき注意義務があったにもかかわらず，これを怠った。

硬膜外麻酔は，脱水症により循環血液量が不足している患者，ショック状態の患者ないしイレウスの末期の患者には禁忌であるとされている。したがってA病院の医師において，十分な輸液を行うなどの方法によって患者の全身状態を改善した上で硬膜外麻酔を施行するか，硬膜外麻酔を避けて全身麻酔のみで麻酔を施行すべき注意義務があったにもかかわらず，麻酔科医Dは，これを怠り，患者の全身状態を改善しないまま，全身状態が良好な場合におけるのと同様の硬膜外麻酔を施行した過失がある。

仮に硬膜外麻酔を施行するとしても，リドカインは，最初に試験量を注入し，心電図，血圧計，パルスオキシメータ等のモニターを通じて患者の血圧の変化等の全身状態を観察した上で，その感受性に応じて追加量を決定すべきであった。しかし麻酔科医Dは，こうした慎重な方法を採ることなく，本件麻酔においてリドカイン10 mLを急速に注入した。

静脈麻酔薬であるチアミラールは，最初に試験量を注入し，患者の血圧の変化等の全身状態を観察した上で，その感受性に応じて追加量を決定すべきであった。しかし，麻酔科医Dは，こうした慎重な方法を採ることなく，本件麻酔においてチアミラール10 mLを急速注入した。

病院側の主張：患者は，痛みは訴えていたが，腹部に著明な膨満は認められなかった。また，口唇の乾き等の脱水を示す症状はなかったため，E医師ら担当医は，著明な脱水症状はないと判断した。また麻酔科医Dは，患者の状態について，E医師から，血液検査における白血球数及び電解質の数値に異常がないことなど，これまでの経緯について説明を受け，さらに自ら患者の腹部の状態，顔色，痛みの有無等について確認をし，著明な脱水状態が認められないことを確認した。

なお，患者は第2手術当時，絶飲食をしていたのであるから，ある程度の脱水は当然予想されるものである。しかし，麻酔との関係では，単に脱水状態にあるかどうかではなく，著明な脱水状態にあるかどうかが問題になるところ，患者が著明な脱水状態になかったことは上記のとおりであるから，麻酔科医Dが硬膜外麻酔を選択したことに誤りはない。

麻酔科医Dは，患者の全身状態，術前の検査成績，心臓疾患及び呼吸器疾患による合併症の有無，既往歴，前回の麻酔記録，第2手術の内容等を勘案し，施行する麻酔法として，術後の鎮痛法としても利用でき，頻脈に抑制的に作用する硬膜外麻酔と，吸入麻酔薬による浅い全身麻酔とを併用することとし，局所麻酔薬は2％リ

ドカインとして，その量は第1手術の際に用いた量よりも減らして約10 mLとし，慎重に麻酔を施行したものである。

麻酔科医Dは，まずリドカイン3 mLを試験注入し，患者に異常がないことを確認した上で，緩徐にリドカイン7 mLを注入したものであり，チアミラールの注入についても，同様に患者の全身的反応をみながら緩徐に注入したものであって，これらの麻酔薬を急速に注入した事実はない。

以上のとおり，本件麻酔は，当時の医学水準に準拠した適切なものであって，A病院の医師に過失はない。

裁判結果

麻酔施行上の過失が認められた。

判決文抜粋

A病院の医師において，本件麻酔の施行前に患者の血液生化学検査等を行い，患者が相当な程度の脱水状態にあることを把握し，こうした患者の状態に応じた慎重な麻酔方法を採るべき注意義務を負っていたにもかかわらず，これを怠り，硬膜外腔へ2％リドカイン10 mLを急速に注入し，そのわずか3分後にチアミラール10 mLを急速に静脈注入した過失があるというべきである。A病院の医師の過失により，患者に大脳皮質障害という結果が発生したものであり，その間には相当因果関係があると認めることができる。

本件は，「第2手術を遅延させた過失の有無」「第2手術までの全身状態管理を怠った過失の有無」についても争点になったが，いずれも最終的には病院側の過失は認められなかった。その詳細は，紙面の関係で割愛する。

解説

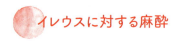

イレウスに対する麻酔

イレウスに対する麻酔で注意すべきことは，患者の①循環動態の不安定性〔循環血液量の減少，電解質および酸塩基平衡異常，ショック状態，腹部コンパートメント症候群 abdominal compartment syndrome（腹部膨満）による循環抑制，表2[6]〕と，②フルストマックの危険性（特に麻酔導入時の胃に充満した食物，胃液，血液などの逆流による誤嚥で生じる重篤な肺炎など）である。

①循環動態の不安定性に関しては，術前の十分な補正が必須である。ただし，その補正が施行されたとしても，麻酔は常に循環抑制があるという前提で臨むことが求められる[7]。循環抑制を助長する要因としては，静脈麻酔薬や吸入麻酔薬の急速投与，腹壁緊張を急激に消失させ

①腹腔内圧≧25 mmHg
　あるいは膀胱内圧≧30 cmH₂O

②臨床的悪化を示す徴候が一つあるいはそれ以上
　・乏尿
　・肺動脈圧の上昇
　・低酸素血症
　・心拍出量の低下
　・低血圧
　・アシドーシス
そして（確認目的で）

③腹腔内圧解除による臨床症状の改善

表2　腹部コンパートメント症候群の診断基準（文献6より）

MEMO 3

迅速導入 rapid sequence induction（RSI）

crash induction とも称され，フルストマックによる嘔吐の危険性が高いと考えられる緊急手術患者に用いられる麻酔導入方法である。十分な酸素化の後に静脈麻酔薬と筋弛緩薬を同時に急速投与し，マスク換気（胃に空気を送り込む可能性がある）を行わずに気管挿管を行う。通常の入眠後，十分なマスク換気を施行してから気管挿管を行う方法は「急速導入」と称される。

る筋弛緩薬の投与や開腹，静脈還流を抑制する人工呼吸器による陽圧呼吸管理，そして交感神経を遮断して末梢血管を拡張し心臓刺激枝を抑制する区域麻酔（硬膜外麻酔，脊髄くも膜下麻酔），などが挙げられる[3,7〜9]。脱水状態での硬膜外麻酔は決して禁忌ではなく，注意して施行すれば患者にとっても有用な麻酔方法である[10]。しかしながら，イレウスの症状発現から手術までの時間が長い，腹膜炎症状がある，敗血症あるいはすでに播種性血管内凝固（DIC）を合併している場合などでは，数々の注意が必要とされる[11]。

　本件で硬膜外麻酔に用いたリドカインの添付文書[12]には「硬膜外麻酔での本剤の投与に際し，その副作用を完全に防止する方法はないが，ショックあるいは中毒症状をできるだけ避けるために，次の諸点に留意すること。（1）注射の速度はできるだけ遅くすること，（2）試験的に注入（test dose）し，注射針又はカテーテルが適切に留置されていることを確認すること，（3）麻酔範囲が予期した以上に広がることにより過度の血圧低下，徐脈，呼吸抑制を来すことがあるので，麻酔範囲に注意すること」などの記載がある。

　また，チアミラールの添付文書[13]には「本剤の用量や静注速度は年齢・体重とは関係が少なく個人差があるため一定ではないが，大体の基準は次の通り。全身麻酔の導入最初に2〜4 mL

（2.5％溶液で50〜100 mg）を注入して患者の全身状態，抑制状態などを観察し，その感受性より追加量を決定する。次に患者が応答しなくなるまで追加注入し，応答がなくなった時の注入量を就眠量とする。さらに就眠量の半量ないし同量を追加注入したのち，他の麻酔法に移行する」との記載があり，患者を観察しながら少量ずつ追加する投与法が推奨されている。CASE 6で述べたが，これらの添付文書の記載は，裁判官が証拠として重要視するものである。特にイレウスなどで低アルブミン血症の存在下ではチアミラールは蛋白結合の低下により薬物作用の増強につながるとされる[8]。ただし，麻酔導入ですべての静脈麻酔薬が循環を抑制するわけでなく，例えばケタミンは循環抑制が生じにくい薬物であり，脱水状態などでも使用可能とされている[9]。

　次に②フルストマックの危険性であるが，最も注意しなければならないことは，麻酔導入時に嘔吐によって咽頭・気管支に胃内容物が流入することであり，状況によっては意識下挿管や迅速導入（MEMO 3）が推奨される[7,8]。その他，吸入麻酔薬に関しては，腸管の閉鎖腔の体積を増す可能性がある亜酸化窒素の使用は禁忌とされる[7]。

イレウス患者の麻酔　◆　095

麻酔科医の対応は適切であったか？

第2手術において，麻酔記録では11:45に硬膜外にリドカインを注入し，11:48に静脈麻酔薬を投与しており，その間隔は3分間である。裁判官は，「相当な程度の脱水状態に陥っている患者に対してリドカインを用いた硬膜外麻酔とチアミラールを用いた全身麻酔とを併用するに当たり，最初にリドカイン2〜3mLを試験量として注入し，その後3〜4分待ち，患者の状態に異常が認められないことを確認した上で，必要量のリドカインを患者の状態をみながら緩徐かつ慎重に注入し，その後5〜10分程度待ち，麻酔の効果及び範囲を確認し，患者の状態に異常が認められないことを確認した後に，必要量のチアミラールを患者の状態をみながら緩徐かつ慎重に注入すべき注意義務を負っている」とした。

麻酔科医Dは「まずリドカインを3mL試験注入し，患者に異常がないことを確認した上で，緩徐にリドカイン7mLを注入した。チアミラールの注入についても，同様に患者の全身的反応をみながら緩徐に注入したものであって，これらの麻酔薬を急速に注入した事実はない」と主張し，証人は"3分間"についての手術室記録は，「緩徐に行った麻酔薬の注入をまとめて記載した可能性があるので，必ずしも，上記各麻酔薬をそれぞれ一時に注入したと限らない」と証言したが，裁判官は「麻酔科医Dや証人の証言中には，上記手術記録と異なる上記注意義務に従った方法で各麻酔薬を注入したことをうかがわせる部分がない」と退けた。改めて言うまでもないが，診療記録は医療訴訟ではとても重要な証拠として取り扱われる。このことは，日頃の臨床現場で徹底させたいものである。

本件の資料では，静脈麻酔薬の投与以外にどのような手技が行われたかの記載がなく，詳細は不明であるが，通常の急速導入が行われたよ

うである。その記録が正しかったとして，麻酔科医Dがイレウスの緊急手術で，このような短時間で硬膜外麻酔と全身麻酔の導入を行った理由は不明である。誤嚥を防ぐために迅速導入を行ったとも考えられるが，その記載はなく，また第1手術でも硬膜外麻酔から全身麻酔導入までの間隔は"4分間"と短時間であったことからすると，麻酔科医Dは，常に同様な麻酔方法を用いていたのかもしれない。

硬膜外麻酔と全身麻酔を併用すると，それぞれ単独使用以上に血圧が低下しやすくなる[4]。このことは，麻酔科医Dも把握していたからこそ，第1手術で血圧が低下した経験を踏まえて第2手術では2%リドカインを12mLから10mL，チアミラールを14mLから10mLと減量したのだろう。しかしながら，裁判官はこの点に関しては評価せず，さらなる注意と慎重さが必要であったにもかかわらず，それを怠った過失があると判断した（COLUMN 2）。なお，第2手術における硬膜外麻酔が，留置していたカテーテルの迷入により実は脊髄くも膜下麻酔になっていた可能性は完全には否定できない。また通常は，気管挿管後に循環動態の安定を確認後に，局所麻酔薬の少量の試験投与を行い，その後硬膜外へ全量の局所麻酔薬を投与するのが，より安全と考えられる。

異論・暴論

本件の患者側弁護士 石黒 敏洋氏によると，判決で「麻酔科医Dにのみに法的な責任が負わされたこと」について同情的記載をしている[1]。本件について相談した外科医からは「担当医が悪い，手術時期の見極めが悪すぎる」との指摘があり，より早期に手術の決断ができていれば極度の脱水状態に陥らず，麻酔事故を回避できた可能性が高かったとの見解を示している。つまり「急な麻酔をしなければならない場面を作り出した担当医等の責任は重い」のは事実であ

COLUMN2

では，どれほど減量すればよかったのか？

本件と同様に，麻酔薬の過量投与に過失があると判断された判例がある[14]。患者は65歳，身長143cm，体重43kg。人工骨頭置換手術に対して硬膜外麻酔（メピバカイン）と全身麻酔（プロポフォール＋ケタミンで声門上器具）との併用で，麻酔施行中に患者の血圧が低下して死亡した。声門上器具を使用した全身麻酔では，プロポフォール80mg静注後7.5mg/kg/hrで持続投与（少量のケタミン併用），第1/2腰椎から施行された硬膜外麻酔では2%メピバカインをまず試験投与2mL，その数分後に18mL追加投与されていた。

高裁では「麻酔量をどの程度減らすかは医師の裁量であり，患者の死亡を回避するに足りる具体的注意義務の内容を確定するには困難」としたが，最高裁では「プロポフォールとメピバカインの投与量を調整すべきであった」と医師の過失を認め，高裁判決を破棄して差し戻した。最高裁が「各薬剤の添付文書を参考に医師に麻酔薬を減量する義務があったとしながら，どれほど減量すべきとの具体的判断は示さなかった」ことにより，今後，「例え麻酔薬を減量しても血圧が低下して合併症が生じた場合は適切な減量ではなかった」あるいは「血圧が低下して合併症が生じない程度に減量すべき注意義務があった」と，医師に不利な判断がなされる可能性が指摘されている[15]。

るが，「刑事はもちろん，民事であっても，悪しき結果に直接結びついた過失でなければ"法のまな板"に載らない」という司法の特性から「本件では，経過はどうあれ，最後の原因を作った麻酔科医Dの過失が認められることになった」としている。そして「麻酔科医Dは本件において，手術直前の状態について正確な情報が与えられず，外科医のリードで検査のゆとりがないまま，手術が始まってしまったこと。おそらく麻酔科医Dは，担当医等が脱水などの管理をきちんと行っていると"信じて"いたに違いがなく，ただ不安もぬぐえず，麻酔薬を少しだけ減らすなどの配慮を試みたのだが，思いのほか脱水が進行しており，急がされた手術で，慎重さに欠ける麻酔手技となり，最悪の結果を招いてしまった」としている。同様な症例として，外科医から「状態は比較的良好」（実は前夜にショックとなりドパミンが使用されていた）との言葉を信じて，硬膜外麻酔を施行して，一時患者が心停止となった症例も報告されている[11]。

CASE 2でも述べたが，麻酔科医を追い詰める厳しい状況を作り出した外科医の責任について，司法がさらに踏み込まなければ，今後，麻酔科医を目指す医師は少なくなるであろう。

本件から学び取れること

イレウスの緊急手術に対して麻酔を施行する場合は，術前の患者評価，特に脱水症の有無の確認は重要であり，時間の許す限りその補正を行うべきである。全身麻酔単独あるいは区域麻酔を併用する場合は，それぞれの麻酔薬の投与の際には，患者の状態，投与された麻酔薬に対する反応を十分に観察し，投与量，濃度，速度及び投与のタイミングには細心の注意を払い，時に少量から，緩徐に投与することが必要とされる。

文 献

1. 石黒敏洋. イレウス手術で"植物状態" 責任は担当医より麻酔科医に. In：日経メディカル編. 医療訴訟の「そこが知りたい」. 東京：日経 BP 社, 2010；66-70.
2. 笠原 洋, 上田省三, 森下明彦ほか. Mirizzi 症候群. 近畿大医誌 1987；12；279-89.
3. Parthasarathy S, Sripriya R, Krishnaveni N. Anesthetic management of intestinal obstruction：a postgraduate educational review. Anesth Essays Res 2016；10：397-401.
4. Kasaba T, Kondou O, Yoshimura Y, et al. Haemodynamic effects of induction of general anaesthesia with propofol during epidural anaesthesia. Can J Anaesth 1998；45：1061-5.
5. 徳田安春. 脱水をどう診断する？ レジデントノート 2016；18（8）：58-63.
6. Mayberry JC. Prevention of the abdominal compartment syndrome. Lancet 1999；354；1749-50.
7. 多田恵一. イレウス. In：稲田英一編. 周術期の危機管理. 東京：文光堂, 2002；128-32.
8. 奥田隆彦. イレウスの麻酔. 救急医 2000；24：852-4.
9. Yao FF, Artushio Jr JF. 腸閉塞. In：福島和昭監訳. 臨床麻酔「質疑応答」. 東京：真興交易医書出版部, 1985：145-51.
10. 川島正章, 須加原一博. 脱水を伴う高齢者, 腸切除の可能性. LiSA 2002；9：304-8.
11. 小坂義弘. 腸管の手術. In：新版 硬膜外麻酔の臨床. 東京：真興交易医書出版部, 1997：167-9.
12. 丸石製薬株式会社. リドカイン注射液（0.5%）/リドカイン注射液（1%）/リドカイン注射液（2%）. 《http://www.info.pmda.go.jp/go/pack/1214401A1035_2_06》（2019 年 4 月 12 日閲覧）
13. 日医工株式会社. イソゾール注射用 0.5 g. 《http://www.info.pmda.go.jp/go/pack/1115403D3043_1_02/》（2019 年 4 月 12 日閲覧）
14. 平成 21 年 3 月 27 日/最高裁判所第二小法廷/平成 19 年（受）第 783 号
15. 水沢亜紀子. 全身・局所麻酔時に患者死亡 過剰投与との因果関係を認定. In：日経メディカル編. 医療訴訟の「そこが知りたい」. 東京：日経 BP 社, 2010：116-20.

◆ CASE 10 ◆

麻酔科医の物質使用障害
われわれは何ができ，何をすべきか？

取り上げる判例

平成 26 年 11 月 6 日
盛岡地方裁判所
平成 26 年（わ）第 83 号
麻薬及び向精神薬取締法違反被告
　事件

キーワード

麻薬
Drug Court
死亡
薬物乱用
薬物依存

求刑

懲役 1 年 6 月

量刑

懲役 1 年 6 月，執行猶予 3 年

Summary

麻酔科医が勤務先の病院において，術中の患者に投与すべき麻薬を抜き取り，病院のトイレで自分自身に頻繁に注射していた。

　麻薬及び向精神薬取締法（MEMO 1）違反として起訴された。

経過

A 病院の 30 歳の麻酔科医 A は，2014（平成 26）年 6 月 8 日，自身が担当でない緊急手術中の手術室に入り，麻酔中の患者に持続静注されていたフェンタニル（医療用麻薬）を点滴ラインの接続部から注射器で数 mL 抜き取った。手術室担当看護師 2 人が，そのフェンタニルを抜き取った注射器を麻酔科医 A が胸ポケットに入れたのを目撃していた。その後，麻酔科医 A は病院の男子更衣室内トイレで，自分自身の右腕に抜き取ったフェンタニルを注射した。

　抜き取りを目撃した看護師は上司に報告。病院長の聞き取りに対して麻酔科医 A は「仕事や育児のストレスから背中に痛みを感じるように

なり，使用したら痛みが落ち着いた」と自分自身への使用を認めた。それまで麻酔科医 A が飛

MEMO 1

麻薬及び向精神薬取締法

（第 1 条 目的）
この法律は，麻薬及び向精神薬の輸入，輸出，製造，製剤，譲渡し等について必要な取締りを行うとともに，麻薬中毒者について必要な医療を行う等の措置を講ずること等により，麻薬及び向精神薬の濫用による保健衛生上の危害を防止し，もつて公共の福祉の増進を図ることを目的とする。

び入りで手術室に入ることはあったが，麻酔科医Ａの行動を不審に思うスタッフはいなかった。病院からの連絡を受けた県医療局などの聴取に対し，麻酔科医Ａは，「4か月ほど前から，多い時で2〜3回/週，計40回ほど使用した。抜き取りも初めてではない」と認めた。麻酔科医Ａは自ら警察に出頭し，地検に書類送検され起訴された。

裁判結果

麻酔科医Ａの麻薬及び向精神薬取締法違反が認められた。

量刑の理由

麻酔科医Ａは，ストレスを原因とする背部痛を和らげるために4か月ほど前から同様の方法で40回くらい反復施用していたと述べていたことからすると，麻薬に対する親和性が窺われるとともに，手術を万全にしようとの職業意識や責任感が見受けられない身勝手な病院内での行動をみれば，医師としての自覚が欠如しているものといわざるを得ない。

麻酔科医Ａの刑事責任は重いといえるが，犯行発覚後は病院関係者に付き添われて自ら警察に出頭し，以後，事実を認めて反省の態度を示しており，前科がなく，50万円の贖罪寄付をしたほか，父親が監督を誓っていること，厚生労働大臣による行政処分（COLUMN 1）が見込まれるなど，麻酔科医Ａのために酌むことのできる事情も考慮して，主文のとおり量刑し，刑の執行を猶予することにした。

COLUMN 1

医道審議会

医師法にもとづいた厚生労働省の審議会の一つ。医師・歯科医師などの医療者に対する行政処分を下部組織である医道分科会で審議して厚生労働大臣に報告する。主に，①心身の障害により医師の業務を適正に行うことができない者，②麻薬，大麻又はあへんの中毒者，③罰金以上の刑に処せられた者，④医事に関し犯罪又は不正の行為のあつた者，さらに⑤医師としての品位を損するような行為をした者などが対象で，「戒告」「医業停止・歯科医業停止（3年以内）」「免許取消」の3種類の処分がある。

医療者によっては，裁判で下される罰金や禁錮（執行猶予）がわずかなものと予想できても，その後の行政処分を恐れて，裁判に至らぬよう高額な金銭を支払っても示談に積極的に応じることもある。2008〜2017年で免許取消件数は63件であり，その内訳は，わいせつ事案31件，詐欺事案11件，薬物関連7件，殺人・殺人未遂事案7件，その他7件である。特に薬物関連の法令違反は近年増加しており，重い処分がなされる傾向にある[1, 2]。

本件は，医業停止3年の行政処分が下された。

解説

新聞報道による麻酔科医の物質使用障害

本件も含め，麻酔科医の物質使用障害 substance use disorder（SUD）に関連した報道は，筆者が新聞記事などで調べた限り，2000年以降で13件あった（表1，別表）。幸いながら，直接の患者被害は報告されてはいない。さまざまな理由から，麻酔科医のSUDに関する症例報告が，医学論文として掲載されることはほとんどないため，断片的な情報として伝わることしかないが，実際に，SUDに陥った麻酔科医がどうような経過をたどったかを知ることはSUDを防ぐ上でも重要な情報と考えられる。本稿では，主に過去の新聞報道から得られた情報を編集して章末に提示する。

麻酔科医とSUDとの関係

麻酔科医の薬物乱用，依存，中毒など（MEMO 2）は常に大きな問題である[33~47]。米国の資料[33]によると，生涯においてSUDに陥る確率は，一般人（16%）と比較して医師（7.9%）は低い。また，毎年，SUDになる確率は医師全体は2.1%で，麻酔科医に限ると1～2%であることから，麻酔科医が医師のなかで特に多いとは言えないかもしれない[33]。しかしながら，全科研修医のなかで麻酔科研修医が占める割合（3.9%）と，麻酔科研修医がSUD依存症治療プログラムを受ける割合（33.9%）から判断すると，麻酔科医は救急救命医，精神科医，家庭医と並び，病理医，放射線科医，小児科医など，他科医師と比較してSUDに至る危険性が高いことが示唆されている[33]。さらに，麻酔科医のSUDでは，医療用麻薬が占める割合，死亡率，再発率がそれぞれ高いことは，大きな特徴である[34,35]（表2）。

平均年齢	31歳（27～47歳）
使用薬剤	フェンタニル（7例），ミダゾラム（5例），セボフルラン（2例），イソフルラン（1例），プロポフォール（1例），レミフェンタニル（1例）
男女比	男性11例，女性2例
確認時生死	生存7例，死亡6例

表1　新聞報道にみる麻酔科医の物質使用障害の概要
（文献4～32より作成）

① 35歳以下がほぼ半数
② 研修医が多い
③ 米国整骨医協会会員が多い
④ 麻薬類が多い（76～90%）
⑤ 複数の薬物を使用（33～50%）
⑥ SUDの家族歴がある（33%）
⑦ 大学附属病院に勤務（65%）

表2　米国のSUD麻酔科医の特徴（文献33より）

> **MEMO 2**
>
> **用語解説**
>
> 米国精神医学会の「精神障害の診断と統計マニュアル Diagnostic and Statistical Manual of Mental Disorders」第4版（DSM-IV, 1994年）から，それまでは独立していた「物質乱用」と「物質依存」が，「物質使用障害 substance use disorder（SUD）」に統合された。ただ，両用語の区別をなくしたことに大きな批判がある。
>
> 日本麻酔科学会[3]の定義は以下
> ● 薬物乱用：社会規範から逸脱した目的や方法で薬物を自己摂取すること
> ● 薬物依存：薬物乱用を継続するうちに薬物に対するコントロールを喪失した状態，つまり止めようと思っても止められない状態のこと
> ● 薬物中毒：覚醒剤精神病などに起因する幻覚妄想症状を意味する慢性中毒と，薬理作用による急性中毒がある。精神科医による治療の対象となる

なぜ麻酔科医，特に若い研修医が SUD に陥りやすいのか。一番の理由として，全身麻酔は基本的に鎮痛，鎮静であり，使用する薬物は乱用，依存に陥りやすいものも少なくはなく，依存性薬物を不法に入手し，細工しやすい環境であることが推測される。投薬に際して他科の医師は，たとえ麻薬であっても主に処方の指示を行うのみであり，患者に薬物を渡すのは薬剤師で，それを実際に摂取するかは患者（家族）に委ねられる。一方，麻酔科医は，多種類の依存性の高い薬物を自分の裁量で調節し，自分の手で患者に投薬（吸入・静注）し，その投与および残量の記載を自ら行うことが日常である。そして SUD との関係が医学的に証明されたわけではないが，さまざまなストレス，例えば，ミスが患者の死に直結する麻酔業務，家庭，金銭，人間関係などは，医師としても社会人としても経験が浅い研修医が薬物に依存し始める動機になり得る[33]。

発覚した場合の対応

表 1 および別表に提示した事案は，氷山のほんの一角に過ぎず，特定の施設あるいは特殊な麻酔科医のみの出来事ではないと考える読者は少なくないであろう。医療用薬物を不法に入手しなくても，比較的安易に入手できるその他の依存性薬物は世の中に溢れている。

　もし，身近にいる麻酔科医が薬物を使用している現場を発見したら，または，SUD の疑いがきわめて高い状況証拠をもとに本人に確認し使用を認めた場合，われわれはどのように対応すべきであろうか？　別表に示した事案でも，いくつかの対応に分かれている。死亡が確認された場合はもちろん事件性を考慮してまず①異常死として警察に連絡するが，そうでない場合，
②SUD として都道府県知事に連絡する
③SUD として警察に連絡する
④薬物の盗難・紛失として警察に連絡する

⑤解雇・退職させる
⑥麻酔（臨床）業務から外す
⑦麻酔科医を信じて業務を継続させる
⑧治療を受けさせる
などがなされている。

直ちに警察に通報するのか？

麻薬及び向精神薬取締法の第 58 条 2（医師の届出等）で「医師は，診察の結果受診者が麻薬中毒者であると診断したときは，すみやかに，その者の氏名，住所，年齢，性別その他厚生労働省令で定める事項をその者の居住地（居住地がないか，又は居住地が明らかでない者については，現在地とする。）の都道府県知事に届け出なければならない」とある。この文言についてしばしば混乱が生じているが，届け出先は「警察」ではなく「都道府県知事（通常は薬務課へ電話連絡）」である。

　もちろん，麻薬及び向精神薬取締法違反ということで，一市民として「警察」に告発する「権利」はあるが，医師としての「義務」はない[48]。日本麻酔科学会は「法的な面からは，薬物の入手方法が違法であれば，それを発見した時点で刑事告発もやむをえないと思われるが，施設内でまず検討するなど，法的手段に関しては慎重に対処すべきである（日本ではまだ Drug Court の考え方は広まっておらず，実施している裁判所もない）」[3] としている（COLUMN 2）。

　なお，診療上知り得た秘密だとしても，例えば患者が覚醒剤を違法使用していた事実を通報することは「医師の守秘義務違反」にはあたらない（COLUMN 3）[51]。

本人に対してどうするか

解雇あるいは退職，麻酔科から他科へ転科，あるいは臨床から遠ざけて基礎研究に専念させるなどの対応は，根本的な解決にはならないが，

COLUMN2

Drug Court（薬物裁判所）

薬物犯罪者に対して，通常の裁判手続に代えて，裁判所の総合的・集中的監視下で SUD から回復させるための治療を受けさせ，治療の全過程を終了した薬物犯罪者に対しては，逮捕記録の抹消，公訴の棄却，判決言い渡しの猶予や刑の執行の猶予がなされる。SUD の増加や過剰拘禁，低年齢者犯罪の増加に対して，根本原因である SUD を治療する諸施策を刑事司法制度に導入することこそ問題解決に役立つとの構想から，米国で誕生した。つまり，SUD には法的対応（罰則）よりも治療的対応が有効であり，再犯防止やその費用削減が可能であるとされる。日本でも導入について検討がなされているようだが，その医学的エビデンスや費用，法改正などの解決すべき問題もあり，結論は得られていない[49,50]。

COLUMN3

医師の届け出

医師の「届け出」と「守秘義務」のどちらが優先するかについて最高裁まで争われた「覚せい剤取締法違反被告事件」[51]がある。ナイフで刺創を負った救急患者の麻酔中に治療目的で採取した尿を調べたところ，アンフェタミンの陽性反応が出たため，両親の同意を得て警察に通報した。しかしながら患者自身は「尿採取と薬物検査を患者の同意なく施行し，尿から覚醒剤反応が出たことを警察に通報した行為は医師の守秘義務に違反している」と医師を訴えた。裁判官は「医師が，必要な治療又は検査の過程で採取した患者の尿から違法な薬物の成分を検出した場合に，これを捜査機関に通報することは，正当行為として許容されるものであって，医師の守秘義務に違反しないというべきである」とした。

各施設や部門の当座の責任回避という意味でしばしば行われてきたし[36]，専門科の変更は有効との考えもある[37]。日本麻酔科学会が実施したアンケート調査の結果では，SUD の麻酔科医に対して，同僚は，何とか救いたいと考えるのに対して，施設長や病院長は，退職勧告を考えるようである[38]。

麻酔科の管理者としては更生を期待し，麻酔科業務を継続させるという選択も考えるかもしれない。特に，手術件数が多く麻酔科医の絶対数が足りない施設だと，たとえ SUD 者でも麻酔業務から容易には外すことができないかもしれない。しかし，警察や都道府県などに届け出れば，周囲には知られることとなり，本人が退職を希望することもあるだろう。

重要なことは，SUD をそのまま見過ごしてはならず，発覚は治療の好機と考えるべきであり[48]，何も対応しないままの退職または勤務継続はあり得ないということである。

● SUD の治療と職場復帰

以前は，意志が弱いために SUD から抜け出せないのだと考えられていた。現在は，時間を経て進行する遺伝子的，生物学的，環境的各因子などが複雑に絡み合い，薬物の長期使用により，脳内報酬系である中脳辺縁ドパミン神経系に変化をきたして再発と寛解を繰り返す，つまり高血圧症や糖尿病などと同じ根治ではなく管理が目的とされる慢性疾患と考えられている[33,52]。

それを周囲が理解することが，SUD の麻酔科医の業務復帰の成否にも関係する。

そもそも，SUD の"治療"とは，日常生活を送りながら，自身による制御によって断薬を生命が尽きる時まで継続することである[53]。すなわち薬を「やめる」だけでは不十分で「やめ続け」なければならない[39]。つまり，再発の可能性は常につきまとう。しかも，依存薬物がフェンタニルのような麻薬の場合，非麻薬の場合と比較して，職場への復帰率は低く，再発症例の初発症状が死亡であることが多いことは特筆すべきである[33]。

医療者の SUD 治療プログラムがある米国において，研修中に SUD が発覚した麻酔科医のうち，研修を再開して修了した者が 69％，専門医資格を取得した者が 51％との報告がある[33]。日本は，SUD に対する警察の取り締まりは世界一流であるが，依存者への治療・回復・支援は三流以下といわれている。残念ながら日本では医療者の SUD に対する有効な治療プログラムは整っていない[40, 54]。ただ，日本麻酔科学会でも，「回復支援プログラム」は用意しており，DARC[*1] という SUD に対する治療プログラムを有する民間の薬物依存症更生施設グループもある。いずれにしても，職場復帰には，治療に熟練した，根気・忍耐力そして優しさをもった複数の人員からなるチームで，長い時間と労力が費やされなければならない[10]。

SUD の麻酔科医の早期発見

最初は好奇心かもしれない。SUD の多くは，「一度くらいなら大丈夫」「自分はすぐやめられる」との自分への過信から始まる。そしていつしか薬物に支配され，気がつけば抜け出せない状況に陥っている[55]。「乱用」が「依存」に至る前に防止するためには，早期発見は必須である。

早期発見の方法として，日本麻酔科学会[3] はチェックリスト（表3）を公表している。

SUD 麻酔科医の最初の反応は否認であり，それが特徴でもある。"芸術的な詐欺師"とも称されるように，表面的には理にかなった説明で，自分の疑惑の行動を正当化しようとする[33]。密かに依存薬物が充填されたシリンジの内容を取り換えることは常套手段であり，さらにガラスアンプルであってもアンプルカットした形跡を残すことなく内容を交換する技術まで習得するようになる[33]。また，周囲に共謀を求めることはあっても，自ら謝罪して積極的に治療への協力を求めることはない[35]。

聞き取り調査に対して，別表の症例4のように，疑わしい麻酔科医から「名誉棄損」と凄まれると，それ以上の踏み込んだ対応を躊躇する場合もあるだろう。ただ，明確な証拠がないからと調査を中止し，後に発覚した場合，「兆候があったのに十分な対応処置をとらなかった」として病院の管理体制が問われる可能性もある。

予防方法

可能であれば専任の薬剤師を配置して薬品管理を徹底することは，ただちに施行すべきである。

尿検査（MEMO 3）は再犯防止の有用性が認められており，職員全員に抜き打ちで尿検査を行うことまで検討した施設もある。確かに尿検査を行う施設であるとの情報が公開されていれば，少なくともその施設に SUD の医療者はやってこない。しかし，ほかの施設に行くだけであって，これを SUD の抑止力とするには，全施設で抜き打ち尿検査を導入しなければ意味はない。欧米ほどには SUD が蔓延しているわけではない日本では，費用対効果や個人情報保護の観点などから，実現性は乏しいだろう。

早期からの教育は必須であり，例えば，専門

---

*1　DARC（ダルク）：Drug Addiction Rehabilitation Center の略。

院内	1	麻薬処方量が増加する
	2	気分変化が激しく，うつや怒り，興奮，多幸感などを繰り返す異常な行動様式を示す
	3	診療録の記載が雑になり，読みづらくなっている
	4	麻薬処方量が施行手術に不釣合いに多量となる
	5	食事交代や休憩交代を断るようになる
	6	一人で麻酔をすることを好む
	7	緊急手術でも麻薬を大量に用いる心臓外科手術などは進んで引き受けようとする
	8	他の人の麻酔を進んで交代しようとする
	9	仕事が終っても遅くまで病院にいることが多くなる
	10	通常の仕事以外（当直など）も志願することが多くなる
	11	しばしば症例と症例の合間には連絡が取れなくなる
	12	回復室での麻薬投与も自分で行うと言い張る
	13	トイレ交代の要求が多くなる
	14	注射痕を隠すためや麻薬使用時の寒気を防ぐために，長袖の上着をよく着用する
	15	瞳孔は縮瞳していることが多い
	16	ICU入室時に患者が麻酔記録上の麻薬使用量に不釣り合いな術後疼痛を訴える
	17	体重減少や皮膚蒼白がみられる
	18	注射している現場が発見されることがある
院外	1	家族や友人から離れ，趣味の仲間からも遠ざかっている
	2	気分変化が激しく，うつや怒り，興奮，多幸感を繰り返す異常な行動様式を示す
	3	異常な浪費，違法行為（飲酒運転），ギャンブル，不倫，職場でのトラブルなどがよくみられる
	4	家庭内の不和，喧嘩，論争が頻繁に，しかも激しくなる
	5	頻回に職場をかえている
	6	薬物のそばに居ようとする。仕事が無いときでも遅くまで病院に残ろうとする
	7	トイレや他の部屋に鍵をかけて閉じこもるようになる
	8	錠剤，注射器，酒壜などを身の回りに隠すようになる
	9	血の付いたアルコール綿や注射器の放置を認める
	10	発汗やふるえなど，禁断症状がみられることがある
	11	瞳孔が縮瞳していることが多くなる
	12	体重減少や皮膚蒼白がみられる
	13	注射痕を隠すためや麻薬使用時の寒気を防ぐために，常に長袖の服を着ている
	14	薬物を注射している現場を見られることがある

表3　薬物依存のチェック項目（文献3より）

医資格取得・更新の際に「SUD関連講習」の単位を必須にするという方法も考えられる。しかしながら，米国では，薬品管理をより厳重にしても，研修医プログラムにSUDに関する講義を増やしても，SUDの減少に効果がないか，あっても短期間だったようである[37]。

本件から学び取れること

群馬大学薬理学教室名誉教授の田所作太郎氏は，かなり以前から米国のSUDの氾濫を憂い，日本がそのような状況にならないように，行政，警察，マスコミなどに対して多大なる働きかけをなされたが，日本の現状に対してその著書で「一旦，依存に陥ると，その痕跡は長期にわたり固く保持され，様々な現象を引き起こし根治が極めて難しいものであるので，その予防策が極

> **MEMO3**
> ### 尿検査と毛髪検査
> 尿検査では，薬物摂取後せいぜい3〜10日後までしか薬物使用の証明ができないが，毛髪検査では，数か月から数年後までその証明ができるとされている[55]。

めて重要である。しかしながらこれまで積み上げられた莫大な研究成果や地域あげての依存防止運動がどれほど役に立ち功を奏したか疑問を感じざるをえない。私はSUDの一研究者として長年歩んできた道を振り返り内心忸怩たる思いがする」[52]と率直に述べておられる。医療用麻薬や向精神薬と，いわゆる違法薬物とは厳密には異なるが，このことはSUDへの対応がいかに困難なものであるかを示している。

麻酔科医の物質使用障害　◆　105

前述のように，有効であるとの明確なエビデンスがないことは承知のうえで，筆者は，監視カメラの設置と薬剤師常駐を含めた薬品管理の徹底と，全医療者を対象とした内容のある教育・指導の繰り返しはとても重要であり，少なくとも，組織，部門を挙げて SUD 予防に全力で対応しているという姿勢を前面に示すことが，現時点での最良の抑止力と考えている。

筆者自身，もう 20 年以上前になるが，同僚を一人 SUD でみすみす死なせた経験がある。第一発見者として，上司・病院のみならず，警察にも説明を行ったが，最も辛かったのはその同僚の両親への報告であった。「何か，もっと早く対応はできなかったのでしょうか？」との問いに対して何も返す言葉がなかった。以来「われわれは何ができて，何をすべきだったのか？」との問いは，筆者自身の心に今も重くのしかかったままである。

文　献

1. 武井貞治. 医道審議会の行政処分の傾向. 日医師会誌 2017；145：2108.
2. 樋口範雄. 厚生労働省医道審議会の組織と機能. 《http://dl.med.or.jp/dl-med/doctor/member/kiso/d8.pdf》（2019 年 4 月 12 日閲覧）
3. 日本麻酔科学会. 薬物依存. 《http://www.anesth.or.jp/med/post-7.html》（2019 年 4 月 12 日閲覧）
4. 麻酔薬 医師が自分に使用 在宅起訴. 読売新聞記事. 2014 年 8 月 29 日.
5. 元麻酔科の医師に地裁が有罪判決 麻薬取締法違反. 朝日新聞記事. 2014 年 11 月 7 日.
6. ＊病院医師が麻酔薬を抜き取り自分に注射で臨床. 岩手日報記事. 2014 年 8 月 29 日.
7. 3 麻酔科医とも薬物依存症 ＊医大の連続中毒死. 朝日新聞記事. 2000 年 8 月 27 日.
8. 「管理体制に一因」病院側認める 麻酔薬連続死＊医大. 朝日新聞記事. 2000 年 8 月 31 日.
9. ＊医大病院・麻酔医中毒死 管理体制に一因 調査報告書. 毎日新聞記事. 2000 年 8 月 31 日.
10. 青木 正. 薬物依存症を考える 薬物依存症患者について. 日臨麻会誌 2002；22：314-6.
11. 睡眠導入剤紛失，容疑の勤務医逮捕. 朝日新聞記事. 2000 年 9 月 24 日.
12. 向精神薬盗んだ＊病院医師 懲役 1 年を求刑 地裁初公判. 読売新聞記事. 2000 年 11 月 10 日.
13. ＊病院・麻酔医が薬物不正使用 異常行動，壁に頭ぶつけ「眠れない」. 読売新聞記事. 2001 年 4 月 25 日.
14. ＊病院の麻酔医自ら麻薬使用 カルテ改ざん，起訴. 朝日新聞記事. 2004 年 5 月 27 日.
15. 麻薬取締法違反事件 医師，初公判で起訴事実認める 手術の度に自ら麻酔. 読売新聞記事. 2004 年 7 月 8 日.
16. ＊病院 医師が院内で麻薬 カルテ改ざん使用隠す. 読売新聞記事. 2004 年 5 月 27 日.
17. ＊大病院 当直室で女性変死 施錠し，腕に麻酔剤注射. 読売新聞記事. 2005 年 12 月 15 日.
18. 麻酔・鎮痛薬 不正持ち出し 死亡の＊病院医師 院内調査を公表. 中日新聞記事. 2006 年 2 月 15 日.
19. 手術前後に向精神薬 ＊病院 女医自ら計 7 回注射. 産経新聞記事. 2005 年 5 月 11 日.
20. 大阪の＊・麻酔盗難 麻酔科医を窃盗容疑で逮捕「すべて自分で使った」. 読売新聞記事. 2007 年 2 月 16 日.
21. 麻酔科医を逮捕 麻薬指定の鎮痛剤窃盗容疑 ＊センター. 朝日新聞記事. 2007 年 2 月 16 日.
22. 麻酔科医が自ら麻薬注射，病院で変死 両腕に跡，常習か 書類送検. 読売新聞（東京版夕刊）記事. 2008 年 10 月 2 日.
23. 麻薬自ら注射の疑いで死亡医師を書類送検. 朝日新聞記事. 2008 年 10 月 3 日.
24. 麻薬使用：救命センター勤務の麻酔医，容疑で逮捕. 朝日新聞記事. 2010 年 11 月 18 日.
25. 麻酔薬 投与減らし入手 容疑の医師供述「別の鎮痛剤増やす」. 読売新聞記事. 2010 年 12 月 9 日.
26. 麻薬使用 医師有罪判決「悩みで正当化できない」. 読売新聞記事. 2011 年 3 月 3 日.
27. 医療用麻薬を不正使用 37 歳医師と 31 歳の女性看護師を逮捕. 産経新聞記事. 2010 年 11 月 18 日.
28. ＊市都市経営局. 都市経営・総務委員会資料. ＊総合医療センター医師等の不祥事について（報告）. 平成 23 年 3 月 9 日. 《http://www.city.yokohama.lg.jp/shikai/kiroku/katsudo/h22-h23/katsudogaiyo-h22-j-1.files/0055_20180807.pdf》（2019 年 4 月 12 日閲覧）
29. 医療用麻薬不正所持 容疑で麻酔医を逮捕. 読売新聞記事. 2017 年 2 月 20 日.
30. 不正に麻酔薬所持した容疑 ＊の麻酔科医逮捕. 朝日新聞記事. 2017 年 2 月 21 日.
31. 麻酔薬不法所持の医師を逮捕 手術中に使用か. 産経新聞記事. 2017 年 2 月 20 日.
32. 死亡の女性麻酔科医，医療用麻薬を自分に注射. 読売新聞オンライン記事. 2019 年 1 月 11 日.
33. Nicholau TK, Choukalas CG. Environmental Safety Including Chemical Dependency. In：Miller RD, Cohen NH, Eriksson LI, et al, ed. Miller's Anesthesia. 8th ed. Philadelphia：ELSEVIER Saunders, 2014：3231-46.
34. Warner DO, Berge K, Sun H, et al. Substance use disorder among anesthesiology residents, 1975-2009. JAMA 2013；310：2289-96.
35. Warner DO, Berge K, Sun H, et al. Risk and outcomes of substance use disorder among anesthesiology residents：a matched cohort analysis. Anesthesiology 2015；123：929-36.
36. 熊澤光生. 薬物依存症を考える シンポジウム司会者としての発言とまとめ. 日臨麻会誌 2002；22：329-36.
37. Collins GB, McAllister MS, Jensen M, et al. Chemical dependency treatment outcomes of residents in anesthesiology：results of a survey. Anesth Analg 2005；101：1457-62.
38. 白石義人. ペインクリニシャン（医療者）と薬物依存. ペインクリニック 2017；38：215-9.
39. 後藤隆久. 患者安全の基本の「き」ダメ，絶対！ 薬物濫用の危険性. LiSA 2015；22：344-7.

40. 白石義人. 医療者の陥穽−薬物依存−. 臨麻 2011；35：1521-6.
41. Menk EJ, Baumgarten RK, Kingsley CP. Success of reentry into anesthesiology training programs by residents with a history of substance abuse. JAMA 1990；263：3060-2.
42. Hughes PH, Storr CL, Brandenburg NA, et al. Physician substance use by medical specialty. J Addict Dis 1999；18：23-37.
43. 安田信彦. 緊急レポート 麻酔科医の薬物依存症を考える. LiSA 2000；7：1244-5.
44. 谷藤泰正. 薬物依存症を考える 手術室内の麻薬及び向精神薬の管理. 日臨麻会誌 2002；22：320-4.
45. 槇田浩史. 医療従事者の薬物依存. オペナーシング 2002；17：872-7.
46. 西尾一寿太. 麻酔科医の薬物依存症（アディクション）−米国の現況−. 臨麻 2007；31：695-700.
47. Bryson EO, Silverstein JH. Addiction and substance abuse in anesthesiology. Anesthesiology 2008；109：905-17.
48. 松本俊彦. 違法薬物使用を知った医療者に，通報義務はあるのか. 精神看護 2014；17：29-36.
49. 藤本哲也. ドラッグ・コートって知っていますか？ 戸籍時報 2011；672：137-44.
50. 尾田真言. ドラッグ・コート制度. In：石塚伸一編. 日本版ドラッグ・コート−処罰から治療へ. 東京：日本評論社，2007：171-9.
51. 平成 17 年 7 月 19 日/最高裁判所第一小法廷/平成 17 年（あ）第 202 号.
52. 田所作太郎. ヒトはなぜ薬に魅せられるか？ 麻薬と覚せい剤−薬物乱用のいろいろ. 東京：星和書店，1998：1-21.
53. 五十嵐愛子，松下年子. 薬物依存症からの「回復」−アメリカ合衆国カリフォルニア州のドラッグコート視察より：第 1 回わが国における薬物依存症の歴史と現状. 精神科看護 2012；39（7）：46-51.
54. 成瀬暢也. わが国における薬物問題の現状と課題. 臨麻 2017；41：9-17.
55. 井上堯子. 乱用薬物に挑む新しい科学的戦略. 乱用薬物の化学. 東京：東京化学同人，2003：119-34.

症例 1[4~6)]

本文参照

症例 2~4[7~10)]

同一大学附属病院で大学院生麻酔科医 3 人が相次いで麻酔薬で中毒死した。3 人とも遺書や自殺する動機がないことから，警察は何らかの目的で自分に薬物を投与して，誤って死亡したと判断した。

症例 2

大学院生である外科医が，麻酔科医として研修を開始していた。当直明けで午前中に帰宅したが，午後に出席するはずだった友人の結婚式に欠席し，さらに翌日になっても出勤していないことを友人医師が心配し，自宅を訪問して死亡しているのを発見した。部屋にはイソフルランの空き瓶 1 瓶，セボフルランの瓶，チアミラールナトリウムの注射器があった。死亡の約 1 か月前，自宅の浴室で意識を失っているのを家族が発見し，友人医師が連絡を受けて駆け付けた時には，麻酔科医は腕に駆血帯を巻いて意識は朦朧としていた。そばにはチアミラールナトリウムと書かれた注射器が落ちていた。意識が回復した麻酔科医は，友人医師に「不眠のために麻酔薬を自ら静注した」と告白していた。麻酔科医は以前にも，手術室で意識が朦朧としている時や，吸入麻酔薬らしい瓶を嗅いでいるのを周囲から目撃されていた。

症例 3

大学附属病院のトイレの個室で，意識不明で倒れていた麻酔科医を職員が発見し，心肺蘇生が行われたが約 5 時間 30 分後に死亡が確認された。個室のドアは施錠されており，麻酔薬を注射したとみられる注射器などが見つかった。遺体の腕には多数の注射痕があった。この麻酔科医は夏でも長袖の服を着ていた。尿からは，麻酔薬や抗精神病薬などに含まれるベンゾジアゼピン系薬物とバルビツレート系薬物が検出された。患者に使用した薬物の残りを入手して使用した可能性があるとされた。発見時は白衣姿で，勤務時間中に注射したと推測された。白衣からミダゾラムと書かれた注射器が見つかった。以前（2 年半前）から，附属病院のトイレの個室で点滴を腕につけたまま寝込んでいたり，出向先の病院のトイレの個室に長時間にわたりこもることもあり，薬物乱用の噂が出ていた。報告を受けた上司の麻酔科教授は，直接本人に事情聴取したが，否定して薬物使用の確証が得られなかったので，特別な措置は取らなかった。最近は，次第に担当麻酔症例での患者に投与する静脈麻酔薬の使用量が増えていき，死亡する 1 か月前には通常の 4~5 倍量を使用していた。薬剤部が疑問に思い，麻酔科医に問い合わせたところ「薬はこういう使い方もある」と返答して納得させていた。

症例 4

麻酔科医が出勤してこなかったことから，友人医師が自宅に電話をしたりした。訪れた家政婦が寝室で意識を失っている麻酔科医を発見した。室内に荒らされた形跡はなく，玄関や個室は施錠されていた。連絡を受けた友人医師が自宅へ急行し，心肺蘇生を施行しながら大学附属病院救命救急センターに搬送したが，そこで死亡が確認された。尿からはベンゾジアゼピン系薬物が検出された。寝室には，セボフルランの空瓶 4 本が置かれていた。解剖で麻酔薬吸入による中毒死とされた。発見されたセボフルランは，ロット番号から勤務中の大学附属病院に納品されたものではないと判明した。麻酔科医は同じ大学附属病院に勤務する女性医師と結婚したばかりで，博士論文の執筆中だった。当日，妻は当直勤務で不在であった。妻はセボフルラン容器については知らなかった。麻酔科医は出向していた前任の病院で，注射器，注射針，点滴セットを持ち出すこと，麻酔科医局内で自身に注射しているところ，机の周囲に使用済みの注射器があったことなどを同僚に目撃され，病院内の麻酔薬を乱用している疑いがもたれ，大学附属病院に連絡があった。上司の麻酔科教授が，直接本人から事情を聴取したが，全面否定し，さらに「薬物乱用の疑いをかけた病院に対して訴訟も辞さない」と述べた。麻酔科教授は麻酔科医を大学附属病院に戻し，精神科のカウンセリングを受けさせるとともに，臨床から外し研究に専従させていた。麻酔科医は症例 2 の麻酔科医と同級生であり，症例 2 の麻酔科医の死亡時の病院の聞き取り調査に対して「彼が薬物を乱用していたのを知っていた。私も誘われたことがあった」と話していた。

症例 5[11, 12)]

担当看護師が手術室の常備注射薬の補充交換をした際，睡眠導入剤であるミダゾラムのアンプル 30 本が不足しているのを発見した。前日交換時，40 本を専用ケースに準備し，当日は手術室で 4 本が実際に使用されたが，確認時には専用ケースには 6 本しか残っていなかった。病院は被害届を出し，警察は盗難の可能性があるとして病院関係者から事情を聴取するなど捜査を開始し，麻酔科医が窃盗容疑で起訴された。麻酔科医はミダゾラム 15 本/日を 2 日間にわたり採取していた。麻酔科医は家庭や職場での悩みから不眠状態が続き，その解消のためにミダゾラムを再三盗み，自宅で繰り返し使用していた。裁判官は「不眠解消のためとはいえ，犯跡を隠したうえ，服用後の手術に影響する可能性があった」と有罪とした。

別表　新聞報道にみる麻酔科医の物質使用障害 （続く）

症例6[13]

集中治療センターに勤務していた麻酔科医が，院内の薬品管理場所からミダゾラムを持ち出して使用し，勤務中に副作用とみられる異常行動を起こした。入院患者の容体が変化したため，夜勤の看護師が当直室に麻酔科医を呼びに行ったところ，麻酔科医は「眠れないんだ」と言いながら，壁に頭を打ち付けるなど異常な行動をしていたため，看護師が不審に思って別の医師に連絡した。病院側で調べたところ，医師のロッカーからミダゾラムの空アンプルが１本見つかった。病院長は麻酔科医に対して口頭で厳重注意を行い，麻酔科医は依願退職した。病院側はミダゾラムを厳重管理していたとしているが，病院関係者からは「事件当時，保管場所には鍵がかけられておらず，麻酔科医には以前から異常行動があり，ロッカーから複数の空アンプルが見つかった」などの証言があった。

症例7[14~16]

麻酔科医は以前に研修医として勤務していた大学附属病院で「麻薬を打てばどうなるかを試したかった」と好奇心から使用を始めたところ，その後，快感が忘れられず，当直室やトイレで常用するようになった。最近は毎日１～３回，手術の度にフェンタニルを注射するようになり，フェンタニルを使用しないと，全身の違和感，不眠などの禁断症状が現れるようになっていた。出向先の病院で，麻薬の使用量や麻酔科医の様子（言動等がおかしい）から病院側が不審に思い麻酔科医に問いただしたところ，フェンタニルの使用を認めた。病院から通報を受けた県薬務課の麻薬取締員が捜査し，書類送検した。発覚後の検査では，麻酔科医の毛髪から麻薬が検出された（MEMO 3）。麻酔科医は，実際にはフェンタニルを計92アンプルしか患者に使用していないのに，計327アンプルを使用したかのように患者のカルテや処方箋を改ざんしていた。病院はカルテや処方箋の改ざんがなされた患者が特定できれば，医療費を返還し謝罪する方針とした。

症例8[17~19]

麻酔科医は当日，午前に，麻酔科控室でミダゾラムの希釈液数mLを自分自身の右手甲に注射しているところを別の医師に見つかった。午後に生後９日の男児の心臓血管外科の麻酔を担当する予定で，準備したミダゾラムの希釈液の残りを「不安や緊張を和らげるため」に自分自身に使用していた。過去に注射後，実際に手術に臨んだ例は２件あった。麻酔科医は，計７回手術の前後に同様にミダゾラムを使用していたことを認めたために，自宅謹慎，訓告処分を受けて退職した。数か月後，退職翌月から母校である大学附属病院での勤務を開始した。数か月後，出勤してきた同僚が宿直室で，麻酔科医が腕に注射針を刺した状態で死亡しているのを発見した。遺体脇にはプロポフォールの容器と注射器の一部が落ちていた。麻酔科医は手術明細表などの伝票類の改ざんを行い，プロポフォール50 mL（30本）と20 mL（14本）を不正に持ち出していた。麻酔科医の当直室のロッカーや自宅からは，空のパックが計10個見つかった。同病院は，疲れなどを紛らわすために麻酔薬を使い，量を誤って死亡したと結論した。大学附属病院長は「前の病院で問題を起こしたことは知っていたが，本人が反省し，麻酔科医として再起したいという希望があったので受け入れた」とコメントした。

症例9[20, 21]

病院３階の麻薬保管室の金庫に保管されていたフェンタニル３箱（30本）がなくなっていることが判明した。病院は麻酔科や薬剤部などを捜索したが，発見できなかったために，警察に盗難届を提出した。警察の調べにより，金庫には，フェンタニルを使用した場合の処方箋も保管されていたが，実際に使用した本数よりも多く書かれた不審な処方箋が見つかり，筆跡から麻酔科医が浮上し，事情を聴いたところ容疑を認めた。麻酔科医は「疲れた時や寝つきが悪い時に，自分で注射した」と，以前にも薬を盗んだことをほのめかす供述をした。麻酔科医の自宅から空容器30本が押収された。麻酔科医は，別の医師が書いた処方箋を抜き取った上で，実際の使用本数より多く使用したように書き直して，在庫本数のつじつまを合わせていた。

症例10[22, 23]

午前から始まった人工透析手術の麻酔を担当していた麻酔科医が，手術中に行方がわからなくなった。午後，職員によりトイレで倒れているところを発見され，間もなく死亡が確認された。司法解剖の結果，死因は急性循環不全とされた。両腕（肘）には多数の注射跡があり，一部は硬化しており，長期間繰り返し薬物を自己注射していた可能性があると判断された。自宅を捜索した結果，未使用の注射針５本が見つかった。血液からはフェンタニルが検出された。麻酔科医が死亡直前に担当した手術では，生理食塩液で希釈したフェンタニル４mLとレミフェンタニル40 mLが用意されていた。麻酔科医が記入した麻酔記録表によると，フェンタニル３mL，レミフェンタニルはすべて使用したことになっていた。しかし，手術室にあった「フェンタニル」のラベルが張られた注射器内の液体１mLを調べたところ，液体はフェンタニルでないことが判明，倒れていた麻酔科医のそばに落ちていた使用済みの注射器内にはレミフェンタニルが残っていた。警察は「麻薬の使用と死因との直接的な因果関係は不明」としたが，麻酔科医が患者に投与しなかった残りのフェンタニル１mLを自らに投与した後，別の液体を使用した注射器に入れて手術室に戻した上，レミフェンタニルは実際には一部しか患者に投与していないのにすべて患者に投与したように記録を改ざんするなどの「偽装工作」を重ねていた可能性が高いと判断した。警察は，麻薬及び向精神薬取締法違反容疑で被疑者死亡のまま書類送検した。

別表　新聞報道にみる麻酔科医の物質使用障害（続く）

症例 11[24~28)]

麻酔科医は，結婚に対する母親の干渉に悩み，抑うつ状態で自殺を考えたこともあり，周囲に知られることなくメンタルクリニックに通院していた。その経過中，フェンタニルを使用することで悩みや不安が解消されると思い，いずれ使用するかもしれないとの思いで，手術室で使用されていたフェンタニルを抜き取るようになった。フェンタニルの入手方法は麻薬処方箋を水増しして記載し，余らせた分をアンプルから注射器で抜き取るものだった。抜き取ったフェンタニルを少しずつ個人ロッカー内にため込んでいたが，その後，実際に自分に使用し始めた。当初は数日間で1回程度の使用であったが，徐々に増えて1日2，3回の使用になっていった。異動前の麻酔科では，手術後に残ったフェンタニルを約100回にわたって注射器で抜き取り，約200 mLを入手していた。後の調査で麻酔科医が関与したすべて患者の術後に問題がなかったことが確認された。集中治療部に異動後，フェンタニルの入手が困難になったために，患者のベッド脇に置かれた次の交換用のフェンタニルの入った調剤済みの注射器（約50 mL）を，ブドウ糖が入った同量の注射器とすり替える手口で，フェンタニルを十数回入手した。その際，フェンタニルの注射器のラベルを剥がし，持参したブドウ糖注射器に張り替えていた。麻酔科医は，同時に投与されていたプロポフォールの投与量を増やして患者に痛みを与えないようにしていた。そして，以前交際していた看護師に「フェンタニルの自己使用とフェンタニルがないと生きていけない」旨を伝え，フェンタニル入手の協力を頼むようになった。共謀した看護師は，自宅にフェンタニルを含む液体約50 mLを所持していたが，看護師自身は自己投与を行っていなかった。麻酔科医は取得した休暇期間中，妻の運転する車で同病院に運ばれ，心身の衰弱などを訴え一人で歩くことができなかったことから，緊急入院となった。妻が「夫が薬を使ったようだ。車内に注射器がある」と説明したため，尿の簡易検査を施行したが麻薬は検出されなかった。その後，入院時の麻酔科医の状況を考慮して弁護士と協議の上，同病院が警察に相談した。警察による病院内の捜索が行われ，麻酔科医の車内にあった液体のシリンジが押収され，そのシリンジからフェンタニルが検出され，入院時に採取した尿からもフェンタニルが検出されたために，警察は麻酔科医の退院を待って逮捕した。判決では「深い悩みを抱えていたことなど考慮しても依存性について専門的な知識を有しており，乱用を正当化できないのは当然」と指摘し，「医事者全体に対する信頼を大きく損ないかねない」と裁判官は麻酔科医を批判した。共謀した看護師も有罪とされた。それまで，麻酔科医は特に突発的な休みや欠勤はなく，上司や同僚らは麻酔科医の異常に気がつかなかった。

症例 12[29~31)]

医師紹介会社より派遣された麻酔科医が，当日働いていた病院で，70歳の男性患者の手術の麻酔を担当していた。手術中，麻酔科医がレミフェンタニルを溶解した生理食塩液の注射器から溶液を抜き取って，自分の腕に注射したところを看護師が目撃した。手術終了後，麻酔科医は朦朧状態であった。病院からの通報で駆け付けた警察官が麻酔科医を追及すると，ほかの麻薬の所持を認め，ロッカーに置かれた麻酔科医のショルダーバッグからフェンタニル入りの注射器（約6.6 g）を発見した。警察の取り調べに対して，麻酔科医は過去20回ほど自己投与したことを認め，「ストレス解消のためにやった」と供述した。警察は，麻薬取締法違反の疑いで麻酔科医を逮捕・送検した。

症例 13[32)]

麻酔科医が更衣室で倒れているのを発見され，その後，死亡が確認された。そばにフェンタニルの空のアンプルと注射器があった。司法解剖では，腕に注射痕が残っており，体内からはフェンタニル以外に2種類の向精神薬が検出され，薬物中毒死と断定された。

別表　新聞報道にみる麻酔科医の物質使用障害

◆ CASE 11 ◆

頸部硬膜外ブロック後の呼吸・循環停止
神経ブロックを施行する条件・環境

取り上げる判例

昭和 53 年 7 月 18 日
大津地方裁判所
昭和 46 年（わ）第 360 号
業務上過失致死被告事件

キーワード

硬膜外ブロック
呼吸・循環停止
全脊髄くも膜下麻酔（全脊麻）

Summary

リドカイン（局所麻酔薬）を用いた頸部硬膜外ブロック直後に，患者は全脊麻が原因と考えられる呼吸・循環停止をきたし，心肺蘇生を施したが最終的には脳死に合併した肺炎で死亡した。医師には，患者急変時に救急蘇生措置を円滑に行うべき業務上の過失が認められた。

量刑（地裁）

有罪，罰金 5 万円

量刑（高裁）

控訴棄却

量刑（最高裁）

上告棄却

民事妥結額

原告ら各自に対し，それぞれ 6,146,833 円と内金 5,396,833 円に対する昭和 44 年 8 月 13 日から支払いずみまで年五分の割合による金員

経過[1,2]（見出しは筆者による）

● 交通事故による鞭打症に対し，頸部硬膜外注射が計画された

24 歳の女性患者は，1967（昭和 42）年 9 月 27 日交通事故に遭い，A 病院で診察を受けた結果，頸椎鞭打損傷と診断され，1 か月余 A 病院に入院し，頸椎牽引などの療法を受け退院したものの完治するに至らず，1968 年 12 月 19 日再度 A 病院に入院することとなったが，このときより A 医師が主治医として治療にあたるようになっ

た。

A 医師は患者の症状を慢性的な鞭打症と診断し，頸部の牽引，鎮痛薬，筋弛緩薬等の投与のほか，リドカインやメピバカインなどによる頸部星状神経節ブロック療法を試みた結果，症状はかなり快方に向かい，患者は 1969 年 3 月 11 日に退院した。しかし患者は間もなく再び左上下肢のしびれ，冷感，疼痛を訴えるようになったため，A 医師は同年 6 月 23 日患者を入院させたが，その際根本的な治療を痛感し，従前試

みた療法のほかこの種の鞭打損傷に対して極めて効果的な療法とみなされていたリドカインの頸部硬膜外注射を施術することを決意した。

医師も看護師も経験が少ないか初めての施術であった

A医師は，医科大学卒後18年目で主として整形外科を専門としてきたが，B病院に勤務していたころより麻酔法の修得を志し，勤務の傍ら約2年間にわたって週1回ずつの割合でC病院に通い，A病院に転勤後も週1回の割合で，D大学病院麻酔科に出向いて，麻酔科全般についての知識，技術の修得に努め，その実施例も専門医のもとに腰部硬膜外注射に関しては約150例，頸部硬膜外注射は2例を数えた。この間，麻酔ショックにもとづく緊急蘇生に関しての実施例はなかった。

A医師がA病院で頸部硬膜外注射を施術するのは，この患者に対してが初めてであった。A医師は，まず6月27日，1％リドカイン10mL＋生理食塩液10mL＋ベタメタゾン（副腎皮質ホルモン）2.5mg（0.5mL）の混合注射液を，次いで6月30日には1％リドカイン10mL＋生理食塩液10mLの混合注射液を注入する頸部硬膜外注射を施術した。注射針はルンバール針が用いられた。

そして第3回目の頸部硬膜外注射を7月10日14：00頃，A病院手術室において，B看護師長，C看護師，D看護師立会いのもとに行ったが，B看護師長，C看護師は，この施術の介助をするのは初めてであった。

3回目の頸部硬膜外注射後，患者は急変した

当日，患者は病室から手術室まで平常に歩行し，陳旧性鞭打症以外に体調の変調をうかがわせるような事情はまったくなかった。患者は，手術台の上で左側を下にして背中を丸くし，首と足を前屈して海老様の姿勢で横臥し，D看護師は患者の頭部をC看護師は患者の前面からその足と頭部を押さえて患者の姿勢を固定し，B看護師長は患者の背後でA医師の施術を介添した。

A医師は患者の第5，第6頸椎付近を消毒し，頸椎突起を手でさぐって注射部位を見極め，注射管をつけないルンバール針にマンドリンを入れたままこの針を第5棘突起と第6棘突起の間に刺入し，針を椎板に当てて当該部位の皮膚から椎板までの距離を目測したのち針を一旦皮下まで引き抜き，次いで空気を約1ないし2mL入れた注射筒を接続し，針先を硬膜外腔に向け，徐々に刺入し，注射筒内が陰圧になって筒内の空気が吸い込まれるような感触を得るまで，つまり針先が硬膜外腔に達するまで刺入し，筒内が陰圧になった時点で針を止め，血液，脊髄液の逆流が生じていないことを確認したうえ，先の注射器を1％リドカイン10mL＋生理食塩液5mL＋ベタメタゾン（ステロイド）2.5mg（0.5mL）の混合注射液の入った注射筒と交換してこの注射液を約3分かけて徐々に注入した。

施術中はとくに異常なく，注射を終えて注射針を抜き去るや，ほどなく患者は「息がしにくくなった」と訴え，更に少し間を置いてもう一度「息苦しい」と訴えた。患者の顔を見る位置にいたC看護師がこれを聞いて「患者が息苦しいと言っています」とA医師に告げたので，A医師をはじめB看護師長らも手術台上に横臥している患者の傍らに駆け寄ったが，患者は見る間に顔面蒼白となり，目を閉じて意識不明に陥り，かつ全身脱力感で手術台から落ちかかる状態となった。

救急蘇生措置は混乱した

A医師は看護師らとともに直ちに患者を手術台に仰向けに寝かせたが，患者は口唇部にチアノーゼ症状を呈しており，C看護師はとっさに

患者の脈をとるも脈拍が感じられなかったので
「脈拍がない」と叫び，D看護師も即座に救急
棚より血圧計を取り出して血圧を測定するも，
血圧の上りが見られなかったので測定不能の旨
をA医師に伝えた。A医師は患者の頬を叩いて
意識の確認をしたが，すでに意識不明であった。
B看護師長は自らの判断で酸素補給の必要を感
じ，人工呼吸を施すために手術室に常備の麻酔
器を傍らに取寄せ，蛇管をつなぎ蛇管にマスク
をはめ，麻酔器によって人工呼吸を行えるよう
準備を始めた。この準備には1分位を要した。
その間にD看護師は血圧上昇のためにカルニ
ゲン（術中血圧低下防止薬）注射を用意し，A
医師の指示のもとにカルニゲン注射2mLを患
者に施した。

　B看護師長はバッグを操作して人工呼吸を始
めたものの，患者の自発呼吸が回復しないので，
これ以上バッグ操作を続けても無意味であり，
より効果的な人工呼吸をするのに気管挿管によ
る人工呼吸をする方がよく，この際気管挿管に
熟達しているA病院外科医長のE医師に応援
を求めるにしかずと自ら判断し，バッグの操作
をやめ，A医師に「E医師を呼びましょうか」
と断った上，E医師の来援を請うため電話をし
に手術室隣の中央機材室へ走った。

　E医師への電話連絡に先立ち，B看護師長は
手術室備付けのインターホンで第2病棟の看
護師詰所へ連絡し，そこに居合わせた看護師に
応援を求め，続いてE医師に連絡した。連絡を
受けて直ちに看護師詰所からF看護師が手術
室に駆けつけたが，その際，A医師は患者に心
臓マッサージを行っていた。A医師は身長が低
いため力が入れにくく，心臓マッサージはやり
にくい状態であった。E医師は連絡を受けて直
ちに手術室に駆けつけ，F看護師に遅れて手術
室に入った。

🔴 心拍は再開したが，呼吸と意識は回復しなかった

E医師が手術室に入った際にはA医師は患者
に対し麻酔器のバッグを操作していて酸素吸入
をしながら人工呼吸をしていたが，E医師は患
者の症状がいわゆる麻酔ショックによるものと
直感し，A医師に心臓マッサージの方にまわっ
てもらい，自らは直ちに気管挿管の施術にとり
かかり，気管挿管による人工呼吸を施すように
してバッグ操作を担当した。その間E医師は看
護師をして静脈確保の措置をとらせ，次いで患
者の左右両足部の静脈を切開して点滴静注を施
した。

　E医師のてきぱきした指示により，A医師は
E医師，看護師らと分担して患者に対して心臓
マッサージ及び麻酔器を用いてバッグ操作によ
る人工呼吸器を継続した結果，しばらくして患
者に心拍が始まり，やがて心電図をとりうるよ
うになった。しかし患者の自発呼吸及び意識は
回復せず，同日深夜，患者は手術室から病室に
移され，人工呼吸は麻酔器によるものからレス
ピレーターによるものへと切り替えられたが，
同日の21：00頃から激しい全身痙攣を起こす
ようになり，一時的に薬剤を投与してこれを止
めてもしばらくすれば再び痙攣を繰り返す状態
が翌朝まで続いた。患者の容態は好転のきざし
がないまま推移し，7月12日気管挿管による
人工呼吸から気管切開による人工呼吸に切り替
えられた。

　7月13日頃，E病院麻酔科部長のG医師が
A病院病院長の頼みで患者の容態を診察したが，
すでに脳死といってよい容態であって，回復の
見込みはないものと診断された。かくして患者
に対してその後施すべき処置も見当たらないま
ま，患者は遂に7月24日12：45頃，A病院に
おいて脳死に伴う肺炎を併発し死亡するに至っ
た。

　翌25日に施行された法医学解剖の鑑定書に
よれば，「第5，第6頸椎間の左側の横突起間靭
帯に蚤刺大の注射針痕2個があるが硬膜に穿
孔の痕跡はみられず，本局麻剤注射は頸部硬膜

外に行われたものと考えてよい」との所見が示された。

主たる争点[3]

①局所麻酔薬反応の原因

　検察側の主張：全脊麻[*1]

　A 医師側の主張：リドカインによるアナフィラキシーショック

②介助の看護師に対し局所麻酔薬反応の発現可能性及び発現した場合の対処方法を事前に教示すべき義務の有無

③局所麻酔薬反応が発現した場合に直ちに救急蘇生措置をとりうる用意をあらかじめ整えておくべき義務の有無

④上記反応が発現した場合には，直ちに介助看護師に適切に指示し，これと協力して人工呼吸，心臓マッサージ等の救急蘇生措置を講ずべき義務の有無

裁判結果

①アナフィラキシーショックである可能性は否定し，全脊麻の可能性はありとしたが，原因の明確な特定は行わなかった。

②〜④原因がいずれにしても，救急蘇生措置により対処し得るものであるからとして，A 医師の義務懈怠（MEMO 1）は認められた。

判決文抜粋

リドカイン液の頸部硬膜外注射施用は，その実施中或いは実施直後に往々にして患者に呼吸及び心臓機能の停止を惹起する局所麻酔薬反応（以下局麻薬反応という）を発現させるおそれがあるから，あらかじめ介助の看護師に注射施用に際し局麻薬反応が発現する場合があること，発現した場合における対処の方法を教示しておくとともに，直ちに救急蘇生措置をとりうる用意を整えておき，局麻薬反応が発現した場合には介助看護師に適切な指示を与え，協力して直ちに人工呼吸及び心臓マッサージなどの救急蘇生措置を講じて脳死に至る危険を未然に防止すべき業務上の注意義務があるのに，これを怠り，患者が局麻薬反応の症状を呈し，呼吸及び心臓機能の停止を惹起したのを認めながら混乱し，呼吸及び心臓機能の回復蘇生のための迅速，適切な処置を講じなかった過失により，患者を脳死に伴う両側性，出血性，化膿性肺炎によって死亡するに至らしめたものである。

---

*1　脊髄くも膜下大量局所麻酔薬注入（あるいは脳幹麻酔）とも称される。"全"脊髄くも膜下麻酔と称されるが，実際はすべての脊髄が麻酔されるわけでなく，上位脊髄と脳幹部が麻酔されるものである。"脳幹・脊髄くも膜下麻酔"と称したほうが，より臨床的だと筆者は考えている。

*2　"麻酔"でも"ブロック"でも，手技はまったく同じである。その名称の使い分けに明確な基準はない。一つの使い分けとして，施行する場所はあるかもしれない。手術室での外科手術に対する硬膜外への薬液注入は"麻酔"，ペインクリニック外来で痛み治療で施行する硬膜外薬液注入は"ブロック"と称している。しかし例えば，腕神経叢ブロックは手術室でもペインクリニック外来でも"ブロック"と称している。やはり明確な基準はなさそうだ。

解説

医療事故が刑事事件として取り扱われるのは，主に①民事上の賠償責任を超えて特に刑罰という強烈な制裁がふさわしい反社会的な内容をもつ場合，②一般に医療行為が患者の死亡ないし重大な結果をもたらし，因果関係と過失の存在をかなり明瞭な形で立証し得る可能性がある場合で，本件は②に当てはまる（CASE 18 も参照）。

> **MEMO1**
>
> ### 懈怠　（けたい/かいたい）
>
> もともとは仏教用語で，「怠ける」「怠慢」という意味であるが，法律用語では，定められた時間内に実施すべき行為を行わないこと。過失とも意味は似ている。

原因の追求はされなかったが…

本件は，最終的には原因の追求ではなく，患者急変に対する事前の用意と発生後の対応の遅れが過失と認められた。原因はおそらく，硬膜誤穿刺により発生した全脊麻[*1]である。全脊麻は，硬膜外麻酔・ブロック[*2]の教科書的合併症であり[4~7]，硬膜外麻酔または頭頸部の神経ブロックの最も重大な合併症である（COLUMN 1）[8]。星状神経節ブロック[11]，球後麻酔[12]でも報告されている。本件でも，全脊麻の発現を事前に完全に防止する方法はなく，発現した場合に，万全の救急蘇生措置をとって救命を図る以外に対策がないことを認めたうえで，A 医師に過失があるとされた[2]。本件は民事訴訟でもA 医師の過失が認められ[1]，刑事訴訟でも，その後，高裁においてA 医師の控訴は棄却され[2]，さらに最高裁において上告が棄却され，A 医師の有罪が確定した[13]。

A 医師側は，患者の急変の原因はアナフィラキシーショックであると主張したが，裁判官は民事訴訟で提出された麻酔科医の鑑定人による「全脊麻が生じた可能性がより高い」とした意見を重視した（COLUMN 2）。

しかし，刑事訴訟法第 317 条には「事実の認定は，証拠による」との記載もあり，法律家からは「硬膜を穿刺した証拠がないのに，アナフィラキシーショック等のその他の原因を否定

したことは事実認定が不十分であるだけでなく，医療過誤裁判においても刑事裁判では『疑わしきは罰せず』が適用されるべきであり，本判決は不当判決と考えられる」等の反対意見もある[4,5,12~15]。これは，福島県大野病院事件[16]でもそうであったが，医療訴訟では，医学の専門知識が判断に影響する部分が大きく，臨床医および基礎医学者等の鑑定人の選択如何でいくらでも判決が変わり得る可能性を示す例である。

A 医師の頸部硬膜外ブロック手技について

頸部は第 7 頸椎棘突起が最も突出しているので，これを目安に通常は第 6/7 頸椎または第 7 頸椎/第 1 胸椎で針を刺入する。頸部の黄色靭帯は薄く（黄色靭帯と硬膜の距離は，頸部 1.5~2 mm，胸部 3~5 mm，腰部 5~6 mm），特に A 医師が穿刺した第 5，第 6 頸椎は脊髄膨大部にあたるため，最も狭くなっている[12,14,15]。つまり，ほかの部位よりも抵抗消失法での針先の位置確認は難易度が高く，くも膜下穿刺が生じやすい。たとえ吸引試験で血液や髄液が引けなかったとしても，麻酔科医ならばまず局所麻酔薬 1~2 mL を試験投与して，該当する分節に温感やしびれ感がしないかを患者に尋ね，針先が正しく刺入され，くも膜下腔や血管内にはないことを確認してから，患者の反応を確かめながら緩徐に必要量の薬液を注入する。

硬膜外ブロック中の硬膜誤穿刺は不可抗力で

頸部硬膜外ブロック後の呼吸・循環停止　◆　**115**

COLUMN 1

全脊麻

症状は，局所麻酔薬注入後間もなく発現する呼吸困難，意識の消失に続いて，チアノーゼ，呼吸停止となり，瞳孔は散大，対光反射も消失する。すみやかかつ適切な循環・呼吸管理を施せば，通常，局所麻酔薬の作用が消失後に患者は後遺症なく回復する。特殊な治療として髄液ドレナージがあるが[9]，通常は用いられない。

意図的に脊髄くも膜下に大量の局所麻酔薬を投与する，いわゆる total spinal block は難治性慢性疼痛の治療法として確立しており[10]，そのことも本件で A 医師が適切に対応しなかったとの印象を裁判官に与えたと考えられる。控訴審で高裁の裁判官は「適切な救急蘇生措置により100％救命の可能性がある」とした[2]。

COLUMN 2

解剖で硬膜穿刺孔は認められなかった

解剖鑑定書では「硬膜に穿孔の痕跡は認められず，本件局麻剤の注射は頸部硬膜外に行われたものと考えてよい」と報告された。しかしながら麻酔科医の鑑定人らの意見等を取り入れて，次の理由で民事訴訟の裁判官は硬膜穿刺の可能性を否定しなかった。

①硬膜穿刺の有無は顕微鏡検査によらなければ確定できないのに前記解剖所見は拡大鏡によっている

②硬膜穿刺が発生したと考えられる時（7 月 10 日）から，約 2 週間が経過しており，穿刺孔が自然閉鎖する十分な時間があった

②は，硬膜穿刺後頭痛で苦労した経験がある麻酔科医ならば，納得できるだろう。

あり，完全に防ぎ得るものではないが，よりリスクの高い頸部で，先端が鈍な硬膜外針を用いずに鋭利なルンバール針を用い，試験投与なしで高用量の薬液を注入したことに疑問を抱く麻酔科医は少なくはないと考えられる。実際，本件の民事訴訟では，A 医師が試験投与を施行しなかったことも過失と認定している[1]。

裁判では，薬物投与量はなぜか 5～20 mL の範囲とされ，問題にはならなかった。投与量について，頸部の場合，若年成人 1 髄節（脊髄は 31 髄節ある）をブロックするのに 0.7～1 mL の局所麻酔薬が必要であるとされ，ブロックの範囲，年齢，身長などを考慮して増減する。たとえ正しく硬膜外腔へ薬液が投与されたとしても，高用量・高濃度では，上肢の運動麻痺，呼吸・

循環抑制が起こり得るために，単回投与法では 2％以上のリドカイン，メピバカイン，0.5％以上のロピバカイン，ブピバカインなどは，1 回の投与で 5 mL 以上は投与すべきでないとの意見もある[16]。つまり，A 医師が頸部硬膜外へ 15.5 mL の多量の薬液を試験投与なしに全量投与したことは，たとえ誤穿刺をしていなくても，患者の循環・呼吸状態に何らかの変化を与えた可能性は高い。むしろ，20.5 mL もの薬液を投与したのに，患者に何も異常が生じなかった過去 2 回の頸部硬膜外ブロックが本当に硬膜外まで到達していたのかという疑問さえ生じる（MEMO 2）。

急変時，冷静に対応できるのか

患者急変時のA医師の対応について，「A医師が看護師等に口頭で指示したのは，D看護師が自分の判断で『カルニゲン（昇圧薬）を注射しましょうか』と叫んだのに対し，『すぐしてくれ』と答えたのみであって，その他には挙動等によるものも含めて指示を全く与えてなかったために，介助看護師らは混乱をきたし，E医師が応援に駆けつけるまでの間，C看護師，D看護師が呆然と立ちつくすような状況が発生した」。また「介助看護師と協働すれば人工呼吸と心臓マッサージの同時並行的な実施が可能であったのに，混乱して単独蘇生法を行ったにとどまり，限定された時間内に血流の回復及び脳への酸素補給に失敗したという過失が認められる」と高裁では判断された[2]。

　本件と同じように民事と刑事[17]の訴訟となった事案として，小児に誤ってカリウムを注射して重篤な後遺症が生じた医療訴訟で裁判長は「救急蘇生措置を講じずに無為に時間を浪費しており，医師としてあまりにも基本的な注意義務を怠った」と述べ，禁錮1年（求刑禁錮1年6か月）の実刑を言い渡している。そして判決文は「医師がその責任の重さを自覚させるためには，禁錮刑の実刑をもって臨むのが相当である」と結んでいる。当該医師は法廷においても，医学的根拠のない独自の理論を展開して自らの行為の正当化を図り，自らの責任を認めようとせず，真摯に反省する態度も見られず，また，被害者やその両親に対して謝罪をすることもなかった。当該医師は，救急蘇生措置以外に明らかな医師としてのモラルが欠如していたようである。

　ある研究会の意見交換で，ある弁護士が「一般人でも救急蘇生措置を即時に行わなければ生命にかかわる重大事になることは知っていることであるのに，経験18年のベテラン医師が混

> **MEMO 2**
>
> ### 医師の経験と技量
>
> 裁判では，整形外科医であるA医師が，局麻薬反応に対する救急蘇生措置の知識と経験がないのに，回復蘇生手技に豊富な知識経験を有する医師の応援なしに一人で頸部硬膜外注射を施行したことについても争点となったが，A医師が麻酔法修得のために麻酔科に通い，約150例の腰部硬膜外麻酔を実施していたことなどから，最終的にA医師は本件発生当時においては麻酔学全般に関して相当程度の知識・技術を習得していたと認められ，知識経験豊富な医師の助力を求めず頸部硬膜外注射を実施したことに注意義務違反はないとした。

乱して救急蘇生措置を適切に行えなかったことは理解しがたく驚きである」との発言があった。それに対して医師側から「医師として一応の救急蘇生措置の教育は受けているものの，実際に経験したことがないままに，緊急の現場に立ち会えば適切な処置ができない医師は案外多いのではないか」との意見がなされた。弁護士にとってはその意見もまた驚きであったようである[18]。

　しかし実際のところ，予期せず突発した医療事故の当事者はしばしば混乱に陥り，適切な判断が下せない場合も少なくはないので，周囲の第三者を直ちに呼び寄せるべきである。

医療水準

医療水準はしばしば法廷で医師の注意義務違反（過失）の基準とされるものであるが，明確な定義はない。筆者は「臨床医が患者に対して当然施行しなければならない安全を確保した基本的最低限の医療行為で，各年月，診療科，経験年数，施設等でその基準は異なるものであり，その行為の結果に左右されるものではない」ものと考えている。よって，同じ内容の事案であっ

ても，時代の移り変わりや医療の進歩とともに変動するもので，争点の診療行為がいつの時点のものかも司法が判断を下す際に重要なポイントである[20]。

民事過失よりハードルは高いはずの刑事過失を認めた本判決に対して，麻酔科がない医学部や麻酔科医がいない大学附属病院も残っていた1969年当時[*3]に「本判決が要求しているような蘇生措置は国立病院といえども到底行われていなかったはずであり，昭和58年の判決時点での医療水準を要求していることにも問題がある」との意見も少なくはない[4, 5, 13〜16]。

現在でも，救急救命医以外の多くの臨床医と周囲の医療従事者は救急蘇生措置の経験はきわめて乏しく，突然の偶発症に対して常に冷静に対応できるとは限らない。常に医師および医療従事者でその危機意識を共有し，BLSやACLSなどの定期的なトレーニングや教育は必要であろう。

異論・暴論

気道確保のアルゴリズム[20]では，最終的に外科的気道確保が推奨されているが，実際に緊急時の外科的気道確保に精通している，あるいは経験した麻酔科医がどれほどいるであろうか？おそらく気道の専門家である耳鼻咽喉科医でさえ，そのような症例に遭遇したことは決して多くはないであろう。しかし医療訴訟では，最終的な外科的気道確保の施行について争点になることがある（CASE 1, 2）。本件と同様に，ガイドラインには記載されているが，実際に緊急時にそれを遂行できる経験と技術をもった麻酔科医がいかに少ないかは，世に示しておくべきとの考えは，あまりにも偏ったものであろうか？

本件から学び取れること

頸部硬膜外ブロックのような，ある程度の難易度や危険性がある手技は，確かな修練を積んだ経験がある医師が施行すべきであり，そうでなければ指導医のもとで行うべきである。本件のように，全脊麻自体は不可避の出来事であると認められても，危険な手技を施行する場合に，患者の急変に対応できる人員（訓練を受けた看護師など），場所（清潔区域，ある程度の広さを確保），物品（器具，薬液）を整えずに臨み，何らかの偶発症が生じた場合，過失とされる場合がある。

文　献
1. 昭和50年8月27日/大津地方裁判所/昭和44年（ワ）第141号
2. 昭和58年2月22日/大阪高等裁判所/昭和53年（う）第1292号
3. 昭和53年7月18日/大津地方裁判所/昭和46年（わ）第360号．判例タイムズ 1983；501：232-40.
4. 宇野武司，高崎眞弓．頸部硬膜外ブロック．ペインクリニック 1999；20：S169-73.
5. 山上裕章．頸部硬膜外ブロック．ペインクリニック 2011；32：S223-8.
6. 小坂義弘．安全・確実な硬膜外麻酔の秘訣．日臨麻会誌 2010；30：169-74.
7. 土井克史，齊藤洋司．頸部硬膜外ブロック．ペインクリニック 2006；27：S343-50.
8. 小坂義弘．硬膜外麻酔の合併症．In：新版 硬膜外麻酔の臨床．東京：真興交易医書出版部，1997：99-101.
9. 福島幸江，小林佳郎，大内貴志ほか．全脊椎麻酔に髄液ドレナージを行い速やかに回復した3症例．臨麻 2000；24：1151-4.
10. 増田豊，塩谷正弘，中崎和子ほか．Total Spinal Block 法．臨麻 1978；2：1111-6.
11. 谷川浩隆，萩原正洋，柴田達彦ほか．星状神経節ブロックにより生じた全脊椎麻酔の1例．ペインクリニック 1989；10：249-51.
12. 中村里依子，行木香寿代，小西純平ほか．球後麻酔後に意識消失し呼吸停止が生じた1症例．日臨麻会誌 2015；35：430-3.
13. 中空壽雅．頸部硬膜外ブロック後ショック死事件．In：宇都木伸，町野朔，平林勝政ほか編．別冊ジュリスト判例百選

---

*3　当時はBLS（一次救命処置，Basic Life Support）やACLS（二次救命処置，Advanced Cardiovascular Life Support）の講習会もなく，その言葉すらなかったはずである。

No.183. 東京：有斐閣，2006：158-9.

14. 岡部万喜，佐藤啓造，藤城雅也ほか．医療過誤・医療訴訟の防止に向けての法医学的検討-判例と医療関連死解剖例の分析をもとに-．昭和学士会誌 2014；74：190-210.

15. 町野 朔．頸部硬膜外ブロック後のショック事件．In：唄 孝一，宇都木伸，平林勝政編．別冊ジュリスト判例百選 No.140. 東京：有斐閣，1996：84-5.

16. 米田泰邦．頸部硬膜外ブロック後ショック事件．In：唄 孝一，宇都木伸，平林勝政編．別冊ジュリスト判例百選 No.102. 東京：有斐閣，1989：180-1.

17. 平成 17 年 6 月 13 日/京都地方裁判所/平成 16 年（わ）第 832 号

18. 兼川真紀，北島健太郎，古家光司．医療事故判例研究会からの報告③麻酔ショックについて救急蘇生措置を怠った過失を認めた事例．医療と法律 2005；3：12-4.

19. 髙橋 讓．治療ないし手技上の過誤．In：福田剛久，髙橋 讓，中村也寸志編．最新裁判実務大系 第 2 巻 医療訴訟．東京：青林書院，2014：396-413.

20. Japanese Society of Anesthesiologists. JSA airway management guideline 2014：to improve the safety of induction of anesthesia. J Anesth 2014；28：482-93.

◆ CASE 12 ◆◆◆◆◆◆◆◆◆◆◆◆◆◆◆◆◆◆◆◆◆◆◆◆◆

硬膜外ブロック後の硬膜外膿瘍
区域麻酔に関連した感染は軽視できない合併症である

取り上げる判例

平成 12 年 10 月 25 日
岡山地方裁判所
平成 8 年（ワ）第 1086 号
損害賠償請求事件

キーワード

硬膜外ブロック（麻酔）
硬膜外膿瘍
両下肢麻痺
感染
ペインクリニック
脊髄損傷

Summary

帯状疱疹後神経痛に対する持続硬膜外ブロック治療を受けた末期がん患者（当時 76 歳の女性）が，その直後に細菌感染による硬膜外膿瘍を原因とする両下肢麻痺となった。家族は，医師の過失により硬膜外膿瘍が発生し，また発生後に医師から適切で十分な説明が行われず，両下肢麻痺を回避する手術の機会を失ったとして，当該医療機関に損害賠償を求めたが，裁判官はいずれの過失も認めなかった。

請求額

原告ら（患者の家族）に対し，2000 万円

妥結額

請求棄却

経過 （見出しは筆者による）

進行した子宮がん患者が帯状疱疹後神経痛を発症した

患者は，1994（平成 6）年 2 月頃，進行期の子宮がんで他の病院から A 病院へ転院して治療を受け，その後も他の疾病の際にも，A 病院に入院又は通院して治療を受けていた。1995 年 3 月頃，右腹部に帯状疱疹を患い，A 病院の皮膚科でその治療を受けるようになったが，その後，同患部に帯状疱疹後神経痛を発症し，不眠や食欲不振を伴う強い痛みが生じたことから，同皮膚科の A 医師の紹介で，同年 4 月 26 日，A 病

院の麻酔科を受診した。同麻酔科の勤務医である B 医師は，同日，患者に対して試験的に神経ブロック治療を受けることを勧め，患者がこれを承諾したことから，同日，患者に対して 1 回法による神経ブロック治療を行った。

B 医師は，同治療を行うに際して，一般的手技法に従って，消毒薬マスキン®・エタノール液（0.5 w/v%）（クロルヘキシジングルコン酸塩）を用いて，刺入部を中心に背中の約 2 分の 1 の範囲を 2 回にわたって消毒し，さらに，刺入部を中心に直径約 10 cm の円形の範囲を残して他の部位を滅菌布で覆い，刺入部の付近のみ

を露出させたうえで，刺入部に局所麻酔薬を注射し，続いて硬膜外針を刺入して硬膜外腔に薬液を注入した。患者は，その治療により患部の痛みが軽減してある程度の効果が見られたことから，A病院に入院のうえ，持続法による神経ブロック治療（以下，本件治療）を受けることにし，B医師もこれを了承した。この頃までは，患者の両下肢には日常生活や通常の歩行に大きな支障を及ぼす障害は見られなかった。

● 清潔操作のうえ，持続硬膜外ブロック療法が行われた

患者は，同年5月2日，持続法による神経ブロック治療を受けるためにA病院に入院した。B医師は，同日，患者の第8および第9胸椎付近に局所麻酔のうえで硬膜外針を刺入し，これを通じてカテーテルを挿入し，カテーテルを留置したまま固定して，同カテーテルを通じて携帯型注入ポンプによる薬液の注入を始めた。B医師は，その治療にあたって，清潔な使い捨てキットを用い，滅菌手袋を装着して，消毒薬マスキン®を用いて入念に刺入部付近を消毒したうえで，第8，第9胸椎の間から身体の上方に向けて硬膜外針を穿刺し，硬膜外腔にカテーテルを挿入して留置した後，刺入点にイソジン®ゲル（ゲル状のポビドンヨード剤）を塗って，さらに，ガーゼ等でドレッシングした。その治療の実施に先立ち，患者に対して，血腫形成の予防的検査として血液の凝固テストを行ったが，異常は認められなかった。そして，カテーテル挿入後は，B医師を始めとするA病院の医師らによって挿入部等の経過観察がなされ，刺入部を覆うガーゼも1日1回，日によっては2回以上交換され，薬液の補充も医師の手によってなされた。

B医師は5月4日から6日まで休暇をとる予定になっていたため，同月3日，注入ポンプを2日分の薬液が入る大型のものに変更するように申し送りをし，同月5日，当日の当番医がポンプを大型のものに交換した。しかし，その旨，入院診療録等に記録されなかったため，翌6日の当番医であったA病院麻酔科副部長C医師が不審に思い，同日，再度ポンプを新品に交換した。

4日後，患者に異変が生じた

患者において，カテーテル刺入後の経過は概ね順調であり，痛みが軽減し，よく眠れるようになるなど治療の効果が見られた。しかし，患者は，5月6日になって，C医師に左胸部分の痛みを訴え，また，発熱もあった。C医師は，胸部の痛みはカテーテルの刺激痛であると考え，カテーテルを1cmほど抜いて，その深度を浅くしたところ，痛みがなくなった。患者は，翌7日にもC医師に同様の訴えをし，C医師がさらにカテーテルを1cmほど抜き，鎮痛薬の注射を行ったところ，やはり痛みはなくなった。

同日20:00頃，B医師が診察した際，患者は，三たび同様の症状を訴え，発熱も続いており，B医師がカテーテル刺入部を点検したところ，化膿が認められたため，B医師は感染の危険があると判断して本件治療を中止し，カテーテルを抜去して抗菌薬を投与した。このカテーテルの先端部分は培養検査に出され，5月11日，MRSA（抗菌薬 methicillin に対する薬物耐性を獲得した黄色ブドウ球菌）が検出された。

患者は，5月8日15:30頃，左胸の痛みを訴え，さらに，同日17:30頃から，次第に両下肢に力が入らなくなるという症状が現れた。患者は，同日18:00頃にB医師が診察した際，突然の腹痛，胸部苦悶感を訴え，著しい不整脈や下血も見られた。同日18:30頃，A病院の婦人科の勤務医であるD医師（患者の子宮がんの

---

*1 おそらく，「経皮的硬膜外穿刺・ドレナージを行えば」ということであろう。

担当医）が診察し，患者の腹部症状について，子宮がんのコバルト照射による腸炎の疑いがあるとの所見を得た。同日20：00過ぎ頃になると，患者の両下肢にはまったく力が入らない状態になり，A病院の整形外科の勤務医で脊椎外科が専門のE医師が患者を診察し，腱反射やバビンスキー反射等を調べたうえ，脊椎硬膜背側の腫瘍状のものによる胸髄の圧迫が原因の対麻痺であるとの所見を得た。

● 家族へ治療の方法と危険性などについて説明がなされた

患者の家族は，A病院から容態の急変の連絡を受けて来院し，同日22：00過ぎ頃から，E医師およびB医師から1時間程度，次のような説明を受けた。

「現在両下肢麻痺となっています。その原因は膿瘍かあるいは腫瘍の硬膜外への転移などが考えられます。子宮がんの末期なので何があるかわかりません。原因が何であれ，緊急手術しないと救えません。12時間から48時間以内に，早ければ早いほどよい（COLUMN 1）。ただし，手術してもよくなる保証はどこにもありません。診断をつけるためには手術をして原因をはっきりさせるのが早道です。手術は危険を伴い，大出血も予想されます。選択すべき方法としては，①生命の危険はかえりみず，とにかく下肢の運動を最優先させてこれから緊急手術をする。②本人に苦痛を与えず，抗菌薬の点滴などで対症療法を行う，この場合，麻痺回復の見込みは少なく，おそらく車椅子の生活になるでしょう。本人のことを考えれば車椅子になってもいいから今は抗菌薬で菌だけを殺したほうがいいよう

に思える」。

説明後，家族は話し合い，医師らに対し，本人を苦しませたくないなどと回答したが，まだ少し時間があるからよく話し合うよう医師らに促され，その日は家族は帰宅した。

翌5月9日，患者の容態が多少安定したので，緊急にMRI撮影を実施したところ，胸部硬膜外腔に血液が混じった占拠性病変が確認された。

患者の家族は，同日16：00頃，A病院を訪れ，A病院の麻酔科の責任者（部長）であるF医師およびB医師と面談したが，医師らは，次のとおり，前日とほぼ同じ説明をした。

「病状は昨日と変わっていません。全身状態としては落ち着いています。いろいろ検査した結果では膿が生じて神経を圧迫していることが考えられますが，転移による圧迫や出血等も完全には否定できません。圧迫を取らない限り麻痺は永久的となり車椅子が必要と考えられます。圧迫を取る方法としては，①外科的手術，これはリスクが大きく，成功しても術後の回復や合併症の発現等を考えると厳しいと考えます。②針で穿刺し排膿する方法は手技的には十分可能ですが，効果が十分得られるかは行ってみないとわかりません（COLUMN 2）。見た目元気なようでしたが，もとにある病気がきわどい所にまできており，今後の治療は何をまず目的とするかにより方法が変わるでしょう。帯状疱疹後神経痛の痛みに対し，治療を望まれて，これがきっかけとなったように思われるかもしれませんが，もう少し検査を進めさせてください。硬膜外腔に限局して血液成分の混じった圧迫所見がみられます。圧迫を取ってやれば[*1]，48時間以内に麻痺がある程度戻る可能性がありますが，

COLUMN 1

症状の進行と外科的治療のタイミング

硬膜外膿瘍で神経学的症状が進行した場合，迅速に手術適応を考慮すべきとされている。36時間未満の不全麻痺ならば大部分は回復するが，36〜48時間の完全麻痺では回復が難しい[1]。

COLUMN2

硬膜外膿瘍に対する経皮的ドレナージ[2]

硬膜外膿瘍の部位を確認後に背中から硬膜外針を穿刺し，硬膜外腔に達したところで，硬膜外針からカテーテルを挿入する。そのカテーテルから膿瘍を可能な限り吸引し，その後，生理食塩液で洗浄・吸引を繰り返す。施行条件は，膿瘍が背側に位置していること，重篤な神経症状がないこと，急性発症であることなどである。しかし，偶発的に硬膜外針が硬膜を穿刺する可能性は否定できず，その場合は膿瘍が髄腔内に流れ込み，結果的に髄膜炎に至ることも考えられる。したがって適応は，手術治療のための全身麻酔に耐えられないなど，特別な状態の患者に限られるのではないかと筆者は考える。

5mm 程度の腔隙しかなく，針を進めすぎれば脊髄腔に菌が混じったものがばらまかれる可能性があります。もともと，高齢と免疫力の低い状態で，血管のもろさ等で予期せぬことが起こったのかもしれない。膿だとすればそこを針でついて外へ出してしまう方法により麻痺が治る可能性もあるが，戻るとはいいきれない。可能性として，50％ぐらい，髄膜炎を起こせば，2,3日で命を落とすこともある。もし膿でなく，がんの転移のものだったとすれば，悪化する可能性がある。ただし，一つ積極的になれない要素としては腰の骨の圧迫骨折があり，これも転移が考えられます。したがって，今回処置がすべてうまくいって再び歩けるようになっても，その部分の骨折が進行することでまた麻痺が出現する危険性を含んでいます」。

● 家族は話し合いのうえ手術をしないことにした

この説明の際，家族からも，歩けるようになるか，処置の危険性等について質問がなされ，医師らはこれに回答し，そのうえで，家族らは「家族話し合いの上，積極的な措置は断念することになった」などと，手術をしないように医師らに伝え，対症療法的な治療がなされた。これらの説明は，患者の家族に対してのみなされ，患者本人にはなされなかった。

患者は重篤な状態は脱したものの，両下肢麻痺による両下肢機能全廃の障害を負い，車椅子で生活するようになり，足の付け根から下の部分の知覚はなく，排泄も自力ではできない状態になり，これらの両下肢の機能全廃，鼠径部以下の感覚脱失，排尿・排便障害の症状は，11月には固定した。患者は，1999（平成11）年6月26日に死亡した。

主たる争点

①両下肢麻痺の原因及びその発生についての医師らの過失の有無

　患者側の主張：患者の両下肢麻痺の原因は，硬膜外膿瘍による脊髄圧迫であり，本件治療中の感染によるものである。神経ブロック治療に際しては，針の穿刺，薬

物注入，ポンプの薬物交換，カテーテル挿入部の滅菌処置の各場面において，細菌感染の危険性があり，その感染による合併症の結果は麻痺等極めて重篤である。神経ブロック治療を行う医師は，これらの危険について予見することができたのであるから，治療に際して徹底した感染防止措置を施す義務がある。にもかかわらず，A病院の医師らには，本件治療を行う際，感染を防ぐ充分な措置を施さなかった過失がある。

　　病院側の主張：神経ブロック治療の過程では細菌感染の危険があり，感染による合併症の結果が重篤であることは患者側の指摘のとおりであるが，感染防止のための措置として，本件においても，B医師は白衣着用のうえ，MRSAにも消毒効果のあるクロルヘキシジン製剤にて穿刺部を中心に広範囲を綿棒で消毒後，ディスポーザブル滅菌硬膜外ブロックキット及びディスポーザブル滅菌ゴム手袋を使用してカテーテルを挿入し，穿刺部にはイソジンゲル（ポビドンヨード剤）をつけて処置している。カテーテル挿入後も，通常であれば1日ないし2日おきのガーゼ交換で済むところ，かぶれやすいという患者の訴えを酌んで，毎日，医師による消毒及びガーゼ交換を施行している。B医師らは細菌感染を防ぐため出来うる限りの十分な措置をしたのであって，同医師らに過失はない。

②椎弓切除術等を実施すべきかどうかの判断に際し，A病院の医師らから家族に適切で十分な説明がなされたか否か

　　患者側の主張：A病院の医師らは患者の麻痺を回避するための手術を実施でき，かつ，実施すべき場合であったのに，患者及び家族の同意を得ることができないような説明をして，治療を選択する機会を失わせ，患者の麻痺を回避できなかった過失がある。

　　病院側の主張：本件では，担当医および専門医において，家族に，2日にわたり，手術の方法，可能性，合併症等について詳しく説明し，家族からの質問も受け，家族が話し合う時間も，考える時間も充分にとったもので，A病院の医師らは説明義務を尽くしている。

裁判結果

いずれも医師の過失は認められなかった。

判決文抜粋

証拠によれば，両下肢麻痺の原因となった硬膜背側の腫瘤状のものは，硬膜外膿瘍を主とし，これに血液ないし血腫の混ざったものであったと認められる。

　当時の医療水準に照らし，B医師やA病院の医師らは感染防止のために必要かつ相当な措置を講じていたものと認められ，鑑定書において，「第三者から見て十分納得できる清潔操作を行っているにも関わらず，感染が生じることはあり得る」として，患者に生じた感染症が「不可抗力」によるものとされているのもこれと同旨の

ものということができる。よって，患者における硬膜外膿瘍の発生について，A病院の医師らに過失があったものとは認められない。

　A病院の医師らの説明は，患者の麻痺を回避するための緊急手術の必要性を説明するとともに，説明してしかるべき手術の危険性を極めて客観的に家族に説明したものと認められるのであって，この点についてのA病院の医師らの説明も相当なものであったと認められる。

解説

過失の「推定」と医師の責任

注射と感染に関連した医療訴訟では，感染経路の特定は通常は困難であるという前提で，因果関係や過失についても「一応の推定」の選択的認定が許されてきたため，医師の責任が比較的認定されやすくなっていた[3~5]。例えば，硬膜外膿瘍が生じた事実をもって，「注射のあとが化膿した場合には注射をした医師の過失を推定すべき」として，いわゆる推定命題を採用した判決（MEMO 1），硬膜外カテーテル留置患者の外出を許可した医師のカテーテル挿入部位の皮膚管理の不備と外出時の患者への注意が厳重でなかったことが過失とされた判決（MEMO 2），ディスポーザブル持続注入器の再使用が過失とされた判決（MEMO 3）などがある。

　このような状況のなか，本件の硬膜外膿瘍を「どんなに清潔操作を正しく行っても完全に防ぐことはできない合併症」と司法が認識したことは，医療者にとって非常に意義が大きい。

MEMO 1

関連事案：医師による消毒の不備[6]

無痛分娩施行後に硬膜外膿瘍および圧迫性脊髄炎が発症した。医師の消毒の不完全による過失が一審では棄却されたが，二審では認容された。最高裁では，「損害賠償の請求において，注射器具，施術者の手指もしくは患者の注射部位のいずれかについての消毒（消毒液の汚染を含め）が不完全かを明示しないのは違法か否か」で争われたが，「医師の診療行為としての特殊性を鑑みれば，具体的にそのいずれの消毒が不完全であったかを確定しなくても，過失の認定事実として不完全とはいえないと解すべきである」として，二審を支持した。

MEMO 2

関連事案：皮膚管理と患者への注意の不備による細菌感染[7]

頸部の帯状疱疹に対して持続硬膜外ブロックが開始された。患者は，カテーテルを挿入した状態で医師の許可を得て外出し，工事現場で作業を行い多量の汗をかき，帰院した時にはテガダーム™やガーゼが剝がれてカテーテル挿入部位が露出しているのを医師が確認していた。その数日後，カテーテルは抜去され退院したが，当日の夕方頃，頸部に異常が生じ，翌日来院したが，担当医不在で治療を受けられず，4日後に再入院した。硬膜外膿瘍の診断で，緊急椎弓切除除圧術が施行されたが，体幹及び両下肢機能全廃が残った。裁判官は，患者に対する医師の注意が厳重でなく，細菌感染防止の配慮が十分でもなかったとして，医師の過失を認めた。

どこまで注意をすれば十分なのか

何らかの医療行為に関連して発生した感染の症例では，清潔操作に十分な注意が払われたか否かが大きな争点となる。ペインクリニックでのトラブルとして最も多いのも感染であり，特に硬膜外ブロック（麻酔）は注意すべき手技である[9]。

しかし，これまで硬膜外ブロックに関連した感染と清潔操作に関して，まとまった報告はほとんどない[10]。硬膜外穿刺にあてはまるかは不明だが，しばしば参考にされる中心静脈穿刺に関する分析[11]では，マスク，帽子，手袋，ガウン，大きな覆布での施行は，手袋と小さな覆布での施行と比較して明らかに感染の発生を少なくするし，通常より時間を費やした頻回の穿刺は感染のリスクを増す。また硬膜外ブロック時の，脊椎の変形などが原因の穿刺困難のために生じた小さな血腫は細菌の培地になると考えられる[12]。その他，清潔な場所での施行，手指の消毒，無菌な薬物の使用，刺入部位の皮膚の適切な消毒，ディスポーザブル器具の使用，接続部の細菌フィルターの使用などが重要とされるが，それぞれの有効性については多くの議論がある[13]。

カテーテルを留置した後は定期的に刺入部位を確認することが重要であるが，消毒に関しても定まってはいない。創部に必要なのは消毒ではなく洗浄であるとの意見や，消毒の回数が増加すればするほど感染が増加するとの意見もあり，最低限の消毒や被覆材の交換を推奨するとの考えもある[14]。

硬膜外膿瘍のリスク

硬膜外ブロックに伴う硬膜外膿瘍の発生は，きわめてまれではあるが，頻度は 0.00～0.08%（母数：1930～170000）と報告によって幅があ

> **MEMO 3**
>
> ### 関連事案：携帯型持続注入器の再使用による感染[8]
>
> 交通事故による腰痛に対して腰椎椎間板ヘルニア摘出術が行われ軽快を得たが，その後症状が再発し，挿入したカテーテルに携帯型持続注入器を接続した持続硬膜外ブロック療法を受けた。その療法中に硬膜外膿瘍が発生し椎弓切除術が行われた。裁判官は，携帯型持続注入器の取扱説明書の記載「警告：再充填，再滅菌を行わず，1回限りの使用の後，廃棄する」に違反して6回の再使用を繰り返したことで薬液内に MRSA が混入し，硬膜外腔に膿瘍が生じたとして，医師・看護師の過失を認めた。当時の多くの医療機関で再使用の事実があったとしても，人の生命・身体・健康を扱う医療機関の特質に照らせば，取扱説明書に準拠した適正使用がなされてしかるべき，とした。

り，近年は増加傾向にある[12,15,16]。硬膜外腔にカテーテルを留置した場合が圧倒的に多いが，カテーテル留置を行わない単回施行でも生じる[1,17,18]。

硬膜外穿刺から膿瘍発生までは1日～2か月と幅があるので，硬膜外ブロックを施行された患者では，単回投与やカテーテル抜去後でも遅発性発症の可能性を常に考慮しなければならない[1]。これまでにさまざまな危険因子（表1，2，COLUMN 3）が報告されているが，ブロック刺入部皮膚の感染のような絶対的禁忌は乏しい[16]。

不要なカテーテルは留置しないこと

末梢あるいは硬膜外カテーテルの留置期間は膿瘍の発生率に影響を与え，留置期間が2～4日以内だと発生はきわめて少なく，留置期間が長いほど発生率は高くなるようである[10,12]。周術期の抗菌薬の使用に加え，カテーテルの留置期

間が短いことは，外科手術時の持続硬膜外麻酔に関連する硬膜外膿瘍の発生率が，ペインクリニックや無痛分娩での持続硬膜外ブロックに関連するものと比較して著しく低い要因として挙げられる[1]。通常では抗菌薬の予防投与を行うことはないペインクリニックの患者にカテーテルを長期間留置する場合は，常に感染のリスクに留意しなければならない。また，基礎研究で認められている局所麻酔薬の抗菌作用に，過大な期待を寄せることは控えるべきである（COLUMN 4）[20～22]。超長時間作用性の安全な局所麻酔薬の臨床使用が日本でも可能になれば，将来的にはカテーテルの必要性はかなり限定されるようになるかもしれない（COLUMN 5）[23]。

1. 免疫不全	①糖尿病 ②ステロイドおよび免疫抑制薬の全身投与 ③悪性腫瘍 ④妊娠 ⑤HIV感染 ⑥アルコール中毒 ⑦肝硬変 ⑧腎不全	
2. 脊椎病変	①変形性，外傷性 ②手術，インストルメンテーション ③椎間板造影，髄核融解術（椎間板内酵素注入） ④区域麻酔	
3. 感染巣	①局所 ②全身（敗血症，熱発*）	
4. 高齢		

＊熱発に関して明確な医学的証拠はないが，多くの麻酔科医が経験的にそのような印象を抱いている[16]。

表1　一般的な硬膜外膿瘍の危険因子

1. 硬膜外腔へのステロイド注入
2. 穿刺困難（乱暴な施行，頻回の刺入の試み）
3. 硬膜外カテーテルの長期留置
4. 清潔操作の不備

表2　区域麻酔に限定した硬膜外膿瘍の危険因子

発症時にはいかに対応すべきか

硬膜外膿瘍の診断が遅れると不可逆的な脊髄損傷に至ったり，まれだがより重篤な髄膜炎（死亡率15～30％，重篤な後遺症の発生率10～30％）[24]を合併したりするので，注意が必要である[25]。症状は，発熱，背部痛，神経障害が古典的三徴として有名で[26]，Heusner[27]は，第1相：背部痛，第2相：神経根症状，第3相：随意筋・括約筋・感覚の減弱，第4相：麻痺，に分類している。また，感染の定義として，①軽度：発赤，腫脹，局所疼痛の三つの感染の徴候

COLUMN 3

糖尿病患者の易感染性[19]

糖尿病患者は非糖尿病患者に比較して感染症のリスクが高いことが知られているが，その詳細は不明である。例えば高血糖は好中球の遊走能，接着能，貪食能などのさまざまな機能を障害し，末梢の動脈硬化に伴う循環不全は局所の相対的虚血や低栄養を生じるほか，抗菌薬の病変部への到達率低下など，多くの要因が絡み合って易感染性状態を作り出していると考えられている。

COLUMN 4

局所麻酔薬の抗菌作用[20～22]

局所麻酔薬は，種類によって差はあるが，静菌・殺菌による抗菌作用があることが知られている。ただし，知見のほとんどは基礎研究で得られたものである。臨床では，細菌の増殖に適した培地としての1滴の血液の存在さえ無視できないので，過大な期待はしないほうがよい。

COLUMN5

新しい超長時間作用性局所麻酔薬[23]

現在，米国で臨床使用可能なリポソームブピバカイン（Exparel®）は，局所麻酔薬であるブピバカインをリポソームで包んだ徐放製剤である。効果持続時間は1日以上で，状況によっては数日の効果が期待できる。現在の適応は局所麻酔のみだが，関節内投与および区域麻酔に関する臨床研究も数多く行われている。

のうち少なくとも二つ，②中等度：軽度に加え，CRP，白血球，体温の上昇あるいは刺入部の膿，③重度：外科手術が必要，がある[10]。しかし，必ずしもすべてが経時的に出そろうわけではなく，MRIなどの画像所見や，挿入していたカテーテル先端の培養結果（起炎菌の同定），血液検査での炎症反応などから，専門医の判断を求めて総合的にすみやかに診断する必要がある。

治療は，培養で起炎菌が同定されるまでは，起炎菌の中では最も多いとされる黄色ブドウ球菌などに効果のある広域抗菌薬の使用[12]，経皮的ドレナージ[2]，および椎弓切除術などの外科的治療となる。自然発症症例と比較すると，硬膜外ブロック（麻酔）に関連するものは予後が悪いことが示唆されているので[2]，神経障害の進行度にもよるが，早期から積極的な外科的治療を考慮すべきかもしれない。

患者家族への説明と同意

神経ブロック施行前のみならず，硬膜外膿瘍発生時の患者とその家族に対する説明と同意の取得は重要である。特に硬膜外膿瘍のリスクが高い患者では，神経ブロック前に，より慎重に行うことが望ましい。本件では，医学的対応に関する医師からの説明が不十分であったために患者の回復に必要な緊急手術を受ける機会を逸した，と患者側は主張したが，裁判官は医師の家族に対する説明は適切であったと判断した。医師の患者・家族に対する説明は，心理的強制や一定の方向への意思決定の操作にならないよう

に注意すべきである[28]が，本件では手術自体にリスクがあり，もし医師が積極的に勧めたことにより手術が施行され，手術結果が患者・家族が期待するものと大きく異なった場合，家族は別な対応をした可能性も否定できない。

本件では争点になっていないが，神経ブロック施行前に患者は，非常にまれながらも膿瘍が発生して麻痺が生じる可能性について，どのような説明を受け，その内容をどう理解し，同意をしていたのだろうか。硬膜外膿瘍発生後の治療について，患者本人に説明する機会があれば，神経ブロック施行前の同意を踏まえた検討をすることもできたのかもしれない。

異論・暴論

説明義務違反の暴走

本件で患者側は，病院側の説明義務違反も主張した。医療裁判での"説明義務違反の暴走"については大いに懸念される（CASE 5参照）。過去のいくつかの判例から判断すると，一部の裁判官は患者の自己決定権を重視しすぎていることに加え，「医師・病院側に診療上の過失が認められなかった場合には，患者救済のために説明義務違反はなるべく認める」との暗黙の了解があるといっても過言ではない。

本件では，担当医である麻酔科医および整形外科医によって，家族に対して2日にわたり，手術の方法，結果の可能性，合併症等について

詳しく説明し，質問も受け，家族が話し合う時間も考える時間も十分にとっている。さらに医師らは，がん告知と合わせて麻痺残存という事実を受け入れるか否かを患者本人に告げる意思を家族に確認したところ，家族は患者に辛い思いをさせたくないといった趣旨で強く反対し，拒否したのである。にもかかわらず家族は，「医師らは，麻痺原因の正確な理解を誤り，危険性の要素として考慮すること，あるいは重要視することが不要なものまで説明し，患者側の不安を増大させ，その判断を誤導する不適切な説明をした。また，病院側の説明は，根治的療法である椎弓切除術を実施しないことを前提とした内容に終始しており，患者側が治療法の選択権を充分に行使できるだけの情報提供はなされていない。さらに，手術に関する説明は外科手術をする整形外科医又は脳神経外科医を中心になされるべきであった。本件では，説明のイニシアチブが麻酔科医にあり，必ずしも適切な情報を与えたとは言い難い。加えて，患者本人に対して，手術の選択の機会が全く与えられておらず，医師らには，肝心の患者の意向を尊重しようという姿勢が全く見られない」と病院側に損害賠償を求めた。

正直，医療者側からすると"単なる言いがかり"にすぎないと考えるかもしれないが，前述のような過去の判例の傾向が，家族のこのような主張を助長した可能性は否定できない。幸いにも本件において裁判官は家族の主張をすべて退けたが，今後も同様な主張を伴った訴訟が繰り返される不安は医療者側には残る。

ただし，裁判官も医療訴訟の難しさは理解しており，医療訴訟を集中的に審理する「医療専門部」が 2001 年に東京や大阪に初めて設置されてから，今や全国で 10 の地方裁判所が有するようになった。また医療訴訟は他の領域とは異なり，一人の裁判官が審理するのではなく，3 人の裁判官で審理・判断する「合議制」が用いられ，その他，専門医による「鑑定」や「カンファレンス鑑定方式」（7 ページ MEMO 参照）も導入されており，司法も，より公平に，理にかなった判断ができるように努力していることは注目に値する[29]。

本件から学び取れること

本件は，鑑定医の「十分な清潔操作を行っているにも関わらず，感染は生じ得る」との証言を採用したが，逆に言えば，十分な清潔操作を怠ったと判断されれば，医師の過失が認められるということになる。硬膜外ブロック（麻酔）に関連した硬膜外膿瘍が防ぎ得ない合併症であれば，術前の患者に対する説明と同意は不可欠である。また，進行すれば不可逆的脊髄損傷のみならず，まれではあるが，生命の危機をもたらす髄膜炎に至る場合もある。発症時の迅速な対応がきわめて重要である。

文 献
1. 興梠雅代，谷川義則，上村裕平ほか．硬膜外穿刺後に生じた硬膜外膿瘍 12 例の検討．日臨麻会誌 2017；37：289-94.
2. 南森泰己，平川奈緒美，荒木和邦ほか．経皮的硬膜外腔排膿・洗浄が有効であった硬膜外膿瘍の 1 症例．日ペインクリニック会誌 2005；12：82-6.
3. 小笠豊．注射による細菌感染事件．In：唄孝一，宇都木伸，平林勝政編．別冊ジュリスト No.140 医療過誤判例百選．第 2 版．東京：有斐閣，1996：122-3.
4. 平成 12 年 10 月 25 日/岡山地方裁判所/平成 8 年（ワ）第 1086 号．判例タイムズ 2001；1056：227-36.
5. 春日偉知郎．無痛分娩麻酔事件．In：唄孝一，宇都木伸，平林勝政編．別冊ジュリスト No.140 医療過誤判例百選．第 2 版．東京：有斐閣，1996：46-7.
6. 平成 8 年 4 月 22 日/高松地方裁判所/平成 2 年（ワ）第 29 号
7. 平成 13 年 12 月 19 日/大阪地方裁判所堺支部/平成 10 年（ワ）第 795 号
8. 昭和 39 年 7 月 28 日/最高裁判所第三小法廷/昭和 38 年（オ）第 714 号

9. 田口仁士，村川和重，宇野武司ほか．ペインクリニック診療における医療安全のアンケート調査−専門医指定研修施設の現状と課題−．日ペインクリニック会誌 2010；17：506-15.

10. Bomberg H, Bayer I, Wagenpfeil S, et al. Prolonged catheter use and infection in regional anesthesia：a retrospective registry analysis. Anesthesiology 2018；128：764-73.

11. Raad II, Hohn DC, Gilbreath BJ, et al. Prevention of central venous catheter-related infections by using maximal sterile barrier precautions during insertion. Infect Control Hosp Epidemiol 1994；15：231-8.

12. Grewal S, Hocking G, Wildsmith JA. Epidural abscesses. Br J Anaesth 2006；96. 292-302.

13. 今町憲貴，齊藤洋司．区域麻酔のリスクマネージメント 硬膜外麻酔．麻酔 2011；60：1259-66.

14. 原賀勇壮，生野慎二郎，比嘉和夫ほか．硬膜外麻酔と感染予防策．日臨麻会誌 2010；30：139-41.

15. 松下和彦，青木治人，鳥巣岳彦．硬膜外留置カテーテルにともなう感染に関するアンケート調査．日骨関節感染研会誌 2002；16：1-4.

16. Horlocker TT, Wedel DJ. Infectious complications of regional anesthesia. Best Pract Res Clin Anaesthesiol 2008；22：451-75.

17. 高田正史，福崎 誠，寺尾嘉彰ほか．1回注入法での硬膜外ブロック治療経過中に硬膜外膿瘍および椎間板炎を発症した1例．日ペインクリニック会誌 2003；10：161-4.

18. 原賀勇壮，平田和彦，山浦 健．周術期の感染症−ペインクリニックの感染症−．日臨麻会誌 2017；37：541-6.

19. 村前直和，廣田勇士，小川 渉．糖尿病における急性細菌感染症．Diabetes Frontier 2017；28：412-6.

20. Johnson SM, Saint John BE, Dine AP. Local anesthetics as antimicrobial agents：a review. Surg Infect（Larchmt）2008；9：205-13.

21. 野田久代，西園寺 克，宮崎東洋．局所麻酔薬の抗菌作用に関する研究．麻酔 1990；39：994-1001.

22. 竹野々義，吉位 尚．口腔顎顔面領域の臨床分離菌に対する局所麻酔薬の抗菌活性と抗菌薬の併用効果に関する研究．神戸大医紀 1998；58：261-72.

23. Uskova A, O'Connor JE. Liposomal bupivacaine for regional anesthesia. Curr Opin Anaesthesiol 2015；28：593-7.

24. Darouiche RO. Spinal epidural abscess. N Engl J Med 2006；355：2012-20.

25. 井上 忠，佐々木正修，藤岡悠樹ほか．脊椎硬膜外膿瘍に細菌性髄膜炎を併発した2例．中四整外会誌 2015；27：297-303.

26. 加藤裕司，棚橋紀夫．細菌性髄膜炎とその治療．化療の領域 2014；30：1521-8.

27. Heusner AP. Nontuberculous spinal epidural infections. N Engl J Med 1948；239：845-54.

28. 棚瀬慎治．神経ブロック治療を受けた患者が細菌感染により両下肢麻痺となった場合において，担当医師らの治療上の過失及び説明義務違反が認められなかった事例．民事法情報 2001；182：134-7.

29. 大島眞一．裁判官が語る医療訴訟の実像 32年の裁判官生活で最も印象に残った医療訴訟．日経メディカル Online 記事．2017年12月26日.

◆ CASE 13 ◆

硬膜外麻酔後脊髄硬膜外血腫

きわめてまれな合併症だが，重篤な結果となった場合は医療訴訟に至る可能性がある

取り上げる判例

平成 24 年 5 月 17 日
東京地方裁判所
平成 21 年（ワ）第 20669 号
損害賠償請求事件

キーワード

肺血栓塞栓症
硬膜外麻酔
脊髄硬膜外血腫
抗凝固療法

Summary

硬膜外麻酔を施行した患者の術後に肺血栓塞栓症が発症し，硬膜外カテーテルを抜去後に抗凝固療法が開始された。その後，患者の下肢に麻痺が生じ，脊髄硬膜外血腫と診断されて緊急血腫除去術が施行されたが，下肢の麻痺は改善しなかった。医師の過失は認められなかった。

請求額

原告ら（患者と家族）に対し，120,350,667 円

妥結額

請求棄却

経過[1]（見出しは筆者による）

結腸癌に対する内視鏡手術の後，横行結腸切除術が行われた

2006（平成 18）年 7 月 7 日，65 歳の男性患者（身長 171 cm，体重 70 kg，BMI 23.9）は，他の医療機関において便潜血検査結果が陽性となり下部消化管内視鏡検査を受けたところ，横行結腸に 15 mm の癌が認められたため，その紹介により A 病院を受診した。現症は外傷による肝損傷（45 歳）と痛風（50 歳より）であった。

患者は，同月 14 日，手術のため A 病院に入院し，同月 15 日，内視鏡下粘膜下層剥離術を受けた。術後の経過は良好であり，同月 19 日に退院となった。

同年 9 月 7 日，患者は，癌の浸潤のために切除断端が陽性となり，大腸外科による追加切除の適応となった。同月 22 日，患者は，横行結腸切除術を受けるため A 病院に入院した。術前の活性部分トロンボプラスチン時間（APTT）は 25.1 秒，プロトロンビン時間（PT）は 11.4 秒（82%），血小板数は 16.7 万/μL であった。患者とその家族は，手術，輸血等に関する説明を受け，手術に同意した。また，全身麻酔・硬膜外麻酔に関する説明を受け，「麻酔を受けられる方へ」と題する麻酔の説明書を受け取った。

同月 25 日，患者は，手術室に入室した。麻酔科医 A は硬膜外麻酔を T_{12}/L_1 より正中法で穿刺し，出血もなく 1 回で成功した。硬膜外カ

硬膜外麻酔後脊髄硬膜外血腫 ◆ 1 3 3

テーテルを 8 cm 頭側に進めた。吸引試験で血液，髄液の逆流もなく，1% リドカイン 2 mL の試験投与量でも異常はなかった。全身麻酔を施行後に，大腸外科の B 医師を執刀医として横行結腸切除術（小範囲切除）を受けた。手術時間は，2 時間 52 分であった。硬膜外へはモルヒネ 3 mg と 1% メピバカイン合計 10 mL，0.25% ブピバカイン 3 mL を 4 回に分けて投与したが，特に異常はなく，麻酔からの覚醒は良好であった。なお，大腸外科の C 医師は手術に直接参加していないが，同医師が中心となって術前の病期評価や全身状態の評価について術前カンファレンスが行われた。

翌日，酸素飽和度が低下し，肺血栓塞栓症を疑って B 病院に搬送された

同月 26 日，患者は，14：10 頃，看護師の同伴の下で歩行を開始したところ，気分が悪くなり，すぐにベッドに戻った後，1 分間ほど意識を消失した。心拍数は 120 回/min であり，心電図上では心室性期外収縮の散発が見られたが，数分で洞調律に戻った。看護師が酸素飽和度を測定すると 80% 台に下がっていたため，直ちに酸素吸入量を上げたところ酸素飽和度は 94% となった。C 医師は，臨床経過と臨床症状から肺血栓塞栓症を疑い，造影 CT 検査を施行したところ，肺動脈内に大きな血栓を多数認め，引き続き行った肺血流シンチグラフィー検査においても広範囲な肺の血流欠損を確認した。酸素供給量の増加により酸素飽和度は 92～94% を保っており，終始血圧は安定していたが，呼吸困難が見られた。C 医師は，肺血栓塞栓症と確定診断し，15：30 頃，肺血栓塞栓症治療の専門医療機関である B 病院に連絡した。B 病院からは「バイタルサインも循環動態も落ち着いているのであれば，そのままヘパリンを投与しないで送ってください」と言われた。16：00 頃，C

医師と B 医師は，家族に対し，肺血栓塞栓症と B 病院への救急搬送の必要性について説明した。16：45 頃に救急車が A 病院に到着し，同病院の D 医師及び E 医師が同行して B 病院に向けて出発した。

硬膜外カテーテルを抜去し，抗凝固療法が開始された

患者は，A 病院から救急搬送され，17：15，B 病院に到着し，ICU に入室した。B 病院は，F 医師，G 医師，H 医師および I 医師が対応した。

患者の意識は清明であったものの，血圧 140/80 mmHg，心拍数 110 回/min，酸素飽和度 82%（酸素 10 L 投与下）と，頻脈傾向と著明な酸素飽和度低値が認められ，心エコー検査において右室圧 50 mmHg と右心負荷が見られた。患者は中等症から重症の肺血栓塞栓症と診断された。17：30 から 17：45 まで[*1]に，I 医師は T_{12}/L_1 の部位に留置されていた硬膜外カテーテルを抜去し，看護師と交代で抜去部位を 15～30 分程度手で圧迫止血した。

18：00 頃，未分画ヘパリン 5000 単位を静注した後，15000 単位/日の持続点滴を開始した。患者は，18：40 頃，心臓カテーテル検査室に入室した。緊急肺動脈造影検査を施行したところ，肺動脈主幹部の血栓は消失していたが，肺動脈末梢の血管には肺血栓塞栓症の所見が見られた。肺動脈圧は 42/23 mmHg であり軽度高値であった。再発予防目的から下大静脈フィルターが留置された。患者は，20：10 頃，心臓カテーテル検査室を退出し，ICU に帰室した。

血圧低下・一過性ショック状態の後，両下肢完全麻痺に陥った

21：20 頃，患者は家族との面会中に気分不快感を覚えると同時に，収縮期血圧が 60 mmHg まで突然低下した。当直の J 医師の指示により

---

*1 この時間の正確性について，ヘパリン投与はカテーテルの抜去前であったか抜去後であったかも争点と一つとなった。

下肢を挙上し，補液負荷をしたところ，同血圧が 120 mmHg に復帰した。上記経過の連絡を受けた I 医師は，この段階では気分不快感以外に自覚症状の訴えはなく，一過性のショック状態と判断し，経過観察とした。

患者は，22：00 頃，両下肢の脱力感を訴えた。I 医師が診察したところ，両鼠径部（L_1）以下の完全感覚消失と両下肢完全麻痺を認めたため，22：30 頃までにヘパリンの投与が中止された。22：30 頃，下大静脈フィルターを留置しながら MRI 撮影ができるかどうか不明であったこと，また，MRI 撮影のためには輸液ポンプの撤去が必要であったことから，まず CT 撮影を実施することとされた。ICU を退室し，腹部 CT 撮影をしたが腰椎部位は評価不能であった。CT 撮影中に看護師が家族に対して来院を要請した。

I 医師は，C 病院の当直整形外科医に対し，今後の対応や受け入れなどを含めて相談したところ，臨床経過からは血腫圧迫による症状が疑わしいが，MRI 検査で確定診断が付かなければ腰椎手術自体も危険性を伴い，手術施行が難しいのではないかとの意見を受け，腰椎 MRI 検査を施行する方針とした。

MRI 検査により脊髄硬膜外血腫が判明した

23：20 に ICU を退室し，腰椎 MRI 検査を施行したところ，結果的には下大静脈フィルターと干渉せず画像評価が可能であり，T_{12}/L_1 の硬膜外カテーテル留置部位に血腫と脊髄圧迫像が認

められた。I 医師は，血腫圧迫による両下肢麻痺と診断し，21：20 の血圧低下も脊髄性ショック（spinal shock）ではないかと判断した。

I 医師が C 医師に対して今後の方針や受け入れに関して電話で相談したところ，A 病院整形外科の医師より，同病院において受入れ，手術とも可能であるとの返事があったので，A 病院に再搬送する方針となった。同月 27 日，患者は，A 病院へ救急搬送となり，1：20，B 病院を出発した。

血腫除去術が行われたが，下肢の麻痺は改善しなかった

1：45，救急車が A 病院に到着した。MRI 検査を実施したところ，T_{10} から L_1 まで，特に T_{11} から L_1 までの部位に血腫が顕著に見られた。2：05，患者の家族が A 病院に到着し，家族に対して手術の説明がされた。2：35，患者は，手術室に入り，椎弓切除術（L_1 右側）と開窓術（T_{11}〜T_{12} 右側）が施行された。手術時間は 3：20〜6：05 までであった。血腫切除の手術後も患者の両下肢の麻痺は変わらず，同年 12 月 11 日，リハビリテーション目的に A 病院から D 病院に転院となった。

A 病院の整形外科医 K は，同年 10 月 26 日，障害名を「両下肢機能の全廃」，原因となった疾病名を「脊髄硬膜外血腫」，疾病発生年月日を同年 9 月 27 日と診断し，障害の程度について身体障害者福祉法別表に掲げる障害 1 級相当に該当する旨の意見書を作成した。

主たる争点

硬膜外カテーテル抜去時の注意義務違反

患者側の主張：A 病院の医師は，肺血栓塞栓症の治療のため，患者を B 病院に搬送すると決め，搬送先である B 病院の医師から「バイタルサインも循環動態も落ち着いているのであれば，そのままヘパリンを投与しないで送ってください」と言わ

れた時点で，B病院における抗凝固療法実施に先立ち，硬膜外血腫対策としてあらかじめ休薬期間を確保すべく硬膜外カテーテルを抜去するか，又は硬膜外カテーテルを留置したまま搬送するのであるならば『肺血栓塞栓症/深部静脈血栓症（静脈血栓塞栓症）予防ガイドライン』[2]（以下，本件ガイドライン）に従って抜去するように申し送るべきところ，それらの処置・指示を怠った過失により，B病院における硬膜外カテーテル抜去に接着した前後のヘパリン投与を阻止し得ず，患者に両下肢麻痺の原因となる重篤な脊髄硬膜外血腫を発症させた。

　B病院は，肺血栓塞栓症治療のため，硬膜外カテーテル留置中の患者を受け入れた場合には，硬膜外カテーテル抜去時及び抗凝固療法施行時に脊髄硬膜外血腫となるリスク（COLUMN 1）が高いことに鑑み，本件ガイドラインに従い，硬膜外カテーテル抜去後にヘパリンを投与する際には1時間以上経過してから投与し，治療を急ぐ必要があり硬膜外カテーテルを留置したままヘパリンを投与するのであれば最終投与から4時間経過後に硬膜外カテーテルを抜去すべきであるところ，①休薬期間を考慮することなく，ヘパリンの投与（点滴投与も含む）をした上で硬膜外カテーテルを抜去した過失により，または②硬膜外カテーテル抜去の15分後にヘパリンを投与した過失により，患者に両下肢麻痺の原因となる重篤な硬膜外血腫を発症させた。

B病院側の主張：急性の肺血栓塞栓症に対しては，ヘパリンを使用した抗凝固療法を行うことが第一選択肢であることから，B病院としては，患者に対しても速やかに抗凝固療法（ヘパリンの投与）を行う必要性があると判断した。しかし，患者については，硬膜外カテーテルを留置中であったことから，この時点で採り得る選択肢である，

　A「硬膜外カテーテルを留置したままヘパリンを投与する」
　B「硬膜外カテーテルを抜去してからヘパリンを投与する」
　という二つの選択肢について検討した結果，そもそも硬膜外麻酔に関連して硬膜外血腫が合併することは極めてまれではあるが（穿刺15万回に1回程度），硬膜外

COLUMN 1

硬膜外カテーテルによる血管損傷

術後の体位変換などに伴い，硬膜外カテーテル先端が動いて新たな血管損傷が生じた可能性も否定できない。しかし，おそらくは，術前の硬膜外カテーテル刺入時に損傷した血管が一時的に血小板血栓で修復されて止血され，術後の腹圧の上昇や，硬膜外カテーテル抜去により，その血小板血栓が剥離して再出血が生じ，ヘパリンがその止血を妨げたことが原因と考えられる。

---

*2　抗凝固療法を施行する際に，意図的にカテーテルを抜去するのと，偶発的にカテーテルが抜けてしまうのとでは法的意味は異なると考えられるので，この記載には臨床医として少なからず違和感がある。

カテーテルを留置したままヘパリンを投与した場合，ヘパリン投与中におけるその他の治療中又は抜去時に留置部分から出血するリスク等が考えられ，硬膜外カテーテルを抜去してからヘパリンを投与する選択肢の方が，相対的にリスクが低いと判断した。

Ａ病院側の主張：硬膜外カテーテルを抜去すると痛みが増大するため抜去して移動することは考えられないし，医療の現場において，そのようなことは行われていない。そもそも硬膜外カテーテル抜去後の抗凝固療法開始時期については様々な研究がされており，一般的には「抜去後1時間」とされているが，これは抗凝固療法を開始する場合であるが，本件のようにヘパリン5000単位という比較的高用量を静注後，更に飽和すべく15000単位/日の持続点滴を行う場合には必ずしも妥当するとは限らない。さらに肺血栓塞栓症では，その重症度に応じて血栓溶解療法を行うことがあり，この場合には硬膜外カテーテル抜去後1時間で一旦止血されていたとしても，血栓溶解薬により再出血し硬膜外血腫を発症させる可能性もある。こうした事情を踏まえると，Ｂ病院に搬送前に1時間の余裕があったから，搬送前に硬膜外カテーテルを抜去しておけばよいという考え方は適切とはいえず，ましてや搬送前に硬膜外カテーテルを抜去すべき注意義務が存在していたとは到底いえない。

裁判結果

Ａ，Ｂ病院の医師らの注意義務違反は認められなかった。

判決文抜粋

硬膜外カテーテルを抜去して15〜30分後にヘパリンを投与する行為がリスクを伴うものであることは否定できない。一方，硬膜外カテーテルを留置したままヘパリンを投与する行為に伴うリスクとしては，留置中に硬膜外カテーテルが血管を損傷するリスク，アクシデントで硬膜外カテーテルが抜けてしまうリスクなどがあり，これらのリスクは，硬膜外カテーテルが留置される期間が長ければ長いほど大きいものとなる[*2]。

これらのリスクの比較は容易なものではないが，Ｃ医師が証言するように，通常は，硬膜外カテーテルを留置したままヘパリンを投与することのリスクの方が小さいのではないかという意見もあり，現にＥ大学附属病院においては，硬膜外カテーテルを留置したままヘパリンを投与するという運用がされているようである。

しかし，①本件のような緊急の救命治療の場合に，どちらの治療法をとるべきかについて，少なくとも本件当時，医学的にコンセンサスに近いような見解があったとは認められないこと，②救急搬送された患者に対してはヘパリンを早期に投与する必要性が高かったこと，③硬膜外カテーテルを留置したままヘパリンを投与する場合には，留置の期間が長ければ長いほどリスクは大きいものとなり得ることに照らせば，Ｂ病院の医師に硬膜外麻酔カテーテルを留置したままヘパリンを投与すべ

き注意義務があったとは認めることはできず，硬膜外カテーテルを抜去後1時間を置かず，15〜30分後にヘパリンを投与したことについて注意義務違反があったとも認めることはできない。ガイドラインやE大学附属病院のマニュアル（「2008年4月1日より」と記載のあるもの）の記載は，この判断を左右するものではない。

硬膜外カテーテルを留置したまま抗凝固療法を開始することも治療法としてあり得ることからすれば，A病院の医師に硬膜外カテーテルの抜去義務があったということはできない。また，硬膜外カテーテルをどのように抜去するかはB病院の医師がその責任において決定すべき事項であるから，注意義務違反を認めることはできない。

◆　◆　◆

本件は，肺血栓塞栓症の予防義務違反，注意義務違反も争点となっているが，紙面の関係で割愛した。

解説

脊髄くも膜下麻酔あるいは硬膜外麻酔・ブロック後脊髄硬膜外血腫はきわめてまれであるが，発症したら重篤な結果に至る場合があり，硬膜外麻酔を行う際の見逃せない留意点である[3〜10]。本件は，肺血栓塞栓症の合併という特殊な状況であったので，医師の過失は問われなかった。しかし，このような特殊な状況でなかったとしたら，おそらく病院側に厳しい司法判断がなされたと予想される。

硬膜外麻酔後脊髄硬膜外血腫は，どんなに注意しても完全に防ぐことはできないが，生じたときの医療者の対応が司法判断で重要視される傾向にある。特に抗凝固療法中の硬膜外麻酔施行は，基本的にガイドラインに従って施行すべきと考えられる（表1）[2]。

脊髄硬膜外血腫の原因と頻度

脊髄硬膜外血腫は，1682年のフランス科学アカデミー紀要に剖検による発見が記載されたのが最初の報告で，1869年に臨床診断され，その後，CT，MRIなど画像診断技術の向上によって報告が増加していった[6]。原因としては，不明（自然発症を含む）が38.2％，抗凝固療法が16.9％，血管奇形が9.1％，抗凝固療法に関連した硬膜外麻酔が6％，抗凝固療法に関連がない硬膜外麻酔が4％，その他（透析，外傷など）が25.8％と報告[6]されている。つまり，凝固状態の異常の有無にはかかわらず，硬膜外麻酔に関連して発生するということである。

硬膜外麻酔・脊髄くも膜下麻酔に関連する硬膜外血腫の発生率については，明確なデータはない。例えば，日本麻酔科学会「第3次麻酔関連偶発症例調査」では，13/2756118例と報告[7]され，女性の膝関節置換術では1/3600例という高い発生率の報告[5]があるが，最も引用されるのは，脊髄くも膜下麻酔に関連したものは1/220000例，硬膜外麻酔に関連したものは1/150000例という1993年の報告[11]である。しかし，これら多くの報告は公開された症例データのみにもとづくもので，また，最近は抗凝固療法を受けている患者の増加もあり，実際の発

1. 低用量未分画ヘパリン

低用量（5000単位皮下注，8時間あるいは12時間ごと）では，脊椎麻酔・硬膜外麻酔は禁忌でないが，以下のことに注意する。

1) 刺入操作は未分画ヘパリン投与から4時間空ける。
   注：高濃度未分画ヘパリン皮下注（ヘパリンカルシウム）では，投与後10時間は空ける。ヘパリンカルシウムには5000単位皮下注のデータがないため，20000単位を皮下注した場合のデータに基く。
2) 未分画ヘパリン投与は刺入操作から1時間空ける。
3) カテーテル抜去は未分画ヘパリン投与の1時間前，または最終投与から2〜4時間後に行う。
   注：高濃度未分画ヘパリン皮下注（ヘパリンカルシウム）では，最終投与から10時間空ける。ヘパリンカルシウムには5000単位皮下注のデータがないため，20000単位を皮下注した場合のデータに基く。

2. ワルファリン

ワルファリン投与中の患者が脊椎麻酔や硬膜外麻酔を受ける場合は，PT-INRを測定して抗凝固状態を評価し，以下のことに注意する。

1) 長期にワルファリン投与を受けている患者は，基本的には手術前3〜4日前に投与を中止する。抗凝固療法の継続が必要であれば未分画ヘパリン10000〜15000単位/日に変更する。未分画ヘパリン投与は脊椎麻酔や硬膜外麻酔施行2〜4時間前に中止する。ブロックの直前にPT-INR＜1.5，あるいはACT（活性化全血凝固時間）＜180秒であることを確認する。
2) その他の止血機構に影響を与える薬物を併用している場合，PT-INRでは抗凝固状態が測定できないので，個々に検討する。
3) 手術直前にワルファリン療法が開始された患者では，初回投与が術前24時間以前の場合，あるいは2回目の投与がすでに行われている場合，ブロック直前にPT-INRを測定し抗凝固状態を評価する。
4) ワルファリン投与を硬膜外ブロック中に受けている患者では，ワルファリン投与が術前36時間以前から行われていれば，PT-INRの測定をカテーテル抜去まで繰り返し行い抗凝固状態を評価する。
5) カテーテルの抜去はPT-INR＜1.5で行う。
6) 硬膜外ブロック中にPT-INR＞3となった場合は，ワルファリン投与を中断するか，減量する。

表1 『肺血栓塞栓症/深部静脈血栓症（静脈血栓塞栓症）予防ガイドライン』静脈血栓塞栓症予防と局所麻酔（文献2より）

生率はもっと高いかもしれない。ただし，その発生率は各症例（年齢，性別，手術の種類，抗凝固薬の使用の有無など）で異なるようである[9]。

硬膜外麻酔前の説明と同意の取得

硬膜外麻酔を行う前に，その手技の必要性と生じ得る合併症を患者に説明し，同意を得ることが重要である。しかし，脊髄硬膜外血腫についてはどのような説明が望ましいのであろうか。具体的に「血腫が生じると，最悪の場合は脊髄損傷による下半身麻痺が後遺症として残存する可能性があります」とまでの説明をする必要があるだろうか。

基本的には正常な凝固状態で施行されるが，その場合も100％安全という保証はなく，また本件のように，周術期に偶発的に凝固異常状態に遭遇する場合もある[12]。ときには医療訴訟の争点として，「このような極めて重篤な副作用・合併症が生じる可能性があることを知っていたならば，今回の医療を受け入れることはなかった」と患者側が主張することがある[13]。

前述のように，硬膜外麻酔後脊髄硬膜外血腫の発生率は1/150000（0.0006667％）である。例えば，脊髄くも膜下麻酔後頭痛のように，発生率がある程度高い（3〜30％）[14]合併症であれば，誰しも時間をかけての説明と同意の取得を行うであろうが，このようなきわめてまれな合併症をすべての患者に詳細に説明して同意を得ることは，実際の医療現場の状況では困難であると考えられる。このことは最近の司法判断[15]ではおおよそ認められているが，「極めてまれな合併症でもあっても極めて重篤なものは，患者に説明と同意の取得が必要」[13]として，説明と同意の取得を行わなかった医師の過失を認めた例もあることは忘れてはならない。

高リスク群	中リスク群	低リスク群
血小板数低下時の硬膜外麻酔 出血性素因のある患者への硬膜外麻酔 血小板数低下時の脊髄くも膜下麻酔 出血性素因のある患者への脊髄くも膜下麻酔 出血性素因のある患者への深部神経ブロック	硬膜外麻酔 脊髄くも膜下麻酔 深部神経ブロック 血小板数低下時の体表面の神経ブロック 出血性素因のある患者への体表面の神経ブロック	体表面の神経ブロック

深部神経ブロック：深頸神経叢ブロック，頸部神経根ブロック，頸部椎間関節ブロック，三叉神経節ブロック，舌咽神経ブロック，翼口蓋神経ブロック，上顎神経ブロック，下顎神経ブロック，星状神経節ブロック，傍脊椎ブロック，腕神経叢ブロック（斜角筋間法，鎖骨上法，鎖骨下法），内臓神経ブロック，腰部交感神経節ブロック，腰神経叢ブロック，閉鎖神経ブロック，坐骨神経ブロック

体表面の神経ブロック：浅頸神経叢ブロック，眼窩上神経ブロック，後頭神経ブロック，腕神経叢ブロック（腋窩法），前腕の神経ブロック，肩甲上神経ブロック，肋間神経ブロック，腹直筋鞘ブロック，腹横筋膜面ブロック，大腿神経ブロック，外側大腿皮神経ブロック，伏在神経ブロック，下腿の神経ブロック

a：硬膜外および脊髄くも膜下穿刺では，血小板数が10万/μL以上であることが望ましい。8万/μL未満での硬膜外穿刺，5万/μL未満での脊髄くも膜下穿刺は推奨されない。

b：出血傾向のエピソード，重度の肝機能障害，肝硬変，慢性腎臓病，重症の大動脈弁狭窄症などのある患者は，高出血リスク群であることから出血性素因として取り扱う。また，先天性または後天性の凝固異常が疑われ，APTTやPTなど凝固検査に異常値を認める場合には，高リスク群や中リスク群へのブロック手技を行わないことが推奨される。

c：深部神経ブロックは血小板数が10万/μL以上で施行することが推奨されるが，血小板数低下時の穿刺手技の安全性は不明である。

表2　区域麻酔・神経ブロック手技に際しての出血リスク分類（文献18より）

患者の状態の把握

①性別

あらゆる原因で発症した脊髄硬膜外血腫には性差はない[16]か，やや男性に多い[17]が，硬膜外麻酔後脊髄硬膜外血腫は女性に多い[5]。

②年齢

70歳以上の高齢者に多い。これは，高齢者ほど血管が脆く，抗凝固療法を受けている割合が多いことと，次項の加齢による脊椎の変形が関係しているかもしれない[5]。

③脊椎

通常は，出血が持続しても椎間孔を通って硬膜外腔から流出してしまうことが多く，脊髄圧迫に至る可能性は低い。しかし中・高齢者の多くで，硬膜外腔への出血が血腫を形成し脊髄損傷症状へと進展するのは，加齢による骨の変形が高度になり，靱帯や周囲組織の肥厚や，椎間板の変性，椎間が狭小化することで，本来，血液が流出する部位が閉塞され，また硬膜外腔圧が上昇することなどが原因とされる[17]。

④凝固状態（表2）

当然ながら，凝固検査で易出血性，抗凝固療法中の患者のリスクは高く，実際のデータでもそのことが示されている[3~5]。また，抗凝固療法中は，凝固異常が認められなくても硬膜外麻酔は避けたほうがよいかもしれない。これは，抗凝固薬を中止した場合に，その検査値よりも休薬期間が重要視されるかもしれないからである。

⑤現症・既往歴

出血傾向があるか，それを疑わせる，重度の肝機能障害，肝硬変，慢性腎臓病，重症の大動脈弁狭窄症などを合併している患者には注意が必要である[18]。

施行法（手技）

"traumatic"な手技が，脊髄硬膜外血腫の危険因子とされている[17]。しかし，"traumatic"の定義は明確ではなく，時間がかかりすぎる，穿刺回数が多い，刺入したブロック針から血液が逆流する，患者が苦痛を訴える，などが考えられる。しかし，それぞれの程度の評価（時間，回数など）はあくまでも主観的である。

以下の手技・方法を必ず用いなければならな

いということはないが，特に脊髄硬膜外血腫のリスクの高い患者では重要である（表3）。

①体位

妊婦では座位より側臥位で施行したほうが，血管穿刺のリスクは低いようである[19]。

②針（硬膜外カテーテル）のサイズ

内径の小さな針や，同じく内径が小さく柔らかい硬膜外カテーテルを用いることで，理論的には血管損傷が生じる可能性は低くなると考えられる[6]が，16G（19G）と18G（20G）の針（カテーテル）では合併症に差はなかったという報告[20]がある。

③穿刺法

解剖学的見地から，ブロック針の刺入経路に血管走行がより少ない正中法が，傍脊椎法よりも血管穿刺のリスクは低いと考えられる[7]が，妊婦ではどちらの方法でも硬膜外カテーテルの血管内迷入には差がなかったという報告[21]がある。いずれにしても無作為化比較試験での高いレベルのエビデンスは乏しい。

④穿刺困難

穿刺困難が生じる要因としては，高齢患者の脊椎変形，肥満患者の棘間の確認困難，施行に協力が得られない患者，腰椎に比較して難易度が高い頸椎・胸椎での施行，経験が浅い・手技の未熟な施行者などがある。

　硬膜外麻酔後脊髄硬膜外血腫で，詳細が確認できた26例中，10例は施行困難，16例は施行が容易であったとの報告[5]がある。このデータは，穿刺が困難であった場合は脊髄硬膜外血腫が発生しやすいともいえるし，穿刺困難であっても容易であってもその発生率には差がなかったとも，どちらにも解釈できるかもしれない。複数回の穿刺は，各報告で約30％認められている。しかし，理論的には多くの刺入された針の先端は，周囲の骨構造に妨げられ，硬膜外腔に到達しておらず，脊柱管外の血管を損傷しているのみかもしれない[22]。いずれにしても，穿刺困難の場合は，その詳細（患者の状況など）

1. 硬膜外麻酔の適応
2. 説明と同意
3. 状態の把握（年齢，血液凝固値，脊椎，合併症など）
4. 施行者の経験
5. 施行体位
6. 刺入困難（針刺入の回数・時間）
7. 針（内径）
8. 刺入時の針からの血液の逆流
9. 硬膜外カテーテル挿入の適応
10. カテーテル（内径と材質）
11. カテーテル挿入前の薬液注入
12. カテーテル挿入長
13. 局所麻酔薬（濃度，量，オピオイド添加）
14. 吸引試験
15. 試験投与
16. 麻酔覚醒・硬膜外カテーテル抜去後の下肢の状態
17. 硬膜外カテーテル抜去のタイミング
18. 患者の監視
19. 局所麻酔薬の持続投与の中断
20. 診断（MRI，CT）
21. 脊椎外科医が動員可能（緊急手術体制）

表3　硬膜外麻酔後脊髄硬膜外血腫に対する注意事項

を麻酔チャートに記録し，経験豊かな他の麻酔科医に交代するか，硬膜外麻酔を断念して他の鎮痛法に変更することが重要である。麻酔科医個人のつまらないプライドのために，硬膜外へのカテーテル挿入に執着することは絶対に避けなければならない。

⑤ブロック針穿刺中の出血

ブロック針刺入中の逆流性の出血は各報告で約10％とされており，危険因子として，施行を中止，極端な場合は手術も延期すべきとの考えもある[6, 22]。

⑥硬膜外カテーテル挿入前の
　ブロック針からの薬液注入

硬膜外カテーテル挿入前に，5～20mLの局所麻酔薬や生理食塩液を注入することにより，液体の潤滑作用でカテーテルがより挿入しやすくなることと，血管などの構造物を針先からより遠くへ離すことにより，硬膜外カテーテルの血管内への迷入が減少するようである[6, 9, 23]。

⑦硬膜外カテーテルの挿入

単回投与と比べて，硬膜外カテーテル挿入を施行したほうが血腫のリスク（それぞれ16%，84%)[22]は高まるので，必要のない硬膜外カテーテル挿入は行わないことが望ましい[6]。

⑧硬膜外カテーテルの深さ

5cm以下の挿入が，硬膜外カテーテルによる血管損傷や血管内迷入を減少させるようである[19]。

⑨投与する局所麻酔薬の濃度と量

局所麻酔の効果としての症状と脊髄硬膜外血腫による症状との鑑別を要することがあるので，その場合は局所麻酔薬の持続投与を中止して，薬物の効果が消失するまでその判定を待たなければならない。これは，局所麻酔薬注入継続によるさらなる硬膜外腔への容量効果を防ぐためにも重要である[8]。そのため，症例によってはオピオイドを併用するなどして，必要最低濃度・量の局所麻酔薬を使用する。

現在は，レボブピバカインやロピバカインのような，安全性が高く，作用持続時間が長い局所麻酔薬が主流であり，1回投与での有効性は高い。しかし，硬膜外腔にカテーテルを挿入し携帯型注入器を用いて持続注入する場合のために，安全性が高く，作用持続時間が短い局所麻酔薬の開発も必要であるかもしれない。硬膜外へ投与された局所麻酔薬の作用持続時間を短縮するために，硬膜外カテーテルから生理食塩液の注入が推奨されている[24]。

体制

経験豊富な麻酔科医が，できるだけ血管を損傷しないように施行することが安全につながるという意見[5]は正しいが，特に医育機関ではそのような体制をとるのは困難である。経験が浅い麻酔科医は，経験豊富な麻酔科医の監督下で施行すべきである。

硬膜外麻酔を施行する医療機関には，硬膜外麻酔後脊髄硬膜外血腫が疑われたら，すみやかに診断と治療ができる体制が必要となってくる。主要な点は，24時間活用できるMRI・CT装置，血腫除去術が施行可能な手術室，脊椎外科医の常勤である。この体制が整っていない施設では，それを備えた搬送可能な医療機関の確保が重要となる。

硬膜外麻酔後脊髄硬膜外血腫の初期症状には，筋力低下，背部痛，知覚障害，尿閉などがある[4]が，下肢麻痺が最もよい指標となり，麻酔覚醒直後に，まず確認しなければならない。多くの施設がこれを実行していると考えられる。英国のほとんどの施設では，硬膜外カテーテルの穿刺・抜去に際して，その後，最低でも4時間ごとに，他のバイタルサインと同じく，下肢の運動障害もチェックしている[25]ようだが，日本の現状はどうであろうか？

日本ペインクリニック学会・日本麻酔科学会・日本区域麻酔学会合同の指針[18]では「硬膜外カテーテルを留置中の患者では，背部痛，下肢筋力低下（対麻痺），膀胱直腸障害などの硬膜外または脊髄内血腫に伴う神経学的徴候の出現に留意する。特に下肢筋力低下は，4時間ごとに継続的な観察を行い，これを硬膜外カテーテル抜去後24時間まで継続する」となっている。しかしこれは，あくまでも望ましい理想であり，すべての施設で実施可能な医療水準ではないと考える。実際に施行しているのは，例えば過去に同様の事故が生じた施設など[26]に限られるのではないだろうか。

きわめてまれな合併症について，夜間に就寝中の術直後患者をいちいち起こして確認することが患者の利益につながるのか。また，その確

---

*3　硬膜外麻酔後脊髄硬膜外血腫の約半数は，硬膜外カテーテル抜去に関連して生じている[4]ということは，外科医，内科医にも知っておいてほしい。

認は誰が行うのか。解決しなければならない問題も多く，患者の自覚症状の訴えに頼っているのが現状と思われる。

硬膜外カテーテル抜去と抗凝固療法開始のタイミング

本件のように，抗凝固療法の中断・開始に関する硬膜外カテーテルの挿入と抜去のタイミングは，しばしば問題となる。基本的にはガイドライン[2]に従い，硬膜外へのブロック針の刺入は「未分画ヘパリン投与から4時間空ける。カテーテル抜去は未分画ヘパリン投与の1時間前，または最終投与から2〜4時間後に行う」べきである（表1）。

　周術期の肺血栓塞栓症はよく知られた合併症で，今後も同様な事例はしばしば起こり得る。本件と同様に，外科医または内科医は，抗凝固療法と硬膜外カテーテルの挿入・抜去のリスクに関する認識は乏しい[*3]と考えられ，麻酔科医以外にも啓発が必要である[27]。

脊髄硬膜外血腫と血腫除去術のタイミング

血腫除去術後の患者の転帰に影響を与える要因は，血腫の進行速度，術前の神経障害の程度（完全麻痺，不完全麻痺），血腫の大きさ，部位，そして最も重要なのは，症状発現から血腫を除去するまでの時間である。

　最近はMRIによる評価が比較的容易にできるので，症状や画像からの判断で，保存療法のみでも完全回復が得られる場合もあるようである[5]。しかし，硬膜外麻酔に関連した脊髄硬膜外血腫の可能性が高い場合は，その後に起こり得る医療訴訟を考慮すると，積極的に除去術を選択したほうがよいと筆者は考える。

　いかなる原因にせよ，脊髄硬膜外血腫の症状発現から血腫除去術までの時間が短ければ短いほど患者の予後はよいようであるが，推奨される時間は発症から6〜48時間以内[5,6,16]とばら

つきがあり，定まっていない。ある報告[4]では，31例中，8時間以内に除去されれば完全回復が46%，部分回復が31%，回復せずが23%，8〜24時間では完全回復が14%，部分回復が29%，回復せずが57%，としている。本件では，症状発現から血腫除去術開始までは5時間20分（22：00〜3：20）と8時間以内だったにもかかわらず，回復はまったく得られなかった。症状発現から手術までの時間が短くても，すべての患者が完全回復するわけではないが，医療訴訟では，診断と治療の遅れが大きな争点となる[28]。

異論・暴論

硬膜外麻酔施行に際して，硬膜外カテーテル挿入の有無にかかわらず，硬膜外腔には大なり小なり出血は必ず生じていることが推測される。それにもかかわらず，脊髄神経を圧迫し，症状が発現するほどの血腫を形成する症例と，そうならない症例があるのはどうしてであろうか。少量の出血であれば自然吸収されるし，ある程度の出血でも，椎間孔などから流出すれば問題がないかもしれない。解剖学的構造の関連も疑われるが，硬膜外腔の広域ではなく，ある領域に限定して血腫が塊として形成されれば，何らかの神経圧迫所見が示されるようである。

　抗凝固療法中の血腫形成は教科書的なものが多いが，そもそも凝固し難いはずの血液が，正常な血液凝固状態よりも血腫の塊形成が多くなるのはどうしてであろうか。その場合に挿入されている硬膜外カテーテルはドレナージの機能は発揮しないのであろうか。

　最大の疑問は，低髄圧症候群や硬膜穿刺後頭痛に対する自己血パッチで，数十ミリリットルの血液を硬膜外腔に注入することは本当に安全かということである。自己血パッチ後に脊髄硬膜外血腫が生じて血腫除去術が必要となった症例も報告[29]されている。疑問は尽きない。

硬膜外麻酔後脊髄硬膜外血腫

COLUMN2

それでもやはり硬膜外麻酔を行う理由

静岡県立小児病院の故堀本洋氏は，小児の硬膜外麻酔の事故に関連して，次のように述べている。「なぜ，そんなに施行する側が怖がって，事故が起これば患者にも，実施した麻酔科医にも不利益を生じかねないブロックをするのか？」。それに対する答えは「術中術後患児に質の高い鎮痛効果を提供できるため一番良い方法と分かっていながら回避することは良心をもった医師にはできない」という意見であった[30]。筆者もまったく同感である。

COLUMN3

硬膜外麻酔・ブロックと抗凝固薬の中断

硬膜外麻酔施行のために，麻酔科医のみの判断で，投与されている抗凝固薬を安易に中断してはならない。可能性はきわめて低いが，その中断によって周術期の患者の脳・心臓血管に不利益な事象が生じた場合，中止を指示した麻酔科医の責任が問われる可能性がある。これは，主治医である外科医が術中の止血操作の妨げになる抗凝固薬を中断指示するのとは意味が異なる。

硬膜外麻酔に関する医療訴訟では，必ず患者側弁護士から「硬膜外麻酔なしには絶対に手術や麻酔は不可能でしたか？」と問われることを忘れてはならない。

本件から学び取れること

硬膜外麻酔が絶対に不可欠という手術は存在しないが，手術患者に術後鎮痛のみならず，周術期の合併症を減らすなど，数々の恩恵をもたらすのも事実である（COLUMN 2）。麻酔科医はその適応を間違うことなく，患者および手術内容を検討して，不必要な施行は避けるべきである（COLUMN 3）。

また，脊髄硬膜外血腫は早期発見・早期治療が重要であるので，もし硬膜外麻酔施行後に通常とは異なる腰背部痛，下半身の痺れや麻痺などが生じたら，直ちにそれを医療者に伝えるよう患者に理解させることが必要かもしれない。

術後の監視についてはクリアにすべき問題が残っている。今後，術中・術後鎮痛法としての硬膜外麻酔の施行については，再評価が必要かもしれない。

文 献

1. 遠藤正宏，田中進一郎，村上敏史ほか. 硬膜外カテーテル抜去後，抗凝固療法開始に伴い重篤な硬膜外血腫を生じた1症例. 麻酔 2008；57：424-7.
2. 肺血栓塞栓症/深部静脈血栓症（静脈血栓塞栓症）予防ガイドライン作成委員会. 肺血栓塞栓症/深部静脈血栓症（静脈血栓塞栓症）予防ガイドライン. 東京：メディカルフロントインターナショナルリミテッド，2004：1-96.
3. Horlocker TT, Wedel DJ, Rowlinson JC, et al. Regional anesthesia in the patient receiving antithrombotic or thrombolytic therapy：American Society of Regional Anesthesia and Pain Medicine Evidence-Based Guidelines (Third Edition). Reg Anesth Pain Med 2010；35：64-101.
4. Vandermeulen EP, Van Aken H, Vermylen J. Anticoagulants and spinal-epidural anesthesia. Anesth Analg 1994；79：1165-77.
5. Moen V, Dahlgren N, Irestedt L. Severe neurological complications after central neuraxial blockades in Sweden 1990-1999. Anesthesiology 2004；101：950-9.
6. Kreppel D, Antoniadis G, Seeling W. Spinal hematoma：a literature survey with meta-analysis of 613 patients. Neurosurg Rev 2003；26：1-49.
7. 牧戸香詠子，小杉志都子，津崎晃一. 硬膜外麻酔（血腫）. 麻酔 2011；60：1250-8.

8. 横山正尚. 硬膜外血腫. 日臨麻会誌 2008；28：134-42.

9. 土井克史. 硬膜外麻酔 硬膜外血腫を防ぐには. 日臨麻会誌 2012；32：200-6.

10. 指宿昌一郎. 抗凝固薬・抗血小板と硬膜外麻酔の施行. In：高崎眞弓編. トピック硬膜外麻酔. 東京：真興交易医書出版部, 2004：113-33.

11. Tryba M. Epidural regional anesthesia and low molecular heparin：Pro. Anasthesiol Intensivmed Notfallmed Schmerzther 1993；28：179-81.

12. Okuda Y, Kitajima T. Epidural hematoma in a parturient who developed disseminated intravascular coagulation after epidural anesthesia. Reg Anesth Pain Med 2001；26：383-4.

13. 平成 14 年 9 月 11 日/東京高等裁判所/平成 12 年（ネ）第 4147 号

14. Lee JA, Atkinson RS, Watt MJ. Sir Robert Macintosh's lumbar puncture and spinal analgesia：intradural and extradural. 5th ed. Edinburgh：Churchill Livingstone, 1985：278-301.

15. 平成 7 年 1 月 30 日/高松高等裁判所/平成 2 年（ワ）第 112 号

16. Domenicucci M, Mancarella C, Santoro G, et al. Spinal epidural hematomas：personal experience and literature review of more than 1000 cases. J Neurosurg Spine 2017；27：198-208.

17. Renck H. Neurological complications of central nerve blocks. Acta Anaesthesiol Scand 1995；39：859-68.

18. 日本ペインクリニック学会・日本麻酔科学会・日本区域麻酔学会合同 抗血栓療法中の区域麻酔・神経ブロックガイドライン作成ワーキンググループ. 抗血栓療法中の区域麻酔・神経ブロックガイドライン. 2016.《https://www.anesth.or.jp/files/pdf/guideline_kouketsusen.pdf》（2019 年 4 月 15 日閲覧）

19. Mhyre JM, Greenfield ML, Tsen LC, et al. A systematic review of randomized controlled trials that evaluate strategies to avoid epidural vein cannulation during obstetric epidural catheter placement. Anesth Analg 2009；108：1232-42.

20. McNeill MJ, Thorburn J. Cannulation of the epidural space. A comparison of 18- and 16-gauge needles. Anaesthesia 1988；43：154-5.

21. Griffin RM, Scott RP. A comparison between the midline and paramedian approaches to the extradural space. Anaesthesia 1984；39：584-6.

22. Lagerkranser M. Neuraxial blocks and spinal haematoma：review of 166 case reports published 1994-2015. part 1：demographics and risk-factors. Scand J Pain 2017；15：118-29.

23. Cesur M, Alici HA, Erdem AF, et al. Administration of local anesthetic through the epidural needle before catheter insertion improves the quality of anesthesia and reduces catheter-related complications. Anesth Analg 2005；101：1501-5.

24. 島崎睦久, 立川真弓, 榎本澄江ほか. 生理食塩水の追加投与はロピバカインによる硬膜外麻酔後の運動神経ブロック回復時間を短縮する. 日臨麻会誌 2012；32：775-80.

25. Meikle J, Bird S, Nightingale JJ, et al. Detection and management of epidural haematomas related to anaesthesia in the UK：a national survey of current practice. Br J Anaesth 2008；101：400-4.

26. 五十嵐孝, 平 幸輝, 島田宣弘ほか. 硬膜外麻酔後の脊髄硬膜外血腫. 日臨麻会誌 2015；35：814-8.

27. 末富崇弘, 猪俣伸一, 斎藤重行ほか. 術後肺塞栓の治療時に硬膜外カテーテルを抜去した後に発生した脊椎硬膜外血腫. 日臨麻会誌 1999；19：140-4.

28. 柴田義朗. EMERGENCY ROOM 医療トラブル ER 事例 100 硬膜外麻酔により硬膜外血腫が形成され患者に後遺障害が発生した事例. 保険診療 2017；72：78-9.

29. Tekkök IH, Carter DA, Brinker R. Spinal subdural haematoma as a complication of immediate epidural blood patch. Can J Anaesth 1996；43：306-9.

30. 堀本 洋. 小児胸部硬膜外ブロックにまつわる悩み. ペインクリニック 2006；27：273-4.

◆ CASE 14 ◆

全身麻酔下の局所麻酔・区域麻酔
患者の意識はブロック針による神経損傷を予防するモニターとなるか？

取り上げる判例

平成 26 年 4 月 18 日
東京地方裁判所
平成 23 年（ワ）第 17359 号
損害賠償請求事件

キーワード

全身麻酔下
3-in-1 ブロック
硬膜外麻酔
神経損傷
超音波ガイド下神経ブロック
説明義務違反

Summary

全身麻酔下で 3-in-1 ブロック[1] を施行した患者に，術後，下肢の感覚障害が後遺症として生じた。患者は，全身麻酔下で，患者に意識がない状態で神経ブロックを施行したために，避け得る神経損傷を生じさせた過失が医師にはある，と主張して病院に損害賠償を求めた。裁判官は医師の説明義務違反を認めたものの，神経ブロック手技に関して注意義務違反は認めなかった。

請求額

原告（患者）に対し，67,440,918 円

妥結額

原告に対し，1,100,000 円

経過 （見出しは筆者による）

全身麻酔下に左膝外側半月板切除術が行われた

1951（昭和 26）年生まれの女性患者（専業主婦）は，左膝にロッキング症状[2] が出現し，A 病院において左膝半月板を部分的に切除する手術を受けるなどしたものの，なお上記症状が出現することから，2006（平成 18）年 8 月 7 日（以下，月日のみ記載するときはすべて 2006年），近医の紹介で，B 病院整形外科を受診し，

A 医師の診察を受けた。A 医師は，患者を「左膝外側半月板損傷」と診断し，左膝外側半月板を切除する手術を実施することにした。患者は，8 月 14 日，B 病院に入院した。A 医師は，①左膝にロッキング症状が出現していること，②関節鏡を使用して左膝外側半月板の状態を確認し，断裂等があればこれを切除すること，③手術に付随する危険性として感染やアレルギー反応があることなどの説明をし，麻酔科の B 医師も，①麻酔方法は全身麻酔であること，②麻酔によ

---

[1] 腰神経叢の三つの神経（大腿神経・閉鎖神経・外側大腿皮神経）を 1 回の注入でブロックする方法[1]。
[2] 関節運動が制限される症状。

全身麻酔下の局所麻酔・区域麻酔 ◆ 147

り重篤な合併症が出現することがあり，まれに死亡することもあること，③術中やむを得ない場合は，麻酔方法を変更する可能性があることなどの説明をして，それぞれ患者の同意を得た。

8月15日，A医師を執刀医，B医師を麻酔科医として左膝外側半月板を切除する手術を実施した。その際，B医師は，患者の意向に従い全身麻酔を行ったが，患者には，これに起因して，全身に強度の痒みの症状が出現している。

その後，右膝内側半月板切除術が予定され，患者は全身麻酔を希望した

患者は，8月21日，右膝にロッキング症状が出現した旨を訴えた。B病院の医師は，MRI検査を実施した上，患者を「右膝内側半月板損傷」と診断し，右膝内側半月板を切除する手術を実施することにした。B医師は，8月28日，①麻酔方法は全身麻酔であること，②麻酔により重篤な合併症が出現することがあり，まれに死亡することもあること，③術中やむを得ない場合は，麻酔方法を変更する可能性があることなどの説明をして，麻酔を行うことにつき，患者の同意を得た。その際，B医師は，患者に対し，全身麻酔を行うと，前回のような痒みの症状が出現する可能性がある旨を告げたが，患者は，それでもなお局所麻酔ではなく全身麻酔を希望する旨の申入れをしている。

A医師は，8月30日，①右膝にロッキング症状が出現していること，②関節鏡を使用して右膝半月板の状態を精査し，場合によってはこれを切除すること，③手術に付随する危険性として感染やアレルギー反応があることなどの説明をして，本件手術を実施することにつき，患者の同意を得た。

全身麻酔下に3-in-1ブロックが行われ，術後に神経症状が出現した

8月31日，A医師を執刀医，休暇中のB医師に代わりC医師（C病院麻酔科の医師であり，非

常勤の医師として臨時的にB病院で麻酔を行っていた）を麻酔科医として，関節鏡視下半月板切除術（本件手術。術中46分間にわたり，ターニケットが使用されている）を実施した。その際，C医師は，麻酔記録（ANESTHESIA RECORD）に，全身麻酔を行うことを意味する「全」との記載があることを確認した上，まず全身麻酔を，次いで，術後の疼痛の抑制，軽減を図るため，超音波ガイド下で3-in-1ブロックを行った。

患者は，9月19日，B病院の医師に対し，疼痛，右大腿前面の異常感覚，違和感等を訴えた。A医師は，神経ブロックによる副反応又は合併症を疑い，B医師に診療（併診）を依頼した。B医師は，9月20日，患者の右大腿前面遠位に，感覚低下，感覚異常等の症状が出現しているのを確認して，神経ブロックによる副反応を疑い，患者に対し，①大腿神経損傷の可能性がある，②症状が改善する可能性はあるが長期間を要し，完全に回復しない可能性もある旨の説明をした。患者は，9月20日，B病院を退院した。

患者は，B病院を退院した後も症状が改善しないことから，10月5日，夫と共に，B病院に赴き，B医師に対し，現状を訴えるとともに，全身麻酔を希望したにもかかわらず，神経ブロックを行ったことについて抗議をした。B医師は，十分な説明もせず，書面による同意も得ずに神経ブロックを行ったことにつき謝罪をした上，A病院（麻酔科）を紹介するなどして診療を継続したが，患者は，12月14日をもって，B病院における診療を中止した。

右大腿神経損傷による疼痛，感覚異常，筋力低下等の神経障害が残った

患者は，12月4日，Dクリニックを受診し，その後，同クリニックに通院して治療を受けた。また，患者は，E大学病院を受診して，D医師の診察を受けた。D医師は2007年12月20日及び2008年7月10日，患者を「右大腿神経損

148 ◆ CASE 14

傷による症候性大腿神経痛」，「右大腿神経損傷，神経障害性疼痛（右下肢）」と診断している。

患者は，2008年9月30日，F大学病院を受診して，E医師の診察を受けた。E医師は，2008年10月28日，患者を「右大腿神経損傷」と診断している。

患者は，2009年5月9日，F大学病院に入院し，同月11日，E医師を執刀医として，本件神経剥離術を受けた。E医師は，神経束近傍組織に硬化部があることのほか，1本の軸索が神経束から遊離し大腿筋膜に癒着していること，神経束に硬化部があること（以下，これらを「本件所見」という）を確認したが，大腿神経は全体的には健常であるとの診断をしている。

患者は，2009年9月16日，術後に疼痛，感覚異常，筋力低下等の神経障害が残ったことについて，A医師，B医師，C医師には麻酔に関する注意義務違反及び説明義務違反があったなどと主張して，B病院に対し，損害賠償金の支払いを求めた。

主たる争点

①麻酔に関する注意義務違反及び因果関係の有無

患者側の主張：医師（麻酔科医）は，全身麻酔と神経ブロックを併用して行う場合，患者が小児で麻酔の協力を得られないなどの特段の事情がない限り，ブロック針の穿刺，局所麻酔薬の神経内注入等により神経を損傷することのないよう，まず，超音波ガイドによりブロック針の刺入状況を確認し，かつ，神経刺激（放散痛等の異常感覚）の有無を確認しながら，神経ブロックを行い，次いで全身麻酔を行うべきである。しかるに，C医師は，上記の特段の事情がないのに，まず全身麻酔を，次いで，超音波ガイド下とはいえ，患者の意識が消失し，異常感覚の有無を確認し得ない状態で，神経ブロックを行い，その結果，ブロック針の穿刺又は局所麻酔薬の神経内注入により右大腿神経を損傷させた。B医師は，術前，患者から全身麻酔を希望し局所麻酔は拒否する旨の申入れを受けていたのであるから，麻酔を行うC医師に対し，患者の意向を適切に伝達すべきであったのに，これをしなかった。

病院側の主張：本件手術当時，全身麻酔と神経ブロックを併用して行う場合に，まず神経ブロックを行い，次いで全身麻酔を行うことが医療水準として確立していたわけではない。C医師が行った神経ブロックは，超音波ガイド下での3-in-1ブロックであるところ，そもそも，超音波ガイド下で大腿神経の遠位にブロック針を刺入し局所麻酔薬を注入する3-in-1ブロックは，大腿神経を損傷する危険性の低い麻酔方法であって，まず全身麻酔を行い，次いで3-in-1ブロックを行うことが禁忌とはいえないし，このことが医療水準にもとるわけでもない。なお，右大腿神経損傷の原因は不明であり，これが局所麻酔薬の神経毒性等に起因する可能性もあるのであって，上記損傷を理由に，C医師が，ブロック針で神経を穿刺したり，局所麻酔薬を神経内に注入したりしたとはいえない。

②説明義務違反及び因果関係の有無

患者側の主張：C医師は，患者に対する従前の説明内容や同意の有無を確認し，

それでも「術中やむを得ない場合」に該当するとして麻酔方法を変更するのであれば，患者に対し，その旨を告げた上，変更後の麻酔方法の具体的内容やその危険性につき説明をして，その同意を得るべきであるのに，これにつき説明をすることも，患者の同意を得ることもなく，神経ブロックを行い，患者の自己決定権を侵害した。

　　病院側の主張：全身麻酔と神経ブロックを併用して行うか否かは，術者や麻酔科医の裁量であるし，C医師に，全身麻酔と3-in-1ブロックを併用して行うことにつき説明をし同意を得るまでの義務はない。

裁判結果

全身麻酔下に3-in-1ブロックを施行したことに過失はないとしたが，患者の麻酔方法の選択に関する自己決定権を侵害したとして，C医師およびB病院は，その損害を賠償する義務を負うとした。

判決文抜粋（下線は筆者による）

①麻酔に関する注意義務違反及び因果関係について

患者側は，全身麻酔と神経ブロックを併用して行う場合，特段の事情がない限り，まず神経ブロックを行い，次いで全身麻酔を行うべきである旨の主張をする。そして，D医師（証人）も，小児等である場合を除き，神経ブロックは，患者が覚醒した状態で行い，異常感覚の有無により神経損傷を生じていないことや，神経ブロックが奏効したことを確認した上，全身麻酔を行うのが麻酔科領域におけるコンセンサスである旨の陳述をするのである。しかしながら，F医師（証人）は，(a) 本件手術当時，まず全身麻酔を，次いで神経ブロックを行うのが一般的であり（なお，他の医療機関においても，全身麻酔導入後に神経ブロックが行われていることがうかがえる），患者が覚醒した状態で神経ブロックを行うようになったのは平成21 (2009) 年頃である[*3]，(b) 現在においても，異常感覚の有無を確認することの有用性は不明であり，それにもかかわらず，患者が覚醒した状態で神経ブロックを行っているのは，訴訟対策にすぎない旨の陳述をすることに照らすと，患者側の主張に沿う医学文献上の指摘やD医師の陳述を考慮しても，本件手術当時，少なくとも，全身麻酔と超音波ガイド下で3-in-1ブロックを併用して行う場合において，まず3-in-1ブロックを行い，次いで全身麻酔を行うことが，医療水準として確立していたとまではいい難く，C医師が，まず全身麻酔を行い，次いで超音波ガイド下で3-in-1ブロックを行ったことをもって，C医師に麻酔に関する注意義務違反があったとまでいうのは困難である。

　　患者側は，C医師はブロック針の穿刺又は局所麻酔薬の神経内注入により右大腿神経を損傷させた旨の主張をする。しかしながら，そもそも，超音波ガイド下で行

[*3]　筆者は，下線の記載について，本当にそうだったか疑問がある。

う 3-in-1 ブロックがブロック針の穿刺等を招来する危険性の低い麻酔方法であることは前記のとおりであるし，他に的確な証拠もない本件において，C 医師がブロック針で神経を穿刺するなどしてこれを損傷させたとまでいうのは困難というほかない。

②説明義務違反及び因果関係の有無

患者側は，C 医師が麻酔方法の具体的内容やその危険性につき説明をすることも，同意を得ることもなく，神経ブロック（3-in-1 ブロック）を行った旨の主張をする。この点，C 医師は，本件手術の直前，手術室で横臥している患者に対し，局所麻酔薬を使用して神経をブロックすることや，まれに神経障害が出現することがあることの説明をするのみで，施行予定の 3-in-1 ブロックの具体的内容（大腿神経の遠位にブロック針を刺入して腸骨筋膜下に局所麻酔薬を注入すること）や，これを全身麻酔と併用して行う必要性，全身麻酔のみを行う場合と 3-in-1 ブロックを併用して行う場合の利害得失について，何らの説明もしていないのであって，かかる状況下で，上記説明を受けた患者が「はい」と応答したからといって，C 医師が 3-in-1 ブロックを行うことにつき，説明を尽くし，患者の同意を得たとはいい難い。なお，病院側は，そもそも，全身麻酔と 3-in-1 ブロックを併用して行うことにつき説明をし同意を得るまでの義務はない旨の主張もするが，3-in-1 ブロックは，危険性の低い麻酔方法であるとはいえ，血管穿刺，局所麻酔薬の血管内注入，神経損傷，感染，局所麻酔薬中毒，アレルギー反応，血腫形成のほか，一過性の術後神経障害を合併する可能性はあるのであって，全身麻酔を行うことや，その危険性につき説明をし，同意を得ていることから，全身麻酔と 3-in-1 ブロックを併用して行うことにつき説明をし，同意を得るまでの義務はないとはいえない。

解説

全身麻酔後の区域麻酔や局所麻酔の是非

本件でも争点となった全身麻酔下または深鎮静下で区域麻酔や局所麻酔を施行することの是非は，1988 年に英国で発表された「術後鎮痛における硬膜外麻酔と肋間神経凍結ブロックとの比較」[2] の研究方法で，全身麻酔後に硬膜外麻酔を施行していることについて，"Mr. 硬膜外麻酔" の Bromage が，「元来，硬膜外麻酔は盲目的手技であり，熟練した麻酔科医でも決して安全なものではないのに，なぜ患者の意識を消失させた危険性の高い状態で施行するのか？」[3, 4] と誌上で噛みついたことで，一気に議論に火がついた。その後，世界中の麻酔学術誌上で大きな議論となった[2~17] が，最終的には各誌の編集委員長の判断などにより，結論が得られないままに終息した[18]。議論の主な内容を表 1 に示す。

発端となった英国では当時，全身麻酔後に硬膜外麻酔または脊髄くも膜下麻酔を施行することは標準的であり[19]，本件と同様の医療訴訟も発生したが，医師の過失は認められなかった

肯定的意見

1. 施行に際して，患者の意識が術者のプレッシャーになることもなく，特に研修医を指導する際は有用である[6]
2. 施行時の不動指示に従えない小児あるいは不安や恐怖が強い成人などに適応が広がる[6]
3. 硬膜外麻酔の施行時間が短くなる[6]
4. 患者の意識だけが針先が不適切な位置にあることを知らせるわけではなく，ブロック針刺入やカテーテル挿入，薬液注入等の円滑さも重要な情報である[6]
5. 理論的には全身麻酔後の硬膜外麻酔は神経損傷の危険性が高いかもしれないが，実際は安全に施行されている[5]
6. 意識下で硬膜外麻酔を施行時に患者が異常感覚や疼痛を訴えたとしても，針をその後どうするか（抜くか，または進めるか）の確固たる方針は定まっていない[17]
7. 全身麻酔前あるいは後で硬膜外麻酔を施行した場合にどちらが危険であるかの医学的証拠が存在しない状況では，その選択権は患者にある[11]
8. 多くの患者が全身麻酔後の硬膜外麻酔を希望する[9]
9. 時に重篤な合併症が生じる中心静脈穿刺や動脈穿刺は，通常は全身麻酔後に施行されている[8]（閉鎖神経ブロックも脊髄くも膜下麻酔後に施行される）

否定的意見

1. 全身麻酔下または深鎮静下での神経ブロックによる神経損傷の危険性は高い[4]
2. 全身麻酔後に施行しなければならないほど，硬膜外麻酔は痛くて不快なものではない。例えば，無痛分娩で全身麻酔下に硬膜外麻酔を施行することはない[15]
3. 患者の快適さを優先して，神経損傷を生じる危険性を高めることは許されない[14]
4. 全身麻酔下の硬膜外麻酔を麻酔科医が施行している間，誰がその全身麻酔を管理するのか[7]
5. 根拠もなく，全身麻酔下の区域麻酔や局所麻酔の危険性は少ないと主張するのはおかしい[10]
6. 患者に意識があると，区域麻酔や局所麻酔を施行中にその難易度がより早くわかる[13]
7. 経過から，何が原因（針，カテーテル，薬液等）で神経損傷が生じたか，推測が容易になる[14]
8. 挿入時に神経損傷を示唆する症状や徴候が患者から得られたら，手技をその時点で中止することができる[13]
9. 術後に何らかの神経障害が明らかになった場合，硬膜外麻酔施行中に何も神経損傷を示唆する徴候や症状がなかったという事実は，施行した医師にとって重要なものになる[12]
10. （外科医もそうだが）すべての行為がやさしく，そして丁寧になる[14]
11. 硬膜外麻酔の説明をしながらの施行が可能になり，そのため神経損傷の徴候を患者から早期に得られる[14]
12. 特に肥満患者の場合は，意識を消失させた状態で医療者により硬膜外麻酔の体位を取るよりも，意識がある状態で患者自身に体位を取らせたほうが，医療者の負担は少なくなる[14]
13. 全身麻酔下で患者の反応がない場合は，神経損傷を引き起こす可能性がある行為（針刺入，カテーテル挿入，薬液注入，体位，その他）が一度ならず連続して起こる可能性も否定できない[14]
14. 全身麻酔下で筋弛緩薬を使用していると，神経ブロックにより神経損傷が生じる行為がなされた時に，言葉や反射的筋反応で術者に知らせることができない[3,4]
15. 質の高い医学的根拠がない場合，論理（意識は神経損傷を防ぐモニターとなり得る）にもとづいた方法を選択しなければならない[16]

表 1　Pros and Cons：全身麻酔後の区域麻酔と局所麻酔

（MEMO 1）[20]。しかし最近は，英国の司法判断も麻酔科医の考えも変化しており（COLUMN 1），その後は全身麻酔後に硬膜外麻酔を施行することは少なくなってきた（COLUMN 2）[22]。

またドイツでは，全身麻酔後に硬膜外麻酔を施行して重篤な神経損傷が生じた症例が報告[24]された（この原因は硬膜外血腫であり，ブロック針による直接損傷ではない）ことにより，ドイツ麻酔救急蘇生学会（DGAI）は1995年，全身麻酔後の硬膜外麻酔は認められないとした

（COLUMN 3）[25, 26]。

さらに日本麻酔科学会の麻酔関連偶発症例調査専門部会は2007年，「全身麻酔下での硬膜外ないし脊髄くも膜下の穿刺の妥当性に関してさまざまな見解が出されているが，脊髄損傷の危険性を考えるならば慎重であるべきと考えられる。あえて実施する際には適切なインフォームドコンセントの取得が不可欠である」[27]とし，また米国区域麻酔学会（ASRA）は頸椎への侵襲的治療による神経障害の増加を受けて，「全

身麻酔下あるいは深鎮静下で局所麻酔を日常的に施行することを推奨しない」[28] としている。

小児の場合

上述の世界的論争時に世界中の小児麻酔専門医が連名で，小児の全身麻酔下の区域麻酔や局所麻酔は安全であるとの声明を出した[29] が，安全であるという根拠は，主に生じた報告数が少ないというもので，その機序に関してはあまり明確な説明がなされていない。麻酔にかかわらず，医療に100%安全というものはなく，利益不利益のバランスで，その施行を決定しなければな

MEMO 1

関連事案：英国で起きた裁判[20]

全身麻酔後に仙骨硬膜外麻酔を施行した患者に，術後に下肢の感覚異常と膀胱機能不全の後遺症が生じたために，患者は医師に過失があるとして損害賠償を求めた。裁判では，麻酔科医が患者への説明義務を果たしたか否かが争点となったが，最終的に裁判官は，当時の医療水準から照らし合わせて医師の過失を認めなかった。しかし，この事例が仙骨硬膜外麻酔ではなく，より危険性の高い，脊髄くも膜下麻酔や腰部・胸部硬膜外麻酔だったら，必ずしも同様な判決にならなかった可能性はある[21]。

COLUMN 1

"証拠がなければ免責"ではない：英国で聞いた話

成人患者でも全身麻酔後の硬膜外麻酔が標準的な麻酔方法であった当時，英国に留学していた筆者は以下のような話を聞いた。

　全身麻酔後の硬膜外麻酔後に生じた神経損傷の医療訴訟で，被告である麻酔科医は「全身麻酔前と全身麻酔後のどちらで硬膜外麻酔を施行したほうが安全かを証明した質の高い医学研究は存在しないので，全身麻酔後の硬膜外麻酔は不適切な医療とは言えない」と反論した。それに対して，最終的に裁判官は，「多くの麻酔科医が，硬膜外麻酔の施行は全身麻酔前が全身麻酔後よりも安全と考えている状況で，どちらが安全かを調べる臨床研究が倫理委員会で承認されるはずがなく，医学的証拠を示す研究結果がないという理由で，医師の免責が得られるわけではない」として，医師の過失を認める判決を下したそうだ。

COLUMN 2

英国における全身麻酔後の区域麻酔や局所麻酔の変遷 （1997〜2004年）[22]

2001年のアンケート調査では，81%の麻酔科医が硬膜外麻酔の施行は全身麻酔前が全身麻酔後より安全であると考えていたが，同じ麻酔科医の42%が全身麻酔後に硬膜外麻酔を施行していた。また，75%の麻酔科医が脊髄くも膜下麻酔の施行は全身麻酔前が全身麻酔後より安全であると考えていたが，同じ麻酔科医の44%が脊髄くも膜下麻酔を全身麻酔後に施行していた。さらに，70%の麻酔科医が末梢神経ブロックの施行は全身麻酔前が全身麻酔後より安全であると考えていたが，同じ麻酔科医の32%が末梢神経ブロックを全身麻酔後に施行し，ほとんどの麻酔科医が仙骨硬膜外麻酔を全身麻酔後に施行していた。また1997年のアンケート[23] で全身麻酔前に胸部硬膜外麻酔を施行した麻酔科医は40%であったが，2004年では84%であった。

> **COLUMN3**
>
> ## 全身麻酔後の硬膜外麻酔：ドイツ麻酔救急蘇生学会の見解[25,26]
>
> 1. 術後疼痛治療は基本的に担当医が自由に選択することが認められている
> 2. 術後疼痛治療の各方法には，それぞれ危険性を伴うことを認識しなければならない
> 3. 術後疼痛治療には，他の治療に勝る絶対的唯一の治療法は存在しない
> 4. 局所麻酔薬を用いた硬膜外麻酔の鎮痛効果は優れている
> 5. 硬膜外麻酔は，胸椎アプローチか腰椎アプローチかにかかわらず血腫または直接神経穿刺により永久的神経損傷が生じる可能性がある
> 6. 各術後疼痛治療の利益と不利益について患者に十分説明すべきである
> 7. 胸部硬膜外麻酔は熟練した麻酔科医が施行すべきである
> 8. 出席者全員が，Weis 教授の提示した硬膜外麻酔による神経損傷 2 症例[24] では，全身麻酔下の胸部硬膜外麻酔には不利益に勝る利益があるとは思えず，全身麻酔下での胸部硬膜外カテーテル挿入は許容される麻酔手技からは逸脱していると結論した

らない。Bromage も全身麻酔下区域麻酔および局所麻酔のすべてを否定しているわけではなく，患者の利益が大きい場合は，「危険を冒す価値がある」と述べている[30]。小児の区域麻酔や局所麻酔に関しては，全身麻酔前に，例えば不安，恐怖，苦痛のなか，無理やり押さえつけて施行することは，神経損傷の起こり得る可能性で論じるのではなく，倫理的に認められないものである。

患者の「意識」はどこまでモニターの役割を果たすか

裁判官は，採血中に採血針が神経に接触することは，盲目的手技で不可避な出来事であると判断し，施行者（医師，看護師など）の過失としないが，患者がその接触時に激しい痛みやしびれ感を訴えたにもかかわらず，さらにそこから針先を深く刺入して明らかな神経損傷が生じた場合は，過失とする可能性がある（CASE 16 参照）。すなわち，採血や末梢血管確保においては，針刺入の際の患者の疼痛やしびれ感の訴えは神経損傷を防ぐための有用なモニターと裁判官は認めていることになる。

患者の意識がブロック針による神経損傷を防ぐための有用なモニターであるか否かについて，質の高い医学的証拠はいまだ存在しないが，少なくない麻酔科医が，区域麻酔や局所麻酔の施行は全身麻酔前が全身麻酔後よりも安全であると考えており[5,31,32]，これまで小児でも成人でも，全身麻酔後の硬膜外麻酔や腕神経叢ブロックの施行後に脊髄損傷が生じた症例が報告されている[33~39]。しかし，全身麻酔前の施行であれば防げたかは不明である。

盲目的に刺入されたブロック針が偶発的に神経に接触した場合は，何らかの放散痛やしびれ感が生じ，その徴候は患者の意識でのみ確認できるので，ブロック針刺入時は患者の意識を消失させるべきでないし，そのことに反応する体動を抑制する筋弛緩薬は使用すべきでないとの考え[4] は理にはかなっているが，これまでペインクリニックなどで，ブロック針が神経に接触することによる放散痛を一つの指標として，神経根ブロックや三叉神経末梢枝ブロックなどが施行されてきたのも事実である。また，約 3 万例中，意識下で硬膜外麻酔を施行した後に神経根症状を呈した 5 例はすべてブロック針穿刺時や薬液注入時に異常感覚や疼痛があったとの報告[40] がある。逆に，意識下に頸髄（MEMO 2）

や胸髄（MEMO 3）を穿刺しても患者が痛みやしびれ感を訴えなかった症例の報告もある[41, 42]。

以上を考慮して，一つの仮説を立てると，刺入したブロック針が神経根以下の末梢神経に接触した場合は，既存の神経障害などがない限り，通常は放散痛やしびれ感が出現するので，患者に意識があれば，それを施行者（医師）に伝えることで，それ以上の神経への刺入が回避されるかもしれない。しかし脊髄に接触した場合は，脊髄を包む軟膜には脳と同様に感覚神経がないので，放散痛やしびれは出現せず，患者の意識の有無にかかわらず，神経損傷の発生は防げないかもしれない。

説明義務違反について

本件で裁判官は，3-in-1 ブロックは比較的危険性の低い神経ブロックであることを認め，説明義務を果たせば全身麻酔下で施行することに過失はないとした。しかし，例えば硬膜外麻酔のような，ブロック針先端をより中枢に近く刺入するものであったならどのような判断が下されたかはわからない。

いずれにしても，全身麻酔後に区域麻酔や局所麻酔を施行する場合は，全身麻酔前に施行する場合以上の説明義務が求められることを示した一つの司法判断とも考えられる。具体的には，①施行予定の区域麻酔や局所麻酔の具体的内容，②全身麻酔後に併用して行う必要性，③全身麻酔のみを行う場合と区域麻酔や局所麻酔を併用して行う場合の利害得失などについて，説明を尽くし，患者・家族の同意を得なければならないし，さらに，たとえ危険性が低いと考えられる手技であっても，適切な説明をし，同意を得る義務があるとした。超音波ガイド下神経ブロックは麻酔科医のほぼ標準的な手技になり，その安全性を期待して，3-in-1 ブロックのみならず腹横筋膜面（TAP）ブロックなど，全身麻酔後に施行される局所麻酔の種類は絞られてきている。

常勤の麻酔科医が不在のときに，非常勤の麻酔科医が麻酔業務を担当することはしばしば行われており，本件はそのような業務形態をとっている施設にも参考になるかもしれない。本件では，常勤の B 医師から非常勤の C 医師に十分な情報が伝えられ，日頃から各患者にどのような麻酔方法を施行するのか意思統一ができていれば，結果は異なっていたかもしれない。患

MEMO 2

経皮的コルドトミー[40]

頸髄の痛みの伝導路である外側脊髄視床路にブロック針を刺入し，熱凝固で破壊する方法が，経皮的コルドトミーである。がん性疼痛の治療で主に施行される場合は，22 G ブロック針を用いて通常 2～4 回は頸髄を穿刺するが，120 症例以上の経験では，施行中に疼痛や放散痛を訴えた患者はいなかったと報告されている。

MEMO 3

関連事案：腹腔神経叢ブロック中に起きたブロック針による脊髄穿刺[41]

膵臓癌による痛みを軽減するために施行した CT 下腹腔神経叢ブロック中に，ブロック針が脊髄を貫いた（図 A）。患者はその際に，ほとんど自覚症状を示さなかった。幸いなことに，抜針後にいかなる神経障害も残さなかった。

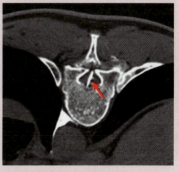

図 A　脊髄を貫いたブロック針

者に説明を行う医師と実際に医療を行う医師とは必ずしも同一でなくてもよいと司法は判断しているが（最高裁平成18年4月24日判決），総責任者は，説明を行う医師の知識と経験を把握し，説明の際には患者の意思決定を損なわないように必要に応じて指導・監督することが求められている[43]。

異論・暴論

以前，筆者はこのテーマについての講演をいくつか行った。おおむね好評であったが，「小児以外でも，数は少ないが成人の患者で今も施行されており，余計な議論を取り上げて，世間に知られると，不必要に患者の不安を煽ることになる」と，このような問題を取り上げること自体に否定的な意見もいくつかあった。また，当時の小児麻酔の大御所から，かなり執拗に「小児では，全身麻酔下での区域麻酔や局所麻酔で合併症が生じることはあり得ない」とヒステリックとも思える批判を受けた（筆者が「これは成人での話で，小児麻酔の専門家でもない私は小児についてはまったく言及しておらず，何よりも小児と成人では総施行数が違いすぎて比較にならない」と説明したにもかかわらず）。思わず筆者が「あり得ないとおっしゃいますが，ある程度の年齢の小児と異なり，言葉も発せられない新生児や乳児では，例えば四肢の運動障害が術後に生じれば合併症と周囲から認識されるでしょうが，しびれ感や違和感のみが生じた場合は，そのことを表現することができずに周囲からも認識されず，もしかしたら，成長してもそ

のような感覚を彼らは生まれつきそういうものだとありのままに受け入れた場合もあるのではないでしょうか？　また，英国では小児に関する区域麻酔や局所麻酔に関する合併症の症例報告の投稿は，査読する小児麻酔専門医によって，意図をもって，ほとんど一方的に掲載不可にされていると聞いたこともあります」と少々感情的に反論したこともあった。

CASE 13のCOLUMN 2でも述べたが，故堀本洋氏は，小児の硬膜外麻酔の事故に関連して，「なぜ，そんなに施行する側が怖がって，事故が起これば患者にも，実施した麻酔科医にも不利益を生じかねないブロックをするのか？」という問いに対して「術中術後，患児に質の高い鎮痛効果を提供できるため一番良い方法と分かっていながら回避することは良心をもった医師にはできない」と述べている[44]。筆者もまったく同感である。

本件から学び取れること

超音波ガイド下神経ブロックは，常識的に判断するとその安全性は高いと考えられるが，いまだそのことを証明する質の高い医学的研究報告はなく，決してその安全性を過信してはならない（CASE 15参照）。患者の意識が，ブロック針による神経損傷を予防するモニターとなるか否かの結論はないが，術前に患者には区域麻酔や局所麻酔を全身麻酔下で施行する利益・不利益について説明を行い，同意を得ておくことが必要であるかもしれない。

文　献

1. Winnie AP, Ramamurthy S, Durrani Z. The inguinal paravascular technic of lumbar plexus anesthesia：the "3-in-1 block". Anesth Analg 1973；52：989-96.
2. Gough JD, Williams AB, Vaughan RS, et al. The control of post-thoracotomy pain. A comparative evaluation of thoracic epidural fentanyl infusions and cryo-analgesia. Anaesthesia 1988；43：780-3.
3. Bromage PR. The control of post-thoracotomy pain. Anaesthesia 1989；44：445.
4. Bromage PR. Masked mischief. Reg Anesth 1989；21：62-5.
5. Vaughan RS, Gough JD. The control of post-operative pain. Anaesthesia 1989；44：445-6.

6. Fischer HB. Regional anaesthesia- before or after general anaesthesia? Anaesthesia 1998；53：727-9.
7. Wildsmith JA. Regional anesthesia- before or after general anaesthesia? Anaesthesia 1999；54：86.
8. Fisher HB. Regional anaesthesia- before or after general anaesthesia? Anaesthesia 1999；54：86.
9. Shaw IH, Warnell IH. Regional anaesthesia- awake or asleep? Anaesthesia 1999；54：510.
10. Rosen M. Regional anaesthesia- awake or asleep? Anaesthesia 1999；54：510.
11. Fischer HB. Performing epidural insertion under general anaesthesia. Anaesthesia 2000；55：288-9.
12. Mayall MF, Calder I. Performing epidural insertion under general anaesthesia. Anesthesia 2000；55：289-90.
13. Mayall MF, Calder I. Before or after general anaesthesia? Anaesthesia 2001；56：906-24.
14. Lindop MJ. Epidural insertion under general anaesthesia. Anaesthesia 2000；55：613.
15. Rosenquist RW, Birnbach DJ. Epidural insertion in anesthetized adults：will your patients thank you? Anesth Analg 2003；96：1545-6.
16. Drasner K. Thoracic epidural anesthesia：asleep at the wheal? Anesth Analg 2004；99：578-9.
17. Lang SA. Asleep at the wheel. Anesth Analg 2005；100：1214.
18. Brawn DL. Editor's Comment. Reg Anesth Pain 1999；24：275.
19. Kadry MA, Rutter SV, Popat MT. Regional anaesthesia for limb surgery-before or after general anaesthesia. A survey of anaesthetists in the Oxford region. Anaesthesia 2001；56：450-3.
20. Davis v Barking, Havering and Brentwood Health Authority. Medical Law Reports 1993；4：85-91.
21. Aitkenhead AR. The pattern of litigation against anaesthetists. Br J Anaesth 1994；73：10-21.
22. Pennefather SH, Gilby S, Danecki A, et al. The changing practice of thoracic epidural analgesia in the United Kingdom：1997-2004. Anaesthesia 2006；61：363-9.
23. Romer HC, Russell GN. A survey of the practice of thoracic epidural analgesia in the United Kingdom. Anaesthesia 1998；53：1016-22.
24. Weis KH. Cave：Thorakale Katheter-Epiduralanästhesie zur postoperativen Schmerztherapie. Anästh Intensivmed 1994；35：202-3.
25. Hempel V, Klose KR, Maier C, et al. Stellungnahme der DGAI. Anästh Intensivmed 1995；36：68.
26. Grüning T. Regional anaesthesia-before or after general anaesthesia? Anaesthesia 1999；54：86-7.
27. 入田和男，中塚秀輝，津崎晃一ほか．硬膜外麻酔ならびに脊髄くも膜下麻酔に伴う神経損傷：麻酔関連偶発症例調査 2004 の集計結果より．麻酔 2007；56：469-80.
28. Neal JM, Barrington MJ, Brull R, et al. The second ASRA practice advisory on neurologic complications associated with regional anesthesia and pain medicine：executive summary 2015. Reg Anesth Pain Med 2015；40：401-30.
29. Krane EJ, Dalens BJ, Murat I, et al. The safety of epidurals placed during general anesthesia. Reg Anesth Pain Med 1998；23：433-8.
30. Bromage PR. Thoracic epidurals：reply to Hough. Reg Anesth Pain Med 1999：24：273.
31. 横山正尚．区域麻酔の Controversies：全身麻酔下に硬膜外穿刺を行ってよいか？ LiSA 2009；16：196-200.
32. 落合亮一．研修医の素朴な疑問に答えます（その 3）：全身麻酔後に硬膜外麻酔穿刺を行うリスクは？ LiSA 2003；10：854.
33. Takii Y, Sunouchi K, Tadokoro M, et al. Paraplegia from spinal cord injury after thoracic epidural catheterization performed under general anesthesia. Anesth Analg 2006；103：513.
34. 小林康夫，吉川修身．全身麻酔下に神経刺激法で行った斜角筋間ブロック後に生じた頸髄損傷．日臨麻会誌 2009；29：294-9.
35. Bromage PR, Benumof JL. Paraplegia following intracord injection during attempted epidural anesthesia under general anesthesia . Reg Anesth Pain Med 1998；23：104-7.
36. Benumof JL. Permanent loss of cervical spinal cord function associated with interscalene block performed under general anesthesia. Anesthesiology 2000；93：1541-4.
37. Kasai T, Yaegashi K, Hirose M, et al. Spinal cord injury in a child caused by an accidental dural puncture with a single-shot thoracic epidural needle. Anesth Analg 2003；96：65-7.
38. 堀本 洋．小児胸部硬膜外麻酔中の脊髄穿刺事故の 1 例とその後の経過．臨麻 2005；29：856-8.
39. Bhuiyan MS, Mallick A, Parsloe M. Post-thoracotomy paraplegia coincident with epidural anaesthesia. Anaesthesia 1998；53：583-6.
40. Auroy Y, Narchi P, Messiah A, et al. Serious complications related to regional anesthesia：results of a prospective survey in France. Anesthesiology 1997；87：479-86.
41. Pounder D, Elliott S. An awake patient may not detect spinal cord puncture. Anaesthesia 2000；55：194.
42. Arai T, Asai T, Okuda Y. Spinal cord injury without severe pain in an awake patient during computed tomography-guided celiac plexus block. J Clin Anesth 2011；23：168.
43. 北澤龍也．チーム医療の総責任者に直接の説明義務なし．In：日経メディカル編．医療訴訟の「そこが知りたい」．東京：日経 BP 社，2010：292.
44. 堀本 洋．小児胸部硬膜外ブロックにまつわる悩み．ペインクリニック 2006；27：273-4.

◆ CASE 15 ◆◆◆◆◆◆◆◆◆◆◆◆◆◆◆◆◆◆◆◆◆◆◆◆◆◆◆◆◆◆◆◆◆◆◆

マンモトーム生検時の局所麻酔による気胸
超音波ガイド下局所麻酔の限界

取り上げる判例

平成 28 年 5 月 25 日
東京地方裁判所
平成 26 年（ワ）第 26502 号
医療過誤損害賠償請求事件

キーワード

超音波診断装置
医原性気胸
局所麻酔

Summary

超音波ガイド下マンモトーム生検術施行時の局所麻酔によると考えられる気胸が生じた。裁判官は不可避な偶発症と認めず，医師に手技上の過失があると判断した。

請求額

原告（患者）に対し，2,206,170 円

妥結額（地裁）

原告に対し，335,114 円

妥結額（高裁）

控訴棄却

経過 （見出しは筆者による）

● 乳腺腫瘤疑いで受診し，経過観察となった

患者（1968 年生まれ）は，ピアノ講師及びピアニストである。2011（平成 23）年 1 月 12 日，A クリニックにおいて人間ドックを受けた際，左乳腺腫瘤疑いと診断され，A クリニックの紹介で同月 19 日，A クリニックの診療情報提供書を持参して B 病院の乳腺内分泌外科を初めて受診し，A 医師（1984 年に医師免許を取得し，乳腺外科において約 15 年の経験を有する）による診察を受けた。同日の超音波検査では左乳房に腫瘤を認め，左乳頭からの透明な分泌物に

ついて細胞診検査を行うこととし，マンモグラフィー検査も行われた。A 医師は患者に対し，翌 20 日の受診時に，超音波検査において左側 AC 領域（上部乳房）に嚢胞が認められたこと，マンモグラフィー検査において良性石灰化の所見が認められたことなどを説明し，同年 2 月 3 日の受診時には，細胞診検査の結果，分泌物についてはクラス II（異型細胞はあるが，悪性所見は認められない）と判定されたことなどを説明した上，超音波検査の結果は左嚢胞と考えられ，積極的に悪性を疑わせる所見がなかったことから，約 6 か月後に経過観察をする方針とした。

マンモトーム生検時の局所麻酔による気胸 ◆ 159

患者は，2011年10月5日には超音波検査及びマンモグラフィー検査を，2012年3月7日にはさらに乳腺MRI検査をB病院にて受けたが，いずれも経過観察を維持することになった。

🔴 マンモトーム生検が予定された

患者は，2012（平成24）年10月17日，B病院を再び受診し，超音波検査及びマンモグラフィー検査を受けた。マンモグラフィー検査の結果では良性石灰化の所見が認められたが，超音波検査の結果では左側C領域（外側上部乳房）に腫瘤が認められ，これは辺縁が不整で良性とは断定し難い所見であったため，A医師は患者に対し，同月19日の受診時に一度マンモトーム生検（MEMO 1）を行って腫瘤の性質をはっきり診断した方がよい旨説明し，マンモトーム生検を実施することを勧めた。

A医師は患者に対し，「治療に関する説明・同意書」と題する書面を用いて，超音波ガイド下マンモトーム生検の目的や方法を説明したほか，生じ得る合併症として，発生頻度の比較的高い出血や皮下血腫などについては説明した。上記書面には「予想される不利益」として気胸についての言及はなく，またA医師も，気胸自体は，通常の医療水準では生じないことが多く，文献上合併症としての一応の記載はあるが，該当する報告はあまり聞いたことがなく，また自身も超音波ガイド下マンモトーム生検約2000

例の取扱経験を有するにもかかわらず気胸を生じた例は1例もないことから，非常にまれな合併症・偶発症（発症率は1％に至らない相当に低率との認識）であって，多くは安静加療により軽快し重篤な後遺症等を残すこともないため，説明は不要と考え，気胸が発生する可能性については説明しなかった。

患者は，超音波ガイド下マンモトーム生検を受けることに決め，2012年10月30日に実施する予定となった。

🔴 麻酔薬の注入後，患者は気分が悪くなり，生検は中止となった

2012年10月30日，超音波ガイド下マンモトーム生検は，2年間の臨床研修と半年の他院出張を経て，2012年4月からB病院乳腺内分泌外科に勤務していたB医師の担当で行われることになった。

14：00頃，B医師は，診療録及び超音波検査で患者の左胸の腫瘤の位置を確認した上で，まず，手技を行う部位全体を消毒し，23ゲージ（直径約0.6mm）の太さの針を用いて，皮膚表面にリドカインで麻酔を行った。次に，局所（深部）麻酔を行うため，23ゲージのカテラン針（長さ約6cm）を用い，患者の左乳房に超音波診断装置のプローブを当てながら，プローブの約2cm外側から皮膚に対し概ね30°の角度で3cmから4cm程度カテラン針を刺入した。患者の腫瘤は筋層直上の比較的深い位置にあり，また患者の筋層は比較的薄めで，腫瘤の胸膜側から胸腔までの距離は概ね5mm程度であった。

B医師は，超音波画像で針先を確認しながら，乳腺の筋層直上にあるレトロマンマリースペースを目指し，麻酔薬であるアドレナリン含有のリドカインを散布（5mL）しながら針先を進行させていたところ，患者は複数回咳き込んだ。B医師は，針のシリンジに血液等の逆流がないこ

MEMO 1

マンモトーム生検

乳がんの診断のために乳房の腫瘤組織を採取する方法。通常の針生検と異なり，針も太く，針を回転させながら組織を吸引採取するので，より確実な診断が可能とされる。

---

*1 遅発性気胸：肺が穿刺されたと考えられる時から24時間以降に症状が発現する気胸[1]。

とを確認するとともに，針を抜いて局所麻酔の手技を中止した。患者の末梢動脈血酸素飽和度（SpO$_2$）は室内気で100%であり，血圧は150 mmHg台と高かったものの，その後，111/75 mmHgに戻り，心拍数は86回/min，呼吸音にラ音はなく，皮下気腫が生じた場合に生じる頸部皮膚圧雪感も認めなかった。B医師及び上級医らは，患者に対し，点滴を行いながら安静にさせて経過観察をするとともに，気胸が生じた可能性も考えて胸部X線検査を行ったが，同検査の結果では，肺野は清であり，気胸や心胸郭比拡大の所見は認められず，皮下気腫や縦隔気腫の所見もなかった。

その後，A医師も患者の診療に加わり，細い針の穿刺により肺が傷ついた場合には少し後になって気胸が現れる場合もある[*1]ことから，再度胸部X線検査が行われたが，明らかな異常所見は認められなかった。

A医師は肋間神経痛の可能性や麻酔薬による影響も考えたが，胸部X線検査の結果，明らかな異常が認められなかったこと，また患者の状態が落ち着いたことから，患者はこの日は自宅に帰宅することとなった。

翌日，救急外来で気胸が認められた

患者は，帰宅後も胸部痛や胸の息苦しさがあり，翌日（10月31日）の夕方，胸部痛を訴えてB病院に電話をかけ，その後，B病院の救急外来を受診した。救急外来においてA医師が患者の診察を担当し，胸部X線検査を行ったところ，患者の左肺に気胸の所見が認められたため，B病院の呼吸器外科に診察を依頼することとなった。

患者は胸部単純CT検査の結果でも左肺気胸

と診断され，B病院の呼吸器外科においてソラシックエッグ®（簡易型胸腔ドレナージキット）を留置し，胸腔内ドレナージの治療を受けたが，約350mL脱気したところで疼痛を訴えた。この時点で患者の肺の脱気は完了していなかったものの，肺の拡張は良好であり，無気肺も改善したため，経過観察した上で，帰宅することとなった。

同年11月1日，患者は，B病院の呼吸器外科を受診し，ソラシックエッグの挿入部及び鎖骨下部の痛みを訴えた。診察の結果，患者の肺は完全拡張を得られており，空気漏れも見られなかった。患者は，呼吸器外科の医師に対し，同月3日及び4日にピアノの演奏会があること，同月2日にも準備があり，ソラシックエッグのドレーンが演奏の支障となることなどを訴え，ソラシックエッグの抜去を希望した。呼吸器外科の医師は，患者に対し，再虚脱の可能性があることを説明した上，患者に留置されていたソラシックエッグ及びドレーンを抜去した。

同年11月5日，患者は，再びB病院の呼吸器外科を受診し，胸部X線検査を受けたところ，肺は完全拡張の所見が得られたことから，呼吸器外科における気胸に対する治療は終了となった。

治療は奏効したものの，患者はB病院を訴えた

患者は，B病院の医師の注意義務違反ないし過失により，中等度の気胸が発症し，少なくとも1週間程度の入院を要する受傷をしたものであるから，その間の休業補償，入院治療費そして入院期間に応じた慰謝料（ピアノの演奏会の支障も含む）を請求してB病院を訴えた。

主たる争点

手技上の注意義務違反の有無

患者側の主張：B病院の医師には超音波ガイド下マンモトーム生検の実施に必要な局所麻酔を行うに当たって，穿刺部周辺の局所解剖を理解した上で，患者の体位，体格，局所麻酔実施時における体勢及び乳房の位置などから，体内の組織構造を予測し，超音波画像による麻酔針の位置の確認，目視による麻酔針の進入角度，進度及び深度の確認，麻酔薬注入による針先位置の確認などによって，麻酔針の針先の位置を把握し，肺が存在する胸腔内の領域に針先を進めないようにする注意義務がある。また，針先が確認できないときには，麻酔針を抜くべき注意義務がある。

しかし，B病院のB医師は針先の位置を把握していないにもかかわらず，麻酔針を進行させて，胸膜を穿孔し，患者に気胸を生じさせた注意義務違反ないし過失がある。

病院側の主張：超音波ガイド下マンモトーム生検は，乳腺を穿刺する侵襲的な検査であり，いかに注意深く手技を行ったとしても合併症が生じ得る。

本件において，B医師は，超音波ガイド下で麻酔針の針先を確認し，不明瞭な場合には手元で針を回したり，浅いところまで抜いたり，プローブの位置を調整したりするなど必要な注意を払って，局所麻酔を実施している。このような注意を払っても，気胸の発生を完全に回避することはできないために，文献上も合併症として報告されているのであり，仮に患者に医原性気胸が生じたとしても，これは不可避な合併症，偶発症[*2]と位置づけられるものであって，B医師の手技に不適切な点はない。

裁判結果

B医師の手技上の注意義務違反が認められた。

判決文抜粋

超音波ガイド下マンモトーム生検の麻酔針の穿刺による合併症として気胸を指摘する文献は証拠上見当たらないから，一般に文献上気胸が同穿刺の合併症として指摘されていること自体認めるに足りないことに帰する。

ただし，一般に超音波ガイド下マンモトーム生検の局所麻酔を行うに当たっては，レトロマンマリースペースまで麻酔針を到達させ，この部位に麻酔薬を注入してレトロマンマリースペースを十分に開大させ，腫瘤を浮き上がらせることが重要とさ

[*2] 偶発症：医療上の検査や治療に伴って，注意義務を果たしていても患者に生じる有害事象であり，医療行為との関連は不明なものである。

[*3] 本件での医師と患者の関係の詳細は不明であるが，本件のように，患者が回復し，医原性であることも双方が認めている場合，病院側からの医療費減額対応あるいは示談（和解）で解決することは少なくないと考えられる。

162 ◆ CASE 15

れている。レトロマンマリースペースは，筋層直上に位置するものであって胸腔やその内部にある肺と至近距離にあり，胸腔方向に麻酔針を刺入することになる以上，麻酔針が胸腔内まで貫通し，肺を穿刺する一般的な危険性を有すること自体を否定できない。

　超音波診断装置のプローブの構造上，穿刺した針先を的確に捉えるためには，プローブと刺入する針との位置関係等のミリメートル単位での維持調整が必要であり，対象となる乳房の構造，体動の可能性等との関係で，穿刺した針先を常時画面上で的確に捉えるのは困難な面があり，直接目視するのとは異なり，針先の確認に一定の限界があることも否定することはできない。

　しかしながら，手技上の制約や危険性自体は，いわば超音波ガイド下マンモトーム生検の麻酔針の穿刺一般に伴うものであり，それにもかかわらず，麻酔針の胸腔内への貫通によって気胸を生じる例が極めてまれであることは前示のとおりである。以上を総合すると，超音波ガイド下マンモトーム生検の麻酔針の穿刺については，一定の抽象的な危険性や制約はあるものの，一般的には，通常の注意義務を尽くすことによって胸腔内への貫通を防止し得ることが通常であるものと考えられる。

　本件マンモトーム生検の局所麻酔において，超音波画像で麻酔針の針先が確実に描出できていなかった可能性をもって，患者に生じた医原性気胸が不可避であったものと断ずることはできず，本件マンモトーム生検の局所麻酔において患者の胸腔内まで麻酔針を貫通させ，肺を穿刺したことについて，B医師には，針先の十分な確認を怠り，あるいは，超音波画像の評価を誤って麻酔針を進入させた手技上の注意義務違反ないし過失があったものと推認せざるを得ないというべきである。

解説

● 実は怖い医原性気胸

本件では医師側も「カテラン針により医原性気胸が生じた可能性があることは積極的に争わない」としている[*3]。実際，医原性気胸は胸腔穿刺，血管穿刺，肺生検，胸腔ドレナージ，人工呼吸，鍼灸，神経ブロック施行などの際に認められ[2]，特に鎖骨下中心静脈穿刺の代表的合併症としてよく知られている[3]。神経ブロックに関連した気胸に限定しても，硬膜外ブロック[4]，星状神経節ブロック[5]，胸部交感神経節ブロック[6]，くも膜下ブロック[7]，横隔神経ブロック[8]，肋間神経ブロック[9]，肩甲上神経ブロック[1]や局所注射[10]など，多くの報告がある。さらに鍼灸領域では，最も重要な合併症として認識されており，医療訴訟に至ったものも少なくはない[11]。麻酔・ペインクリニック領域でも医療訴訟としてしばしば取り扱われるものである[12~14]。

　このように，穿刺などの医療行為に伴う合併症としての気胸は，十分に認識されており，また多くは重篤な結果に至らないので軽視されがちであるが，実は，麻酔・ペインクリニック領

> **MEMO 2**
>
> ### 関連事案：トリガーポイント注射による死亡事例[15]
>
> 県警は1日，医院の院長を業務上過失致死容疑で地検に書類送検した。発表によると，院長は腰痛で来院した患者（77歳，女性）の腰や背中に「神経ブロック」と呼ばれる注射をした際，誤って針を深く刺して両肺に穴を開け，同日午後女性を外傷性両側性気胸で死亡させた疑い。
>
> 患者はいったん帰宅した後，動悸などの症状を訴え，病院へ搬送されたが死亡した。県警の司法解剖で肺に複数の穴が見つかった。県警の調べに対し，院長は「誤って深く刺してしまった」と容疑を認めているという。

> **MEMO 3**
>
> ### 関連事案：腕神経叢ブロックによる死亡事例[16]
>
> 交通事故で上腕骨顆上骨折となった女性に対して，麻酔は腕神経叢ブロック鎖骨上アプローチで行われ，手術は終了した。患者は歩いて病室に帰ったが，約4時間半後に胸痛，心臓圧迫感および呼吸困難が生じ急変した。救急処置が施されたが術後9時間で死亡した。解剖の結果，死因は気胸であったことが確認された。

域で医原性気胸から死亡に至った事例もある（MEMO 2，3）。

超音波ガイド下手技ならば安全か

麻酔・ペインクリニック領域での超音波ガイド下神経ブロックは急速に普及しており，関連する論文では「従来の方法と比較して神経ブロックの成功率を高め，安全性を高める」との記載をしばしば目にする。実際に，ランドマーク（ブラインド）法では気胸の合併頻度が高かったために，以前はほとんど評価されなかった腕神経叢ブロック鎖骨上アプローチ（Kulenkampff法）が，最近は超音波ガイド下で再び施行され始めている。

本件の原審および控訴審でも医師の手技上の過失とした理由として「適切な手順で注意を払えば気胸が生じることはない」ことを挙げ，B医師は供述からしてその手順に従ったと認めることはできないと判断した（COLUMN）。

しかしながら，これまでのところ，超音波ガ

イド下神経ブロックが従来の方法と比較して安全であるとの質の高い医学的証拠はない[17]し，超音波ガイド下神経ブロックでも気胸は発生している[9]。よって，原審での「超音波ガイド下マンモトーム生検において，適切な手順に従って行えば気胸が生じることはなく，気胸を生じさせた場合は医師の過失である」との判断に医師側が納得できず控訴したことは十分に理解できるものである。ただ，B医師より経験を積んだA医師が施行していれば異なった結果になっていたかもしれない[17]。

過去にそのような報告はないことが，過去にそのような事実がないことにはならない

判決文では「超音波ガイド下マンモトーム生検の麻酔針の穿刺による合併症として気胸を指摘する文献は証拠上見当たらないから，一般に文献上気胸が同穿刺の合併症として指摘されていること自体を認めるに足りないことに帰する」として，適切な手順に従っている限り気胸は起こり得ないかのような考えを示している[*4]。

しかしながら，裁判官が「気胸発症のリスクやその回避のための措置の有効性等について的確に言及した文献が見当たらない」ことを重要

---

*4　筆者も「マンモトーム，気胸」で論文や書物を当たってみたが，インターネットでの書き込みが1件あったのみで他には記載を探し出すことはできなかった。

> **COLUMN**
>
> ### 針先が見えていた根拠を説明できるか
>
> 医師側は，「針を回したり，浅いところまで抜いたり，プローブの位置を調整したりするなど必要な注意を払って」いたとして，偶発症であると主張したが，裁判官は「B医師が麻酔液の注入を始めたときに針先の位置を認識した根拠について，たとえば，先端の形状（針の断面部分）が明確に見えていたのか，針を回転したことによって先端が判明したのか，刺入されていない部分の針の長さや刺入の角度から予測できる位置と超音波画像上に確認できる位置とに齟齬はないと判断できたのか，超音波画像上に麻酔液の形状が現れたことが確認できたのか，などについて，十分な具体的な説明はされていない」（高裁判決）として，針先の十分な確認を怠った注意義務違反にあたるとした。

な証拠とした判断はあまりにも短絡的すぎる。

筆者のこれまで国内外の医学雑誌の編集委員や査読者としての経験から述べれば，まず雑誌に掲載されるためには"新しい知見"が必要であるし，"新しい知見"でない場合は"読者に繰り返して伝える警報的情報"としての意味が求められる。筆者はこれまでに生検に関する論文の査読経験はないが，おそらく乳腺の生検に関する合併症としての"気胸"は，摘出生検，穿刺吸引細胞診（FNAC），バネ式生検（CNB），マンモトーム生検に共通した広く知れた教科書的合併症との認識で査読が行われるので，たとえ「超音波ガイド下マンモトーム生検中に生じた気胸」との症例報告が投稿されたとしても，編集委員会で"新たな知見"としての受理掲載はないと考えられる。

また，医原性気胸は安静臥床で自然緩解する軽度な場合も少なくはないので，そのような症例を改めて論文投稿することはないし，逆に死亡や重篤な後遺症が残った場合は，医療訴訟の火種になりかねないので，通常は論文投稿を控えるものである。そして最近は，原稿を受理する出版社も医療訴訟に巻き込まれることを恐れて，合併症・偶発症に関する論文は積極的に掲載しない傾向にあるし，また掲載する場合は著者に対して「論文投稿に際しての患者自身あるいは家族（または遺族）の同意」が求められる

ことが論文投稿の高いハードルとなっている。裁判官がそのような状況を知る由もないことは致し方ないが，過去に報告した文献がないから"通常は起こり得ない合併症"との判断は必ずしも的確ではないことを理解すべきである。

インフォームドコンセント

本件の判決は，医療者の立場からするとA，B両医師に同情する点は多々あるが，唯一残念なことは，胸腔近くの針操作を行う超音波ガイド下マンモトーム生検実施前に，合併症として気胸の発生についての説明がなされなかったことである。患者に説明したA医師が，たとえこれまでに約2000回も施行してまったく気胸を経験せず，また身近に生じたとの話を聞いてないとしても，A医師よりはるかに経験が少ないB医師が施行することを考慮したならば，合併症としての気胸の説明は必要であったと考えられる。本件では，手技上の過失だけでなく，説明義務違反も争点になった可能性は否定できない。

異論・暴論

以前に筆者が鑑定したある事案について，警察・検察から「何ら補助手段（X線，CT，超音波診断装置，神経刺激装置等）を使用せず，盲

目的にブロック針を刺入したことが過失ではないでしょうか？」との質問を受けたことがある。筆者が「確かに神経ブロックの種類によって補助手段を使用することが学会として推奨されていますし、そのことによって安全性は高まるかもしれませんが、今のところ、それを証明する質の高い医学的根拠はなく、必ず補助手段を用いなければならない神経ブロックの手技もありません」と答えたこともあり、起訴が断念されたことがあった。

　これまで補助手段を使用せずに施行されてきた区域麻酔（硬膜外麻酔、脊髄くも膜下麻酔）以外に鎖骨下中心静脈穿刺や採血時の針の各臓器（肺、血管、神経など）への誤穿刺について、盲目的方法であるので不可避の偶発症との司法の判断が多かった（CASE 4 参照）。今後の医療訴訟では、各手技（神経ブロック、中心静脈穿刺、生検など）で何らかの補助手段を用いる必要があったか否かが争点になることも予想される。しかし例えば、超音波ガイド下腕神経叢ブロックや中心静脈穿刺で、目的とする部位の局所解剖と刺入している針の走行をリアルタイムで目視しながら施行したにもかかわらず、誤って肺を穿刺して気胸が生じた場合、司法はどのような判断を下すのだろうか。超音波ガイド下

神経ブロックの経験がある医師なら誰しも、ブロック針先端の位置が、常に容易に描出できるわけではなく、予想以上に先端が深く挿入されていることがあることは理解している。よって超音波ガイド下であれば、注意義務を尽くせば合併症を防止し得ることが通常との判断には必ずしも同意できない。補助手段を用いても生じた合併症なので不可避との判決を容易に下さないことを本件は示しているのかもしれない。

本件から学び取れること

超音波ガイド下で刺入した針で重要臓器（肺、血管、神経、内臓など）を誤穿刺し、何らかの合併症が患者に生じた場合、裁判官がその手順が適切に行われたものと認めなかった場合、医師の過失が問われる可能性がある。そして、「適切に行った」ということは、医師側が示す必要がある。

　本件は、マンモトーム生検の局所麻酔による気胸であり、麻酔・麻酔関連領域の症例ではないかもしれないが、最近、麻酔・ペインクリニック領域で爆発的に普及している超音波ガイド下神経ブロックの施行に際しては参考になるだろう。

文　献

1. Kumari A, Gupta R, Bhardwaj A, et al. Delayed pneumothorax after supraclavicular block. J Anaesthesiol Clin Pharmacol 2011；27：121-2.
2. 金子公一．気胸．日気管食道会報 2012；63：345-7.
3. 河野安宏、川口昌彦．中心静脈穿刺（総論）中心静脈穿刺・挿入に伴う合併症とその予防．LiSA 2006；13：1012-5.
4. 柳川利正、藤原幹人、林 泉．硬膜外カテーテルの胸腔内迷入により発症した医原性気胸の1症例．ペインクリニック 1994；15：430-2.
5. 与那嶺龍二、坂田優子、大島 孝ほか．星状神経節ブロック（SGB）試行中に気胸を発症した1例．日ペインクリニック会誌 2005；12：264.
6. 境 雄大．胸部交感神経ブロック後に発症した血気胸の1例．胸部外科 2014；67：599-601.
7. Patt RB, Reddy S, Wu CL, et al. Pneumothorax as a consequence of thoracic subarachnoid block. Anesth Analg 1994；78：160-2.
8. Beyaz SG, Tüfek A, Tokgöz O, et al. A case of pneumothorax after phrenic nerve block with guidance of a nerve stimulator. Korean J Pain 2011；24：105-7.
9. Montoro E, Ferré F, Yonis H, et al. Pneumothorax as a complication of ultrasound-guided interscalene block for shoulder surgery. Eur J Anaesthesiol 2013；30：90-1.
10. 美藤恵子、福田秀明、尾崎達也ほか．局所麻酔剤の局所注射により右血気胸を起こした興味ある1症例．日胸疾患会誌 1990；28：667.
11. 昭和51年4月30日/福岡地方裁判所小倉支部/昭和49年（ワ）第374号
12. 犬山泰明．ペインクリニックとリスクマネージメント 医師賠償保険におけるペインクリニック事故の現状とその対応．ペイン

クリニック 2005；26：475-80.

13. Fitzgibbon DR, Posner KL, Domino KB, et al. Chronic pain management：American Society of Anesthesiologists Closed Claims Project. Anesthesiology 2004；100：98-105.

14. 田口仁士, 村川和重, 宇野武司. ペインクリニック診療における医療安全のアンケート調査-専門医指定研修施設の現状と課題-. 日ペインクリニック会誌 2010；17：506-15.

15. 注射ミス死亡, 書類送検. 読売新聞記事. 2010 年 11 月 2 日.

16. 竜野嘉紹, 貴島哲香, 藤原 敏ほか. 腕神経叢ブロック（Kulenkampff 法）により気胸を起し数時間後に死亡した 1 剖検例. 日法医誌 1978；32：93-6.

17. 長谷川理恵, 井関雅子. 超音波ガイド下神経ブロックが「安全」というエビデンスはあるのですか？LiSA 2015；22：138-41.

◆ CASE 16 ◆

末梢血管穿刺と神経損傷
針が神経に接触したら過失となるか？

取り上げる判例

平成 28 年 3 月 24 日
静岡地方裁判所
平成 25 年（ワ）第 497 号
損害賠償請求事件

キーワード

静脈穿刺
看護師
採血
複合性局所疼痛症候群
血管確保

Summary

甲状腺手術前に看護師から末梢静脈留置針による血管穿刺を受けた患者が，血管穿刺手技の過失により生じた神経損傷により，術後に上肢の複合性局所疼痛症候群（CRPS）が発症したとして当該医療機関を訴えた。裁判官は，患者の訴えを一部認めた。

請求額
原告（患者）に対し，71,713,533 円

妥結額
原告に対し，61,026,565 円

経過（見出しは筆者による）

こうして穿刺部位を決定した

A 病院の A 看護師は，2010（平成 22）年 12 月 20 日 9：30 頃，甲状腺右葉半切除手術（本件手術）の準備として点滴ルートを確保するため，患者の病室を訪れた。A 看護師は，患者に対し，利き腕を尋ねたところ，右腕との返答があったことから，左前腕に穿刺することとした。

A 看護師は，患者の左上腕に駆血帯を装着し，把握運動をさせ，親指を中に入れる形で握らせた上で，指の腹で患者の左前腕を擦って血管を探したところ，橈側皮静脈及び手背の静脈が怒張した。A 看護師は，患者に対し，手背に穿刺してよいか尋ねたところ，手背は避けてほしいと言われたことから，駆血帯を一度外して右腕の血管を同様に探した。

その結果，右腕の血管のうち手背と前腕正中皮静脈が怒張したが，後者は細く弾力が弱かったことから，A 看護師は，左腕の橈側皮静脈に穿刺することとし，患者の左手関節から 4 ないし 5 cm 付近の部位（本件穿刺部位）に留置針を穿刺した（本件穿刺行為）。

穿刺の失敗とその後の対応

患者は，穿刺された瞬間，これまで点滴ルート確保の際には感じたことのない鋭い痛みを感じ，

末梢血管穿刺と神経損傷 ◆ 1 6 9

「痛い」と声を上げた。A看護師は，患者に対して痺れの有無を確認したところ，痺れはないと言われたことから，そのまま更に1ないし2mm進め，留置針を留置した。

本件穿刺部位には血液の漏出が見られ，小さく膨らんだ内出血の痕ができた。A看護師は，点滴が落ちていなかったことから，留置針が穿刺された状態のまま上記内出血の周辺を軽く叩くなどしたが，点滴の落下等に変化がなかったことから，留置針を抜いた。本件穿刺部位には，皮下が腫れたような少なくとも3mm程度の大きさの瘤ができたところ，A看護師は，ガーゼを当てて瘤を強く圧迫した。患者は，このときも強い痛みを感じた。

なお，A看護師は，上記の瘤について，留置針がスムーズに進まず，血管の内壁を少し傷付けたことによって出血したためであると判断した。次に，A看護師は，右前腕の正中皮静脈に穿刺することとし，留置針を穿刺して点滴ルートを確保したが，上記穿刺部位には，雪だるまのような形の内出血の痕ができた。A看護師は，退出する際，患者の様子を確認したが，特段の申出はなく，その後，ナースコールもなかった。

手術室での患者の様子

患者は，点滴スタンドを左手で押しながら歩いて手術室に入室した。麻酔科医Bは，右前腕の

> ### MEMO1
>
> #### CRPS
>
> 複合性局所疼痛症候群 complex regional pain syndrome（CRPS）は，骨折などの外傷や神経損傷の後に疼痛が持続する症候群であり，I型〔神経損傷が不明確＝反射性交感神経性ジストロフィー（RSD）〕とII型（神経損傷が明確＝カウザルギー）に分類される。
> *CASE 4の後編（39ページ）も参照。

穿刺部位を確認したところ，点滴落下が良好ではなかったため，左手背に留置針を穿刺し直し，点滴ルートを確保した。その際，患者は，麻酔科医Bに対し，本件穿刺行為により左手が痛みで思うように動かせず全体的におかしいなどと訴えた。

患者は，点滴ルートから，プロポフォール（静脈麻酔薬），筋弛緩薬及び抗菌薬等を投与され，本件手術を受けた。なお，本件手術により摘出した甲状腺は，病理検査の結果，甲状腺乳頭がんであることが判明した。患者は，本件手術が終了し，麻酔から覚醒した後以降，左腕の痛みを訴えるようになった。

CRPSと診断され，複数の医療機関で治療を受けた

4日後の2010年12月24日，A病院の整形外科医Cは，患者の左腕に握力低下，骨間筋力の低下，橈側放散痛の症状が見られたことから，橈骨神経浅枝の傷害を疑い，交代浴等のリハビリを指示した。患者はリハビリとして左腕を冷水と温水に交互に浸ける交代浴等を開始し，2010年12月28日，A病院を退院した。患者は，2011年1月14日，リハビリのためA病院を受診し，交代浴の冷水に腕を浸けるとずきずきしてしまう旨訴えた。患者を診察した整形外科医Dは，これを受け，温浴のみ行うこととした。患者は，その後もA病院で診察やリハビリを受けたが，整形外科の受診は同年3月29日が最後となり，耳鼻咽喉科の受診は同年の4月5日が最後となった。

患者は，2011年1月7日，B病院の整形外科を受診し，E医師より左橈骨神経浅枝損傷との診断を受けた。患者は，2011年3月18日から2012年6月29日までの間，C病院整形外科に通院し，F医師により，傷病名をCRPS II型（MEMO1）とし，左上肢に皮膚温の低下と発汗異常，肩甲帯以下に感覚過敏と運動性麻痺があり，運動は完全麻痺であるとの後遺障害診断

書が作成された。2012年4月5日，D大学付属病院麻酔科にて，左上肢のCRPSであり，関節の拘縮が強く，上肢の障害が強く認められる旨の診断がなされ，同年5月8日から22日までの間，リハビリ，持続硬膜外ブロック注射のため入院した。

主たる争点

①A看護師が，避けなければならない部位に穿刺した過失の有無
②A看護師が，十分な注意（何度も穿刺したり，深く穿刺したりしない義務）を払わずに穿刺した過失の有無
③A看護師が，報告義務を怠った過失の有無
④麻酔科医Bが，手術を中止しなかった過失の有無

裁判結果

②が過失として認められた。

判決文抜粋（下線強調は筆者による）

①本件当時，手関節部から中枢に向かって12cm以内の部位への穿刺について，神経損傷の可能性があることから避けるべきである，あるいは，避けた方がよいとの考え方が主流であったと認めることができるものの，同部位への穿刺が禁じられ，同部位への穿刺を避けなければならない旨の義務が医療水準として確立していたとまで認めることは困難である。

②**患者は，本件穿刺行為時にこれまで点滴ルート確保の際に感じたことがないような鋭い痛みを感じ，そこから更に留置針を1ないし2mm進められ，留置針が穿刺された状態のまま本件穿刺部位を叩かれたこと，ガーゼを当てて瘤を強く圧迫された際も強い痛みを感じたこと，本件穿刺行為以降，左上肢の痛み及び痺れ等を感ずるようになったこと，各病院の各医師の診断からすると，本件穿刺行為によって患者の橈骨神経浅枝が傷害されたと認めるのが相当である。A看護師は，本件穿刺行為において，深く穿刺しないようにする義務を怠ったといえ，その点において義務違反があったということができる。**

③A看護師は，本件穿刺行為の際，患者から痛みの訴えがあったことから，痺れの有無を確認したところ，痺れはないとの返答があったこと，また，A看護師は，病室から退室する際，患者の様子を確認したが，特段の申出はなく，その後ナースコールもなかったこと，患者は，点滴スタンドを左手で押しながら歩いて手術室へ入ったことが認められ，これらの事実を総合するならば，A看護師が患者の痛みの訴えについて穿刺に伴う通常の痛みの範囲内であると判断し，医師に報告しなかったとしても，義務違反があったとまでいうことはできない。

④患者は，麻酔薬であるプロポフォールは神経毒性があり，点滴部位に神経損傷が

疑われる場合には，一旦本件手術を中止し，神経損傷の有無の確認や治療をすべき義務があったと主張する。しかし，Ａ看護師が患者の痛みの訴えについて穿刺に伴う通常の痛みの範囲内であると判断してもやむを得ない事情があったといえること，手術室においても痺れの訴えはなかったこと等からすると，この段階において，本件穿刺部位に神経損傷があったとまで疑うことは困難であったといわざるを得ない。また，プロポフォールの神経毒性及びそれによる作用を防止するためにいかなる対応をすべきかについて具体的に示す医学的根拠は見当たらない。したがって，麻酔科医Ｂが本件手術を中止しなかったとしても，義務違反があったとまでいうことはできない。

解説

血管穿刺時の神経損傷の頻度と転帰

麻酔手技の第一歩は血管確保である。にもかかわらず，麻酔科医の術前診療で，気道確保の難易度の評価はなされているが，末梢血管確保の難易度や危険性の評価は必ずしもなされていないのではないか。血管確保や採血のための末梢血管穿刺に伴う神経損傷は，本件も含めて，これまでに数多くの医療訴訟がある（表1）[1~16]。

明確なデータはないが，採血時に神経を穿刺する頻度は0.13%，その後に疼痛・しびれなどの症状が残存する頻度は0.007%で，女性に多いとの報告[17,18]がある。また，採血後に痛みやしびれが持続した患者の93%は完全に症状が消失し，穿刺から症状消失までの期間は39%が3日以内，30%が4〜29日，23%が1〜3か月，0.036%が3〜6か月，0.036%が6か月以上と報告[19]されている。当然ながら医療訴訟に至る事案のほとんどは，その後に症状が改善せずCRPSなどに移行したものである。以前は裁判官によって判断もさまざまであり，なかには医療者側からは，とても許容できない判決もあった（COLUMN 1）が，最近は，ある程度の方向

性が示されてきたようである。

血管穿刺に伴う神経損傷に関する医療訴訟で頻繁に争点となるのは，①神経損傷の診断，②説明義務，③血管穿刺部位，④手技，⑤患者が痛みを訴えたときの対応，⑥その後の治療等が適切か否か，などである。血管穿刺に伴う末梢神経損傷（MEMO 2）を完全に防ぐ方策はないが，医療訴訟を回避するための方策を，過去の判例も参照しながら解説する。

神経損傷の診断

当然ながら，患者の訴えに合致する神経損傷の存在が認められなければ，血管穿刺を施行した医療者の過失は認められない。前医で神経損傷と診断されていても，実際に他覚的神経障害が認められたのは半数で，多くは穿刺の痛みにより生じた周囲組織の痛みやしびれを神経損傷と誤認していたとの報告[18]がある。患者から血管穿刺に伴う正中神経損傷の証拠として提出された診断書が，「注射約4年後のもので，診断の経緯や根拠が明らかにされていないことを考慮すると，正中神経損傷の事実を肯定させるには充分なものとは認め難いといわざるをえな

	判決番号	過失	注記	事案	判決理由
1	昭和59年（ワ）第5768号[1]	無	2の原審	前腕部での静注	看護師が注射針を刺し，30秒くらい手を止め，その後血管に差し込む方法が正中神経を損傷したことを肯認するのは困難。神経損傷の診断が注射約4年後であり，経緯や根拠が明らかにされていない
2	平成2年（ム）第19号[2]	無	1の控訴審		同上
3	平成3年（オ）第358号[3]	無	2の上告審		同上
4	平成6年（ワ）第7930号[4]	無		前腕部での採血	前腕皮神経の線維網を予見して，それを注射針の穿刺で損傷しないことは現在の医療水準では不可能である。日本赤十字社のマニュアルどおりの穿刺・採血法を行っていたことに照らして過失はない
5	平成8年（ワ）第13203号[5]	有		手背での点滴	注射針を刺入した時，患者が痺れや電撃痛などが走った場合は直ちに注射を中止する必要があり，そのような場合，再び同じ部位で注射針を刺入すると，再び神経を損傷する危険性が大きい
6	平成12年（ワ）第391号[6]	有		手関節での採血	手関節橈側からの採血前に，前腕の加温，下垂，把握運動を施行する義務がある。患者が痛みを訴えた時に，採血に伴う通常の痛みであると安易に考え採血を直ちに中止していない
7	平成12年（ワ）第694号[7]	有	8の原審	肘部での採血	注射針が刺されたが，血管内に針先が入ったならば通常認められる血液の逆流がなかったため，反対側で採血された。患者は針が皮膚表面に刺された瞬間でなく，針が刺された後で痛みを訴えている
8	平成14年（ネ）第474号[8]	有	7の控訴審		注射針を深く刺して正中神経を傷つけないように注射針を適切に操作する注意義務があった
9	平成10年（ワ）第12号[9]	無	10の原審	上腕部での採血	技師が採血可能な場所を探して針先を動かしたとの患者の主張は，長年にわたり日常的に採血業務に従事してきた技師の行為としては極めて不自然。RSDまたはカウザルギーの診断は認められない
10	平成17年（ネ）第85号[10]	有	9の控訴審		必要量の半分しか採血できていなかったにもかかわらず採血を中止したという事実は，採血の目的等に照らしてもきわめて異常な事態が生じたことを強く推認させる（COLUMN 1参照）
11	平成17年（ワ）第153号[11]	無		肘部での採血	注射によって正中神経が損傷された場合は医療者の義務違反が推認できるが，皮神経が損傷されたとしても医療従事者の義務違反を推認することはできない
12	平成18年（ワ）第1762号[12]	無		上腕部での採血	内側前腕皮神経が肘正中皮静脈の皮膚側を走行している場合，適切な手技での採血でも神経損傷が生じ得る。よって不可避の合併症と理解される
13	平成19年（ワ）第16467号[13]	無		手背での静注	救急車で搬送された患者に対して，胸腹部造影CT検査を緊急に実施する必要性は高かった。診断書には神経学的検査の実施の有無等の根拠が全く記載されていない
14	平成23年（ワ）第561号[14]	有		鼠径部での採血	大腿動脈からの採血では，血管が太いため，穿刺が容易とされていること。大腿動脈の拍動を正確に触知し，注射針を皮膚に対して垂直に刺入すべき注意義務がある
15	平成25年（ワ）第497号	有		本件	穿刺針を深く穿刺しない義務を怠った
16	平成26年（ワ）第26402号[15]	無	17の原審	前腕部での採血	翼状針穿刺後にそのチューブに順次接続した3本の採血管に血液の流入が止まって，採血管を満たすことができなかったというような事情はうかがえない
17	平成28年（ネ）第725号[16]	無	16の控訴審		同上

表1　末梢血管穿刺に伴う神経損傷に関する医療訴訟（文献1〜16より）

COLUMN 1

疑問を残す判決理由

ある採血後の神経損傷で，原審[9]では患者の請求は棄却されたが，控訴審[10]では原審の判決を破棄して医療者の過失が認められた。控訴審では，「採血者は，採血の際に患者が痛みを訴えたため，必要量の半分しか採血できていなかったにもかかわらず採血を中止したのであって，この事実は，採血の目的等に照らしてもきわめて異常な事態が生じたことを強く推認させるものというべきである」，「患者に対する再度の採血の働きかけ・説得もまったくせずに，採血者が採血を中止し，上司もこれに対して何ら指示を与えたり，相談したりすることがなかったというのは，誠に不可解であって，この点の採血者と上司の証言・陳述は到底信用できない」，「病院の担当者が本件採血の翌日に患者の様子を確認するためにわざわざ患者の勤務先に電話していること（この点も，採血者が証言するような中止理由であれば電話などを入れる必要はまったくないはずである）」などの理由を列挙して医療者の過失を認めた。

このように間接証拠を積み重ねていく際に，「いかにも非があるような事情の存在」を裁判官に印象づけると，論理を超えて，ただそれだけで過失（非）と判断される危険性が生じてくる場合があり，「こうした採血において過失や合併症についての責任が結果責任に近い形で認められれば，誰も注射や採血など進んで行わない」として，問題がある判例として取り扱われている[20]。

> **MEMO 2**
>
> ### 末梢血管穿刺による神経損傷の機序 🖉
>
> 機序としては，針による末梢神経線維への直接的損傷（症状はその直後から出現）と，生じた血腫，注入された薬液，高圧・長時間の駆血帯使用などによる間接的損傷（症状は 1〜4 日後に出現）がある[21, 22]。

い」[1〜3]と，患者側の訴えを棄却した判例もある。

🔴 説明義務

血管穿刺前に，その行為で生じるかもしれない神経損傷を含めた合併症の説明を十分に行い，書面で同意を得られれば最善であるが，多忙な臨床現場では現実的でないかもしれない。施設によっては，採血室に「医療者がいかに注意して施行しても，採血によりきわめてまれに神経損傷が生じる」旨を掲示して，さらに採血時・採血後に何か特別な症状があり，そのことを言葉で示し難い場合に記入する用紙を準備する

（この用紙の提出の有無がその後のクレームに対する証拠となる）などして対応している。

また，「血管穿刺前に神経損傷などの危険性について十分な説明を受けていない」という患者側の主張に対して，「交通事故で搬送された患者であり，緊急造影 CT 検査に対する一般的な危険性に関する説明に同意しているので，注射針の神経損傷の可能性を説明していなかったとしても，説明義務違反があったとは認めることはできない」[13]との判例がある。一刻を争う救急現場で，血管確保を行うのにいちいち神経損傷について説明している時間はなく，そのことについて説明義務違反は問えないとの考えは妥当である[23]。しかし，この判決でも，血管穿刺前にどのような説明を行い同意を取得すれば十分なのか，結論を出していない。

施行前に患者に最も伝えなければならないことは，「もし針刺入時に強い痛みが生じた場合は遠慮しないで直ちに申し出る」ということである[21, 24]。

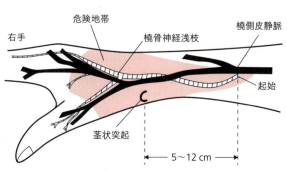

図1 橈側皮静脈穿刺の危険地帯（文献21より，改変）

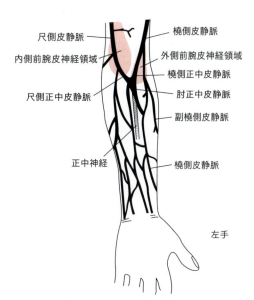

図2 肘部領域の末梢血管と神経の解剖

🔴 血管穿刺部位（図1, 2）

血管確保や採血のための穿刺は，どこの血管で行ってもよいというわけではない。その目的と用途などのほかに，医療訴訟の面から考慮すると，神経損傷回避が一つの重要な施行部位選択の条件となってくる。解剖学的に多くの血管の周囲には神経が伴走・近接している。神経密度が特に高いところは危険性が高くなるので避けることが推奨される（採血時の神経損傷の75％は危険部位での穿刺であるという報告[18]がある）。ただし，本件もそうであるが，危険領域で穿刺したからといって必ずしも穿刺者の過失にはならない。確実に穿刺できる，太く，目視可能で，真っすぐで，弾性のある血管がその部位にあれば，穿刺の対象になると考えられる[25]。しかし，その場合は，その部位で穿刺した理由を説明できることが必要かもしれない。

🔴 血管穿刺部位の選択

ここでは，基本的な考え方を示しておく。血管穿刺部位を決定する際には，末梢血管そのものの走行や形状を目視したり血管そのものを皮膚から触れたりすること以外に，手術であれば手術部位，患者の利き腕，透析の有無，乳癌手術の既往（切除側の上肢はうっ血しやすい），血液凝固状態，四肢の神経学的状態や患者の希望などの一般的な情報が必要である。特に，過去の採血時の神経損傷など，トラブルの有無の確認は重要である。

通常は，穿刺部位は下肢よりも上肢が選択される[26]（MEMO 3）。さらに，術後の患者の機能的利便性を損なわないためと，きわめてまれだが重篤な合併症により後遺症が発生する可能性を考慮して，利き腕は避けたほうが望ましい。また，固定の容易さも考え，例えば関節をまた

MEMO 3

血管穿刺で上肢が下肢に勝る点[25]

✏️

① 歩行に差し支えない
② 静脈圧による逆流や漏れが起こりにくい
③ 漏れても腕を挙上することで止血しやすい
④ 深部静脈血栓症の原因になりにくい

COLUMN 2

血管を浮き上がらせる手技[32]

①手首（末梢）から肘（中枢）の方向に前腕をマッサージする。静脈には逆流防止のための弁があるので，駆血後に末梢から中枢にマッサージすることで血液がよりうっ滞して血管が怒張しやすくなる。
②人差し指と中指で血管を数回叩く。
③40℃程度にした蒸しタオルやホットパックなどで血管を温める（低温火傷に注意）。
④こぶしを軽く握る（クレンチング）。駆血後に手を握ったり開いたりすると，その動作によるポンプ効果で血管がうっ滞し怒張してくる。
⑤心臓より低い位置にして駆血帯を巻く。低い位置から血液が心臓に戻るには抵抗があるので，血液がうっ滞しやすくなる。
⑥血管穿刺目的の駆血帯の役割は，心臓に戻る静脈血の流れを止めることだが，末梢へ行く動脈血流を遮ってはならず，動脈圧より低く，静脈圧より高い圧で駆血を行わなければならない。患者が痛みを訴えるほど強く縛る必要はなく，また駆血自体による神経損傷の可能性も皆無ではないので，1～2分程度で終了しなければならない。

ただし，①，②，⑤，⑥（1～2分以上）は，血管確保目的であれば問題はないが，採血目的であれば，データに影響を与えるので推奨されない。

ぐ部位は避けなければならない。

静脈穿刺に伴う神経損傷の回避を最優先に考えると，血管確保では上肢は（本件のように嫌がる患者もいるが）手背部の前腕正中皮静脈や手背静脈が[27,28]，採血では肘部の橈側皮静脈が望ましい[29]。そして肘内側と，本件でも患者側が主張したように，橈側皮静脈を選択する場合は手関節（茎状突起）から中枢側5～12cmまでは医療紛争地帯とされ[18]，可能な限り避けるべきかもしれない（図1）[27,29]。以前は静脈血管が逃げずにうまく穿刺できる部位として推奨されてきた静脈分岐部位は[30]，現在は神経損傷の危険性があるとして，回避するのが望ましいとされている[31]。アトピーなどの皮膚疾患や火傷など，表面に異常がある部位は当然避けなければならない。

 手技

血管穿刺する場合は，駆血帯を採血部位の7～10cm近位部に適切に巻き，目標とする血管が十分に浮き上がってくるのを待って穿刺する。血管を浮き上がらせるための方法がいくつかある（COLUMN 2）。駆血帯を巻いても血管が浮き上がらない場合に，こうした方法をとらないで，そのまま穿刺した場合には，過失と判断された事案[6]もある。

穿刺する際にこぶしを強く握らせたり，穿刺部位を指で引っ張って皮膚に緊張を与えて血管を固定して穿刺する方法は有用であるが，同時に周囲の神経も固定している場合があることを忘れてはならない。血管径や用途に適した穿刺針を選択し，刺入角度を10～30°以下にして，緩徐に刺入する[21]。

---

*1 針をいったん皮下のかなり浅いところまで引いておいて，針の方向を改め，もう一度刺入する手技（針の方向転換）は許容される，との考えもある[26]。

針は決して深く刺入せず，血液の逆流がないからといって，刺入した針先を上下左右に動かしたりして血管をさぐってはならない*1。そして同じ部位で刺入行為を繰り返さないことが重要である。2回失敗したら，部位を変更するか，熟練した医療者に交代する。そして最後は針刺入部位の止血（特に抗凝固薬を使用している患者では）を十分に行い確認することである[22,33,34]。採血後の血腫により業務に支障が生じたと主張した事案（原告は眼科医）では，血管穿刺した医療者の止血確認が不十分であったという司法判断が示されている[35]。

繰り返しになるが，100%安全な血管穿刺部位・手技は存在しない。いかなる注意を払っても，血管穿刺を受ける患者には神経損傷が発生する可能性があるので，院内または院外で作成された血管穿刺ガイドライン（指針）に従った手技で行うことが推奨される[36]。医療訴訟では，ガイドライン（指針）に従った穿刺行為で生じた神経損傷に対しては，医療者側に配慮をした判断がなされるようである[4]。

患者が痛みを訴えたときの対応

患者が非常に強い痛みを訴えたら，基本的にそれ以上は針を刺入することを中止し，激烈な痛みを訴えたら，直ちに針を抜く。そうではない場合はまず痛みを評価して次の対応を考える。「血管穿刺は，そもそも，患者の体を侵襲する行為であって，血管付近を走行する神経を損傷する可能性があり，その場合には穿刺時またはその直後から電気が走るようなしびれを伴う強い痛みを訴えるのが通常であるから，穿刺時に強い痛みやしびれの訴えがあった場合には，痛みやしびれの程度と性質から神経損傷の可能性を検討した上で，必要に応じて抜針等の対応を採るべき」[16,17]というように，患者が痛みを感じたら常に直ちに抜針しなければならないわけではないという司法判断もある。

大切なことは，通常と異なる反応を患者が示した場合，血管穿刺の状況（部位，角度，深さ，方向，血液の逆流の有無，時間，採血者など）と患者の訴えについて記録を残し，上司に報告することである[22]。そして神経損傷が疑われたら，患者に説明し，整形外科，神経内科あるいはペインクリニック科の診察を受けさせるべきである。血管穿刺合併症の予防や治療に資する科学的根拠は乏しく，末梢神経損傷がいったん生じると確立された治療法はないとされる[37]。

その後の治療等が適切か否か

なぜ「早期に専門医の診察を受けさせ，必要なら治療を開始しなければならない」ことが強調されるのか。それは，血管穿刺後の神経損傷に関する医療訴訟での患者の主張の多くがCRPSであり，CRPSの進行には患者の精神・心理状況が大きく関係していることが推察されるからである[38]。そのため，医療者の早期の適切な対応が，患者の医療者に対する不信感を払拭し，病状の悪化を防ぐ可能性があるからである。逆に，医師が勧める治療に患者が難色を示した事実があり，患者の過失相殺が認められた事案[7]もある。

針が神経に接触したら過失となるか？

血管穿刺後の神経損傷について，医療者側の考えとは異なるが，「正中神経，尺骨神経，橈骨神経，大腿神経等の走行がある程度予見できる末梢神経本幹を損傷した場合は原則として有責（過失あり），走行に個人差が大きい皮神経レベルを損傷した場合は原則として無責（過失なし）」という考え方が司法の実務では定着しているようである[39~41]。

例えば，「前腕皮神経に関しては，静脈のごく近傍を通過している前腕皮神経の線維網を予見して，その部位を回避し，注射針による穿刺に

よって損傷しないようにすることは，現在の医療水準に照らして不可能である」[4]，「静脈注射により正中神経が損傷されたとすれば，特段の事情がない限り医療従事者の義務違反を推認できる一方で，静脈注射により皮神経が損傷されたとしても，それのみをもって医療従事者の義務違反を推認することはできない」[14]，「大腿動脈からの採血が原因で神経損傷を生じた場合には，適切な手技によって不可避的に神経損傷が生じたなどの特段の事情がない限り，採血の手技を担当した医師において，大腿動脈の拍動を正確に触知し，注射針を皮膚に対して垂直に刺入するべき注意義務に違反したものと認めるのが相当である」[15] などの判決文がある。しかし，皮神経損傷であれば穿刺施行者の過失がまったく認められないわけではなく，それ以外の要因も判断材料にされる。

謝罪は有効か，逆効果か

穿刺時痛に対しては速やかに謝罪を行うのが適切な初期対応とする意見[24] もあるが，慎重論もある。医療事故が生じた際の患者に対する医療者の謝罪について，謝罪は紛争を防ぎ，患者-医療者間の信頼関係を取り戻す最初の一歩という考え[42] もあるが，医療者が謝罪した事実が医療訴訟で医療者側へ不利益をもたらす危険性も常にある（MEMO 4）。血管穿刺関連でも，穿刺後の血腫形成を医療者側が謝罪したことを患者は医療者が過失を認めた証拠と裁判で主張したが，最終的には患者の主張は認められなかった[12]。

MEMO 4

早まった対応は逆効果になることも

例えば，当初から患者に対して見舞金を支払うことで示談を提案することなども，患者側は「医療者が責任を認めた」と受け取る可能性がある[13]（40 ページ COLUMN も参照）。

安易な謝罪は行わないとしても，患者を気の毒に思う気持ちを表したい場合はどうしたらよいか。明らかな過誤があったら"責任承認謝罪"だが，明らかな過誤がない場合は"共感表明謝罪"が推奨される[43]。例えば「このような結果になって残念です」，「ご期待に沿えず申し訳ありません」など，医療者の責任を含まない修飾語を使った謝罪を行うべきとされる。

米国では何があっても容易には謝らない習慣がある，と誤解している人も多いが，「謝罪を証拠にしてはならない」という法律（アイムソーリー法）を制定している州もある。日本では，謝罪に言及する判決は非常に少なく，謝罪すると裁判で不利になるとは一概に言えず，場合によっては謝罪しないことで不利になることがあり得るという意見[42] もある。"共感表明謝罪"は過去の判例からも過失の証拠になったことはないが，"責任承認謝罪"は過失の証拠となる可能性は否定できないとされる[42]。

すべての医療訴訟に関係してくるが，血管穿刺（診療）時に，患者のあらゆる反応に対してなるべく早期に，常に真摯な態度で向き合うことは，まったく費用がかからない非常に効果的な医療訴訟回避法の一つであることを決して忘れてはならない。

異論・暴論

このようにみてくると，神経根ブロックや三叉神経末梢枝ブロックに関する疑問が生じてくる。これらの神経ブロックは基本的に，刺入したブロック針先端が神経に接触したときに得られる"放散痛"や"感覚異常 paresthesia"を成功の指標としてこれまで施行されてきた[44, 45]。つまり，意図的にブロック針先端を神経に直接接触させる手技である。もちろんこの手技による神経損傷も起こり得る[46] が，頻度はきわめて低い。この点について，最近は超音波ガイド下神経ブロックでの研究が示されてきたが，いまだ詳細

は明確ではない[47]。

あらかじめ患者に，刺入する針を神経に接触させること，その際に強い痛みが生じる場合があることを伝えておくことが，神経損傷後のCRPSなどの発症を抑制する，ということもあるかもしれない。また順天堂大学名誉教授の宮崎東洋医師は，患者が"放散痛"や"感覚異常"を訴えた場合に直ちに抜針する場合と，その部位で局所麻酔薬を注入した後に抜針する場合とでは結果が異なる，という。いずれにしても，今後の研究が明らかにしてくれるであろう。

本件から学び取れること

血管穿刺による神経損傷を完全に防ぐ方策はない。しかし医療者は，神経損傷を防ぐ工夫を怠ってはならない。その工夫を実際に行っているという事実が，万が一，神経損傷が起きてしまった場合，医療者を守ることになるであろう。なすべきことを以下にまとめる。

①患者に声をかけながらやさしく丁寧に施行する
②マニュアルに従い適切な血管を穿刺する
③患者が尋常ではない痛みを訴えたら直ちに抜針する
④再穿刺する場合は同じ部位を選択しない
⑤2回失敗したら，部位を変更するか，熟練した医療者に交代する
⑥神経損傷が疑われたら，詳細な記録を残し，上司に報告し，そして専門医に診療を依頼する

医療者は第一に「患者に不安を与えない」ことを心得るべきである[17]。駆血帯を巻くときや穿刺するときは必ず患者に声をかけ，一人黙々と血管穿刺行為を続けてはならない。そして，終了後に「痛かったですか」と聞くのではなく（痛いのは当たり前），「痛かったですね。お疲れさまでした」など，ただの声かけでない患者への労わりが必須である。

文　献

1. 昭和61年5月29日/大阪地方裁判所/昭和59年（ワ）第5768号
2. 平成2年7月17日/大阪高等裁判所/平成2年（ム）第19号
3. 平成3年4月18日/最高裁判所第一小法廷/平成3年（オ）第358号
4. 平成8年6月28日/大阪地方裁判所/平成6年（ワ）第7930号
5. 平成10年12月2日/大阪地方裁判所/平成8年（ワ）第13203号
6. 平成14年7月9日/福岡地方裁判所小倉支部/平成12年（ワ）第391号
7. 平成14年9月5日/松山地方裁判所/平成12年（ワ）第694号
8. 平成15年3月14日/高松高等裁判所/平成14年（ネ）第474号
9. 平成17年8月26日/秋田地方裁判所/平成10年（ワ）第12号
10. 平成18年5月31日/仙台高等裁判所秋田支部/平成17年（ネ）第85号
11. 平成23年6月14日/岡山地方裁判所/平成17年（ワ）第153号
12. 平成19年4月9日/東京地方裁判所/平成18年（ワ）第1762号
13. 平成20年7月28日/東京地方裁判所/平成19年（ワ）第16467号
14. 平成25年2月14日/仙台地方裁判所/平成23年（ワ）第561号
15. 平成28年1月13日/東京地方裁判所/平成26年（ワ）第26402号
16. 平成28年6月21日/東京高等裁判所/平成28年（ネ）第725号
17. 小宮山豊．みんなで知ろう．採血トラブルとその周辺～採血関連事故を防ぐには～．医療と検機器・試薬 2007；30：467-79.
18. 田尻康人，原由紀則，星川慎弥ほか．末梢神経損傷専門外来紹介受診患者からみた静脈穿刺による針刺し症例の検討．日手外科会誌 2017；33：35-7.
19. Newman BH, Waxman DA. Blood donation-related neurologic needle injury：evaluation of 2 years' worth of data from a large blood center. Transfusion 1996；36：213-5.
20. 水澤亜紀子．健診の採血で神経損傷 安易な過失判決に疑問．In：日経メディカル編．医療訴訟の「そこが知りたい」．東京：日経BP社，2010；76-80.
21. Arbique J, Arbique D. Reducing the risk of nerve injuries. Nursing 2007；37：20-1.
22. 藤田浩．採血合併症の原因・予防法・対処法 神経損傷．Med Technol 2016；44：1052-7.
23. 三上容司．RSDを中心とした末梢神経の疾患．医療判例解説 2011；30：1-8.

24. 加藤 実．末梢神経障害による痛みの病態とその治療 静脈穿刺後の神経障害痛患者の管理．ペインクリニック 2015；36：1038-44.

25. 片山正夫．静脈注射の基礎．In：佐藤エキ子，高屋尚子，寺井美峰子編．ナースがおこなう静脈注射．東京：南江堂，2005；34-41.

26. 大西宏明．採血に伴う神経損傷回避への取り組み．臨病理 2007；55：251-6.

27. 鈴木昭広，岩崎 寛．末梢静脈穿刺．In：岩崎 寛編．麻酔科診療プラクティス 14 麻酔偶発症・合併症．東京：文光堂，2004；12-3.

28. 寺嶋美帆，西原 賢．手背を走行する静脈の特徴と安全領域．臨看 2008；34：14-8.

29. Vialle R, Pietin-Vialle C, Cronier P, et al. Anatomic relations between the cephalic vein and the sensory branches of the radial nerve：how can nerve lesions during vein puncture be prevented? Anesth Analg 2001；93：1058-61.

30. 光永敏哉．弾力の多い血管は意外と逃げられることがある．患者が疼痛を訴えたら神経損傷リスクに注意せよ．ナーシング 2017；37：39-40.

31. 森 塾，渡辺 慎，赤羽正章ほか．造影 CT 検査時の静脈穿刺による神経因性とう痛（complex regional pain syndrome）の 1 例．日本医放会誌 2002；62：834-5.

32. 佐藤祐貴子．駆血帯を 1 分以上締めたままにしたり，クレンチングしたり，血管を叩いたりしたのは，もはや昔．ナーシング 2017；37：63-4.

33. 矢島 直，大友 邦，長野展久．看護事故の舞台裏（11）採血による神経損傷は不可抗力？看管 2014；24：1084-7.

34. 岡島康友．採血 末梢神経損傷-いかに防ぐか，発生時の対応．臨検 2006；50：299-303.

35. 平成 19 年 5 月 31 日/東京地方裁判所/平成 18 年（ワ）第 14387 号

36. 日本臨床検査標準協議会．標準採血法ガイドライン-GP4-A2．東京：日本臨床検査標準協議会，2011.

37. 大西宏明，渡邊 卓．採血を科学する-エビデンスに基づく神経損傷の予防法．医のあゆみ 2015；253：1111-2.

38. 柴田政彦，榎本聖香，山田恵子ほか．痛みの責任は誰にある？ 第 24 回日本麻酔・医事法制（リスクマネジメント）研究会発表．日本臨床麻酔学会第 37 回大会．2017 年 11 月 4 日.

39. 森山 満．静脈注射に伴う神経損傷事案の裁判例の検討．医報とやま 2015；1619：16-9.

40. 田邉 昇．健診時の採血で後遺症 不可避な合併症で無責．In：日経メディカル編．医療訴訟のここがポイント．東京：日経 BP 社，2015；48-53.

41. 桑原博道．動脈穿刺を巡りトラブル 裁判所は神経損傷と認定．In：日経メディカル編．医療訴訟のここがポイント．東京：日経 BP 社，2015；150-5.

42. 山崎祥光．謝罪が訴訟に及ぼす影響．医療安全 2007；13：102-7.

43. 矢野 真．真実説明と謝罪の大切さ 医療事故が起こったとき，あなたはどうしますか？薬事 2014；56：119-23.

44. 奥田泰久．下顎神経ブロック．ペインクリニック 2006；27：S312-8.

45. 伊達 久，大森英哉，寺田宏達ほか．腰神経根ブロック．ペインクリニック 2006；27：S395-405.

46. 宇田憲司．穿刺・注射事故による医事紛争．日臨整外会誌 2010；35：113-24.

47. Simon NG, Talbott J, Chin CT, et al. Peripheral nerve imaging. Handb Clin Neurol 2016；136：811-26.

◆ CASE 17 ◆◆

大腿骨頸部骨折手術終了後の心停止

術前の血糖コントロールが不十分な患者ではあったが…

取り上げる判例

平成 17 年 3 月 25 日
東京地方裁判所
平成 14 年（ワ）第 27182 号
損害賠償請求事件

キーワード

糖尿病
全身麻酔
ラリンジアルマスク

Summary

大腿骨頸部骨折手術に対して，ラリンジアルマスクを用いた全身麻酔を施行した。手術終了後に急変し，心停止に至った。心肺蘇生により心拍は再開したが，低酸素脳症の後遺症が残った。患者側はラリンジアルマスクの装着ミス，術前血糖コントロールの不備，心肺蘇生の不適切等を主張したが，裁判官は医師の過失を認めなかった。

請求額

原告（患者）に対し，120,396,683 円

妥結額

請求棄却

経過（見出しは筆者による）

手術予定の患者に糖尿病が合併していることが判明した

48 歳の女性患者は，1999（平成 11）年 3 月 29 日，自宅で脚立から落下し右脚を骨折した。翌 3 月 30 日，A 病院の整形外科を受診したところ，右大腿骨頸部骨折との診断を受け，A 病院で手術を受けることとした。A 病院は翌日の手術も考えたが，患者に高血糖（検査値の詳細の記載なし）を認めたので，翌日に糖負荷試験を行うことにした。患者には糖尿病の病識はなかった。

4 月 1 日，整形外科医は患者に対し，糖尿病があり，おそらく治療の必要があり，4 月 5 日に手術予定だが血糖をコントロールできなければ延期することもあること，また糖尿病の分だけ，手術，麻酔の危険性は健康な人より高くなることを説明した。

4 月 2 日，インスリン（ヒューマリン®）を毎食後 4 単位から開始した。麻酔科医は内科に対して血糖コントロールについての意見を求めた。4 月 3 日，内科医は血糖コントロールが不十分であるとして，インスリンを朝 8 単位，昼 8 単位，夜 6 単位に変更し，4 月 4 日には 10 単位に増量するよう指示した。

手術予定日の 4 月 5 日朝の血糖値は 222 mg/dL であった（正常値 126 mg/dL 以下）。インスリン 5 単位×2 を投与したが，昼（12 時）は 245 mg/dL，手術前は 213 mg/dL であった。

大腿骨頸部骨折手術終了後の心停止 ◆ 181

手術は予定通り開始された

患者は14：25に手術室に入室した。14：26，プロポフォール（静脈麻酔薬）150 mgにより全身麻酔の導入が開始された。14：30，ラリンジアルマスク（声門上器具）が口腔内に挿入され，麻酔導入は終了した。亜酸化窒素（吸入麻酔薬）4 L/min，酸素 2 L/min，セボフルラン（吸入麻酔薬）により，麻酔が維持された。14：58，右大腿骨頸部骨折に対する観血的整復固定手術が開始され，15：42に手術は特に問題なく終了した。

麻酔科医はセボフルランと亜酸化窒素の投与を止めて，100%酸素投与を継続しながら，患者にかけていた覆布をはいだり，下肢牽引台の靴を外したりした。その後，いったんラリンジアルマスクと呼吸回路の接続を外し，麻酔科医が患者の頭側に立ち，両側に看護師4人が立ち，患者を仰臥位のまま牽引手術台からストレッチャーに平行移動させた。その後，ラリンジアルマスクと呼吸回路を接続した。15：50，放射線検査技師はポータブルのX線撮影機でストレッチャー上の患者の腰の下にフィルムを入れて撮影した。

麻酔科医は，患者の麻酔状態からの覚醒が遅延していたので，簡易式血糖自己測定器にて血糖値を測定したところ，血糖値は180 mg/dLであった（明確な記載はないが，この時点で自発呼吸が始まっていたと推測される）。

手術終了後，患者の状態に異変が起きた

15：54，患者に心室性期外収縮（PVC），多源性不整脈が出現し，それまで異常がなかった呼気終末二酸化炭素分圧（$P_{ET}CO_2$，正常値35〜45

mmHg）が8〜10 mmHgに低下した。麻酔科医は血圧を測定するとともに，バッグも軽く押すことが可能で，バッグを押すと患者の胸が挙上すること，聴診音にも問題ないことを確認した後，別室で待機していた麻酔科部長に応援を要請した。

この時の患者の血圧は55/30 mmHg，脈拍は66回/min，経皮的末梢動脈血酸素飽和度（SpO_2）は98%[*1]であった。麻酔科医は点滴を全開にしてエフェドリン（低血圧治療薬）10 mgを静脈内投与した。

救急蘇生が施行された

エフェドリン投与後間もなく，麻酔科部長が手術室に到着した。16：00の患者の血圧は52/30 mmHg，SpO_2は89%に低下し，麻酔科部長の指示によりエフェドリン10 mgが追加投与された（以下の薬物投与およびその他の治療行為はすべて麻酔科部長の指示による）。16：05，血圧は72/32 mmHg，SpO_2は98%とやや回復したが，16：10に脈拍が40回/min，$P_{ET}CO_2$は依然8 mmHgのままであったので，アトロピン（徐脈治療薬）1アンプルが投与され，16：15，瞳孔はやや散大となった。さらにアトロピン2アンプル，10万倍希釈アドレナリン（救急蘇生治療薬）が投与されたが，血圧は75/53 mmHgで，脈拍は30回/minになり，再度アドレナリン1アンプルが投与された。これらの薬物投与によっても患者の血圧は回復せず，16：20，高度の徐脈，血圧低下が生じ[*2]，心停止寸前に陥ったので，麻酔科部長は心臓マッサージを開始した。16：25[*3]，完全房室ブロックが生じ，同時刻にラリンジアルマスクから気管挿管による気道管理に変更され，17：05，患者の心拍が再開した。

---

*1　正常値は95〜100%。
*2　脈拍数および血圧の具体的記載はない。
*3　16：23の間違いと思われる。

182　◆　CASE 17

心拍は再開したが，障害が残った

心拍再開から 18：50 に手術室を退出するまで，収縮期血圧は 100 mmHg 以上を維持し，19：20，集中治療室（ICU）に入室した。

翌4月6日に施行された肺血流シンチグラムで右肺下部の血流欠損像が認められたが，5月19日の検査では同部位の血流欠損は改善されていた。

患者には運動障害，意識障害，言語障害等の低酸素脳症の後遺症が残り，現在は身体障害者等級第1級の認定を受けている。

主たる争点

①患者急変の原因

　病院側の主張：肺動脈塞栓症

　患者側の主張：ラリンジアルマスクがずれたか外れ，人工呼吸器による酸素が患者の体に十分に入らなくなって，低酸素状態に陥ってショックとなった。または，術前の血糖コントロール不備により発生した急性心筋梗塞。

②ラリンジアルマスクをずらした，または外した装着ミスの有無

　患者側の主張：患者を手術台からストレッチャーに移す際に，たくさんの人手で静かに行うことをしなかったために，ラリンジアルマスクがずれたか外れた。

③適切な措置を怠った過失（救急蘇生の遅延）の有無

　患者側の主張：A病院の医師らは患者がショック状態に陥った15：43から15：58まで検査や治療はほとんど行っておらず，16：10には脈拍は40回/min で，16：15には30回/min となっており十分に高度な徐脈である。したがって，16：20になって心臓マッサージを始めるのは遅きに失するものであって，遅くとも16：10には心臓マッサージを開始すべきであった。

④血糖コントロールがなされずに麻酔・手術を行った過失の有無

　患者側の主張：本件手術は予定手術であり，血糖コントロールが十分に行われるまで手術を延期すべきであった。延期せずに手術を行い，手術中ないし手術後にインスリンの不足により糖尿病に由来する心筋梗塞による心停止が生じた。

裁判結果

いずれも医師の過失は認められなかった。

判決文抜粋

患者側は，患者の急変の原因が気道閉塞などによる呼吸不全によるものであり，気道閉塞の原因としてはラリンジアルマスクのずれなどが考えられるとして，その点をA病院の過失として主張する。しかし，ラリンジアルマスクの装着状況に不適切な点があったことを認めるに足りる証拠はなく，むしろ，A病院の一連の措置に格

別不合理な点を見いだすことはできず，A病院の麻酔科医らは患者の気道の確保およびその確認を適切に行っていたというべきであり，ほかにこれを覆すに足りる証拠はない。加えて，ラリンジアルマスクに接続されたバッグを押すと，患者の胸は上がっており呼吸音にも問題がなかったのであって，気道閉塞を疑わせる陥没呼吸やシーソー型呼吸の存在をうかがわせる証拠はなく，15：54の時点で患者のPEtCO$_2$を測定できたことが認められることなどからすれば，患者の気道に異常があったと認めることはできない。

　患者側は本訴口頭弁論終結後に，GOT，LDHおよびCPKの検査数値（具体的数値の記載なし）からして，患者は心筋梗塞を発症したと主張する。しかしながら，患者側意見医2名は，かかる見解については一切触れていないし，上記各検査項目の異常値の出現時間とその順序に照らすと，上記主張は前提を欠くものと言わざるを得ない。

　患者は16：20以前までは投与された薬物に反応し血圧や脈拍が回復する兆しがないとはいえなかったと認められ，そのような状況下では，心停止に至らず血圧もある段階で心臓マッサージを開始する必要はないというべきであるから，16：20に至って心臓マッサージが開始されたことに問題はないというべきである。

　認定した文献の記載内容を総合すれば，手術前の血糖値について，最近の文献の中には150 mg/dL以下に保つのが理想的であるなどとかなり厳格な管理を求めるものもあるが，麻酔学の基本的教科書には250 mg/dL以下に維持すべき旨を記載するにとどまっており，本件手術当日の血糖値がいずれも250 mg/dL以下であったことからすると，一般的な医学知見に反するものとは認め難い。さらに，最近の厳格な管理を要求する文献中にも，急速な血糖値の低下は別個の合併症を引き起こす危険があり，予定手術であっても手術日までに目標レベルまで血糖をコントロールするのは困難であるとの指摘や，手術当日の血糖値が250 mg/dLを超えていた場合に手術を実施するための対応策についての指摘があるなど，手術当日の血糖値が150 mg/dLを超えていても予定手術を行うことがあることを前提とした記載がある。そうすると，これらの文献も血糖値が150 mg/dLを超えない状態で手術することが望ましいという趣旨にとどまるものとも考えられる。加えて，本件は骨折の手術であって全身状態に及ぼす影響も少ないこと，手術は44分間で終了していることからすれば，術前から低血糖を維持すべき差し迫った必要性があるとはいえないし，A病院は手術当日朝の血糖値を確認した後，インスリン5単位×2を施行して血糖値のコントロールを図っている。これは文献の指摘に沿う措置であると認められる。したがって，A病院に血糖コントロールを十分に行わずに本件手術を実施した過失があるとは認められない。

解説

ラリンジアルマスクのずれについて

患者側は，患者の急変の原因は気道閉塞などによる呼吸不全であり，その原因としてはラリンジアルマスクのずれが考えられるとして，麻酔科医の過失を主張した。患者側意見医が，不十分な資料からラリンジアルマスクを装着したままのベッド移動や術後X線撮影のための体位移動，$PETCO_2$の低下，麻酔記録用紙の15：50にSpO_2の記載がなかったこと，ラリンジアルマスクを外して気管挿管に変更後に患者が蘇生したことなど，一連の出来事の説明しやすさから，ラリンジアルマスクのずれと推測したのは理解できるところでもある。

ただし裁判官は，ラリンジアルマスク装着中もバッグを押すと胸が挙上し，呼吸音も問題がなかったことから，気道閉塞を疑わせる証拠はないとした。また，ラリンジアルマスクから気管挿管に変更後に心拍が再開した点については，挿管して直ちに心拍が再開したわけでなく，40分後に心拍が再開しているが，ラリンジアルマスクが十分に気道を確保していなかったとしたらこのような時間経過は考えられず，ラリンジ

アルマスクの装着ミスは認められないとした。

最終的に患者側意見医は自分の推論を訂正し，麻酔科部長の考えを支持している。これにより患者側は，術前の血糖コントロール不備による心筋梗塞と主張を変更した。しかし，心筋梗塞の発症については，手術開始から手術室を退出するまで心電図がモニタリングされていたが，終始，心筋梗塞を疑わせる異常波形（ST変化など）は認められず，また心肺蘇生直後の心エコー図検査で心臓の動きは正常であったことにより否定された。

$PETCO_2$値が上下する病態はさまざまであり，単一の原因では判断がつかない場合も少なくない（表1）[1]。

原因は肺動脈塞栓症なのか

病院側は原因を肺動脈塞栓症と主張した。

肺動脈塞栓症について，病院側は手術翌日に施行された肺シンチグラムで右肺下部の欠損像が認められたことにより，肺動脈本幹がほとんど閉塞するくらい重篤なものであったとした。それに対して患者側は，肺シンチグラムの所見はアーチファクトであり，重篤な肺塞栓症が血

原因	上昇	低下
呼吸	低換気 閉塞性肺疾患 気管支喘息	過換気 肺水腫 肺内シャント
代謝	麻酔からの覚醒（シバリング） 悪性高熱症 重症敗血症	低体温 代謝性アシドーシス
循環	心拍出量増加 ターニケット遮断解除 アシドーシスの治療	ショック 心停止 肺塞栓
回路	二酸化炭素吸着剤の消耗 センサーの汚染	回路の接続の外れ 気管チューブの閉塞 人工呼吸器の故障

表1　呼気終末二酸化炭素分圧が変動する原因（文献1より）

所見	発現率
SpO_2低下	78.3%
$PETCO_2$低下	58.0%
血圧低下	43.5%
心停止	17.4%
ショック	10.1%

表2　肺動脈塞栓症発症時の所見と発現率（文献2より）

栓溶解療法なしに1時間で血行動態，心エコー図所見，血液ガス所見が正常近くまで回復することは考え難いと反論した。これに対し病院側は，心臓マッサージにより肺動脈本幹の塞栓を末梢に動かしたことで患者の状態が劇的に改善したと主張した。

全身麻酔中に発生した肺動脈塞栓症に認められる所見と発現率を表2[2]に示す。本件では，心臓マッサージ開始前にもSpO$_2$の低下が軽度であったことも，患者側が肺動脈塞栓症を否定する理由となったと考えられる。本件では，肺動脈塞栓症が急変の原因なのかは争点とはされていないため，裁判官の判断もなされていないが，肺動脈塞栓症の危険因子として十分に認知されている糖尿病および大腿骨近位骨折手術（深部静脈血栓症の発生率は約70％で，そのうち約7％に肺動脈塞栓症が発症したとの報告もある）[3~5]について，整形外科医が術前にどのような説明を患者および家族に行ったかは非常に興味があるところである。

急変はいつ起きたのか

患者側は，麻酔記録（表3）から患者が急変したのは15：50であり，急変の治療および検査開始が明らかに遅すぎると主張した。裁判官は，麻酔科医が患者急変時には治療をしながら記録を記載したことを認め，麻酔記録用紙は5分刻みの形式であり，欄外には基準となる分単位の表示が付されておらず，記載自体が幅のあるもので厳密さを欠くものであるとした。そして，看護記録の時間から，急変時間を15：54とし，麻酔科医の救急蘇生開始の遅延を認めなかった。

患者急変とその一連の対応が何時に行われたかは，しばしば法廷での重要な争点の一つとなることは医療者であれば承知しているだろう。裁判は証拠の積み重ねであることは理解できるが，急変した患者への全力での対応を妨げかね

時間	記載内容
15：42	手術終了，仰臥位へ，顔面蒼白あり
15：50	覚醒状態悪い，レフロ*チェック行う，レフロ180，対光反射（−），血圧60/26（15：45には血圧90/60である），多源性不整脈，肺塞栓症か？
15：54	血圧55/30，PETCO$_2$ 8〜10，脈拍66，SpO$_2$ 98，顔面蒼白
16：00	血圧52/30，SpO$_2$ 89
16：05	血圧72/32，SpO$_2$ 98
16：10	脈拍40，SpO$_2$ 8**
16：15	血圧75/53，脈拍30，対光反射（−），瞳孔やや散大
16：20	高度の徐脈，血圧低下（心マッサージ開始）
16：23	完全房室ブロック出現
16：25	静脈触れずラインとれず，顔面血流悪い（気管挿管行う）
16：57	対光反射（−）
17：05	（心マッサージ終了）
17：15	SpO$_2$ 100，瞳孔散大，対光反射（−）

*レフロ：指先などをちょっと刺して絞り出した血液を簡易測定器（レフロマート）で測った血糖値のこと
**16：10のSpO$_2$ 8はPETCO$_2$の記載ミスと考えられる

表3　麻酔記録による時間経過

> **COLUMN**
>
> ### 院内医療機器の内蔵時刻設定は正確か？
>
> 本件の救急蘇生においては，麻酔記録に記載した時間と実際の時間とのずれがあったために，患者側に疑問を抱かせた。医療訴訟では，カルテなどの各記録が重要視されることは多くの医療従事者も認識しているところであろう。だが，せっかく提出した資料が逆に，医療者側に不利な状況になりかねないことがある[6]。それは，院内にある除細動器，心電図，血圧計，画像診断装置（X線，超音波機器），自動麻酔記録装置などに内蔵されている時計の設定時刻が正確でない場合である。トラブル時に記録したデータを提出する場合，その用紙に実際の時刻と異なった時刻が印刷された場合，誤った事実認定がなされる可能性がある。特に患者の急変時などは，分や秒の単位での患者の病態の変化や医療者側の対応が争点となることが多い。ぜひ一度，各医療機器の設定時刻のチェックをされたい。

ない診療内容記載の重要視は，医療側からすれば実際の臨床には適していない。

　今回，麻酔記録が"厳密さを欠くもの"と判断されたことに筆者は麻酔科医として少々複雑な思いもあるが，当該麻酔科医の不利にはならなかった。これが今後の医療訴訟でどのように影響するかは不明であるが，いずれにしても，急変時の患者の状態やそれに対する治療および検査については，できるかぎり正確な時刻を記録として残しておくことが重要である（COLUMN）。

心臓マッサージをいつ開始すべきか

本件では，心臓マッサージをいつ開始するかも一つの争点となった。基本的には，脳への血流が5分間途絶されると，たとえ体内循環が回復したとしても不可逆的な脳障害が生じる可能性があり，早期に心臓マッサージを開始すべきである。特に二次救命処置 Advanced Cardiovascular Life Support（ACLS）ガイドラインでは，頸動脈拍動が触知せず，心停止が疑われれば直ちに心臓マッサージ（胸骨圧迫）を施行することが強調されている。ただ，弱いながら動いて血液を拍出している心臓に，果たして外的な圧迫を与えてよいかの判断は容易ではない。さらに本件のように，心電図や血圧計が装着されていて，実際の心電図の波形や数値を把握できる場合は，どのように判断したらよいか？

　患者側は，16：10 には脈拍 40 回/min，16：15 には脈拍は 30 回/min となって，どちらも高度の徐脈であり，16：20 となって心臓マッサージを始めるのは遅すぎであり，高度の徐脈となった 16：10 の時点で心臓マッサージを開始すべきであったと主張した。だが裁判官は，心停止に至らず血圧もある段階では心臓マッサージを開始する必要はないとした。患者側意見医は証人尋問において，最終的に本事項についても麻酔科部長の証言を支持し，気管挿管および心臓マッサージの実地が遅きに失したとの指摘を撤回している。

　基本的には，心停止，あるいはたとえ心臓が拍動していてもこれに近い状態（心電図での心静止，心室細動，高度の房室ブロックなどのリズム不正，心拍数 30 bpm 以下の高度の徐脈，非観血的血圧測定不可能，動脈圧ラインで 20 mmHg 以下[7~9]）が，心臓マッサージの開始時期かもしれないが，その判断をする具体的な脈拍数，血圧の値は医師の裁量権が認められると考えられる。

術前の血糖コントロール不備について

患者側は最終弁論終了後に新たな協力医の意見をもって，急変の原因がラリンジアルマスクの装着ミスではなく，術前の血糖コントロール不備によって発症した心筋梗塞と主張を変えた。糖尿病患者は，感染，心臓血管，神経，腎臓などの合併症の発生率が高いため，これまでは術前に十分な糖尿病の治療が必要とされてきた[10~12]。具体的には，糖尿病の診断基準（表4）[13]に当てはまる数値をまず正常化して手術に臨むことである。

しかし最近は，麻酔中は低血糖がむしろ危険であり，糖尿病患者は非糖尿病患者と比較してやや高血糖で維持するほうが安全であるとの考えにもとづき，術前の目標血糖値は150~200 mg/dL が主流となっている[10, 11, 14~18]。そして，HbA1c が 8.0％以上だと手術を延期するとの考えもある[15, 18]。

本件で患者側は，術当日の患者の血糖値が200 mg/dL 以上であり，通常の術前の血糖コントロールから逸脱しているので手術を延期すべきであったと主張した。しかし，周術期に血糖値を厳しくコントロールすることが，妊娠，人工心肺下，中枢神経系の虚血，ICU などでは有益であるとの医学的証拠は構築されてきたが，これ以外の病態で有益であるとの医学的証拠は乏しく，急激な血糖値の補正は逆に有害である

次の四つの基準のうちいずれかを認めた場合は「糖尿病型」と判定し，別の日の再検査で再び「糖尿病型」が確認されれば「糖尿病」と診断する
　但し HbA1c のみの反復検査による診断は不可とする
① 空腹時血糖値≧126 mg/dL
② 75 g 経口ブドウ糖負荷試験 2 時間値≧200 mg/dL
③ 随時血糖値≧200 mg/dL
④ HbA1c≧6.5％

表4　糖尿病の診断基準（文献 13 より）

可能性も指摘されている[15, 18]。

また，これまでに術前血糖管理が不良な糖尿病患者の手術において，積極的な血糖コントロールを行って麻酔・手術した群と，血糖コントロールを行わずに麻酔・手術した群とを比較した，よくデザインされた介入臨床研究はほとんどない。つまり，術前の血糖管理不良患者をどのように扱うべきかの明確な医学的推奨・証拠が存在しないのも事実である[12, 15]。本件では臨床麻酔学全書[14]が証拠の一つとして採用されている。そこには，術中の血糖値は正常か高めの 250 mg/dL 以下にインスリンを使用しながら維持する，との記載がある。そして，術前の目標血糖値を 150~250 mg/dL としたものもある[19]。これらを参考にして，裁判官は術前血糖値を 150 mg/dL 以下にするのはあくまでも理想的な推奨であり，患者の術当日の血糖値が 200~250 mg/dL であったことは問題がないとした。

当然ながら，質の高い医学的証拠がないとの理由で糖尿病患者の術前の血糖コントロールをなおざりにしてもよいということではない。糖尿病性ケトアシドーシスの患者には，特別な理由がないかぎり麻酔を行うことは許されないであろうし，血糖値と周術期の危険性の明確な基準がない状況では，Ⅰ型とⅡ型のそれぞれの糖尿病に対して，ある一定の医学的コンセンサスにもとづいた範囲で周術期の血糖コントロールを行うことが，司法の場でも求められるだろう。

さらに本件では，HbA1c についての記載がまったくないが，近年設定された麻酔重症加算の要件に「HbA1c 値が 8.0％以上，空腹時血糖値 160 mg/dL 以上または食後 2 時間血糖値 220 mg/dL 以上のものに限る」とあることから，これらの値以下あるいは以上での議論が医療訴訟で生じてくる可能性も否定できない。

本件裁判官は手術時間の長短によっても術前の目標血糖値に違いがあることに理解を示している。また，血糖値だけが手術・麻酔施行が可能であるか否かの判断材料ではない。例えば大

腿骨骨折に対しては，十分な血糖コントロールをするために術前に時間を費やすより，早期の手術が予後を改善する可能性が高い場合もあることを忘れてはいけない[15]。

本件から学び取れること

現在，糖尿病患者の術前の血糖コントロールの必要性について，具体的な目標値や期間など明確な医学的基準がないことから，これまでに外科医と手術の中止や延期の決定の話し合いで不愉快な思いをした麻酔科医は少なくないと考えられるだろう。本件で，「術前の血糖コントロール」が争点の一つとして取り扱われ，司法の判断がなされた。手術を受ける糖尿病患者は今後も増加することが予想されることから，本件は多くの麻酔科医の参考となるだろう。麻酔科医は，術前に患者の糖尿病合併の有無を把握し，合併している場合は，手術の緊急度および内容に応じて，低血糖に注意しながら可能なかぎり血糖コントロールすることが重要である。

文　献

1. 黒岩政之，古家仁，瀬尾憲正ほか．2004年周術期肺塞栓症発症調査結果からみた本邦における周術期肺血栓塞栓症発症頻度とその特徴-（社）日本麻酔科学会肺塞栓症研究ワーキンググループ報告-．麻酔 2006；55：1031-8.
2. 松前元，末綱太，青木恵ほか．大腿近位部骨折の周術期における深部静脈血栓症・肺血栓塞栓症について．東日整災外会誌 2014；26：175-8.
3. 秋吉裕一郎，内藤正俊．股関節手術に伴う深部静脈血栓症．Orthopaedics 2003；16：71-7.
4. 山口佳寿博．要因と症状．日内会誌 2001；90：199-206.
5. 坂口嘉郎．炭酸ガスモニターの解釈を極める．日臨麻会誌 2015；35：130-7.
6. 福田友洋．医事紛争に強いカルテ・看護記録を考える．病院安全教育 2014；2：12-5.
7. 勝目紘，落合正和，伊地知浜夫．心臓マッサージ．綜合臨 1981；30：701-4.
8. Gaba DM. 心停止．In：宮坂勝之訳・補遺．麻酔の危機管理．東京：克誠堂出版，1995：62-5.
9. 金井尚之，小池荘介．救急処置中のトラブルと対策 閉胸式心マッサージ．救急医 1996；20：382-4.
10. 岡田和夫，印南比呂志．糖尿病患者の麻酔．In：稲田豊，藤田昌雄，山本亨編．最新麻酔科学．改訂第2版．東京：克誠堂出版，1995：1410-44.
11. 青野一哉．糖尿病の麻酔．In：山村秀夫，青地修，吉武潤一ほか編．新臨床麻酔学全書 各科の麻酔（2）4B，東京：金原出版，1984：150.
12. 江木盛時．糖尿病．麻酔 2015；64：928-33.
13. 日本糖尿病学会．糖尿病の分類と診断基準に関する委員会報告：国際標準化対応版．糖尿病 2012；55：485-504.
14. 田中義文．糖尿病患者の麻酔．In：花岡一雄，眞下節，福田和彦編．臨床麻酔学全書（下巻）．東京：真興交易医書出版部，2002：245-55.
15. 崔成重，馬屋原拓．糖尿病と術前評価：安定した麻酔管理のために．LiSA 2010；17：568-72.
16. 岩崎寛編．麻酔科診療プラクティス8 よくある術前合併症の評価と麻酔計画．東京：文光堂，2002：34.
17. Afifi S, Rosenbaum S. 周術期の高血糖は，術後合併症の危険性を増加させるか？In：稲田英一監訳．エビデンスに基づく実践麻酔科学．東京：エルゼビア・ジャパン，2008：182-90.
18. 武田純三．糖尿病．In：武田純三監修．合併症患者のスタンダード．東京：克誠堂出版，2008：135-9.
19. 坂平憲二，天羽敬祐．合併症のある手術患者の全身麻酔7 糖尿病．オペナーシング 1989；4：74-82.

◆ CASE 18 ◆◇◆◇◆◇◆◇◆◇◆◇◆◇◆◇◆◇◆

麻酔科医が手術室不在中の急変
医療事故と刑事訴訟およびガイドライン（指針）

取り上げる判例

平成 25 年 9 月 17 日
横浜地方裁判所
平成 24 年（わ）第 576 号
業務上過失傷害被告事件

キーワード

ガイドライン
指針
刑事訴訟
全身麻酔
麻酔回路

求刑　罰金 50 万円

量刑　無罪

Summary

全身麻酔導入後に，麻酔科医が手術室を退室中に麻酔回路が外れ，患者は低酸素脳症に陥った。麻酔科医の過失が刑事事件として取り扱われたが，最終的に過失は認められなかった。

経過 [1]　（見出しは筆者による。斜体文字は麻酔器・生体監視モニター記録等から事案の後に確認された事項）

乳房部分切除術が予定された

2008（平成 20）年 4 月 16 日，A センターにおいて，44 歳の女性患者の左乳房部分切除及びセンチネルリンパ節生検の手術が予定された。患者は，事前の診察等の結果，麻酔中に問題が生じるような健康状態ではなかったことが確認されていた。

　本件手術の麻酔担当である麻酔科医 A（医師免許取得後 12 年目，日本麻酔科学会専門医）は，当日，A センターにおいて，自己の業務を行いつつ，同時に行われていた他の手術室への応援を含めた手術室全体の調整や後期研修医の指導・補助をしなければならない，いわゆるインチャージの担当に当たっていた。

問題なく麻酔は導入され，患者の状態は落ち着いた

8：19，麻酔科医 A は，麻酔器の差込口に蛇管をつなぐなど機器等の準備をし，始業点検を行い呼吸回路に異常がないことを確認した。この時，麻酔器のアラーム設定の変更は行っていない。

　8：45，患者が手術室に入室した。本件手術は，A 手術室において，執刀医が外科医 B，執刀助手が外科医 C，麻酔担当が麻酔科医 A，器械出し看護師が看護師 D，外回り看護師が看護師 E

という5名がチームとなっていた。

8：50〜54，手術台上で看護師Dが生体監視モニターの電極等を患者に装着し，麻酔科医Aが右前腕に静脈ラインの確保を行った。病棟看護師からの申し受けを終えた看護師Eと交代して，看護師Dは手洗いに行った。

麻酔科医Aは，8：55頃から，患者の静脈に麻酔薬〔レミフェンタニル（鎮痛薬），プロポフォール（鎮静薬）〕を投与して麻酔導入を開始し，患者の入眠を確認してから，更に筋弛緩薬（ベクロニウム）を静脈に投与した。その結果，患者は呼吸ができない意識消失・鎮痛・筋弛緩状態になったが，呼吸，心拍数，血圧がほぼ一定の値を示すなど，安定した状態であった。

末梢動脈血酸素飽和度（SpO2）は89%[*1]。麻酔科医Aはその時，生体監視モニターのアラーム音を聞いた。

9：00〜08，麻酔科医Aは，患者にラリンジアルマスクエアウェイ（LMA）を挿入し，麻酔回路に接続した。麻酔科医Aは，胃管を挿入し，BIS（麻酔中の鎮静度）モニターを装着した。患

MEMO 1

手術安全チェックリスト

世界保健機関（WHO）が公表した「手術安全チェックリスト」[2)]は手術関連の重大な事故を防ぐためのものである。そこには麻酔導入前のサインイン，皮膚切開前のタイムアウト，患者の手術室退室前のサインアウト，という3項目がある。医師や看護師などその場にいるスタッフが一斉に手を止めて，患者，手術法，手術部位，問題点などの最終確認を口頭で行うものである。本件において裁判官は，「麻酔科医Aが不在のまま，本件手術が開始されたことについては，タイムアウトの趣旨に反するものであり，それ自体，問題である」としている。

者の呼吸状態が安定しているかを確認する目的で，1回換気量を見るため，麻酔器モニターのアラーム設定を自動換気モードから手動換気モードに切り替えたが，その後，アラーム設定を元に戻さなかったため，麻酔器モニターのアラームはAPNEA CO2（二酸化炭素ガスの無検出を無呼吸とする）と，PAW HIGH（気道内圧上昇）の2項目しか作動しないことになった。看護師Eが尿道カテーテルを挿入した。外科医B，Cは手洗いへ行った。

9：07頃，麻酔科医Aは患者の状態が安定しているのを見計らって，一人で硬膜外麻酔等を行う2年目の後期研修医の指導・補助をしようと，A手術室を出て，15秒ほどで移動できるB手術室に向かった。その際，麻酔科医Aは，連絡用のPHSを携帯しており，看護師Eに，インチャージのため退室するが，何かあったら知らせてほしいと告げた。

🔴 麻酔科医不在のまま，手術が開始された

9：08以降，外科医B，Cが手洗いから戻り，B医師が消毒を施行後に，B，C医師が覆布を患者に掛けた。誰かが（看護師Dと考えられるが本人はその記憶がない）ベッドコントローラを操作して，手術台を水平に挙上した後，患者の左側を高く保つよう台の角度を調整した（後の事故調査委員会では，消毒の時，覆布を掛けた時，そしてベッドの挙上もしくは傾けた時のいずれかで，蛇管に外力が働き外れたものと推測している）。

外科医Bは，麻酔科医Aが不在であるにもかかわらず，タイムアウト〔手術開始時に当該手術を担当するスタッフ全員が集まり，術式等の確認をするほか，麻酔科医師及び看護師の準備ができているかを確認する手続（MEMO 1）〕

---

*1　この値は，生体監視モニター記録より得られたものだが，実際の値だったか誤った数値の記録だったかは不明である。ただ，SpO2の下限，つまりアラームが鳴る設定が「90」であったことは確認された。

192 ◆ **CASE 18**

の声掛けをした上，本件手術を開始した。なお，この際，麻酔科医Aには手術開始の連絡はされなかった。

蛇管が外れ，酸素供給は途絶した

9：12，呼気終末二酸化炭素濃度（$ETCO_2$）27 mmHg，分時換気量（MV）7L/min，気道内圧（PAW）17/1hPa で換気は正常に行われていた。

9：16頃，APNEA CO_2 アラーム表示から，患者に酸素を供給していた蛇管が，接続されていた麻酔器の差込口から脱落し，患者への酸素の供給が遮断されたと考えられる。

9：17，$ETCO_2$--（-- は計測不能を表す），MV 3.5L/min，PAW 0/0hPa 誰もアラーム音を聞いていない。

9：19，SpO_2 77，70 手術室にいた誰もアラーム音は聞いていない。

9：24，SpO_2 15，13

9：29，SpO_2 --

9：31頃，生体監視モニターのアラームが一瞬鳴ったことに気付いた看護師Eは，生体監視モニター画面に「SpO_2」の表示がないことに気づき，その旨外科医Bに告げるとともに，患者の指先に付けた測定クリップを付け直すなどしたが，依然として数値の表示が出なかった。

9：33頃，PHSで麻酔科医Aに「SpO_2」の表示が出ないことを知らせた。

患者は徐脈から心停止となった

9：34，心拍数44回/min と徐脈になっていた。

麻酔科医Aは，B手術室での指導・補助に熱心な余り，硬膜外カテーテルの挿入状況を見守り，さらに，動脈ラインの確保や胃管挿入を行ったことから，A手術室に戻るのが遅れていた（麻酔科医Aは約27分間A手術室を不在にし，その間の麻酔記録の記載は空白であった）。看護師Eの連絡を受けて，直ちにA手術室に

引き返し，本件手術が既に始まっていたことを知るとともに，モニター画面で，心拍数が40台，房室ブロックとSpO_2が測定できないことを確認した。蛇管が麻酔器から脱落していることにすぐ気づき，直ちに蛇管を再接続し用手換気を開始した。この時点で，胸壁挙上とモニターに$ETCO_2$値が表示されていることを確認し，吸入酸素濃度（FIO_2）を0.45から1.0へ上げ，麻酔薬の投与を中止し，アトロピン1Aを投与した。

麻酔科医Aは他の医師の応援を要請した。

9：36，徐脈から心停止となったことを麻酔科医A，外科医，看護師がモニター画面で確認し，心肺蘇生を開始した。応援麻酔科医が到着し，蘇生を手伝った。

9：38，洞調律，心室細動を繰り返した。アドレナリン，マグネシウム，リドカインを静脈投与した。LMAを抜去し，気管チューブを挿入，心肺蘇生を継続した。電気的除細動100J1回，200J2回，300J2回，計5回施行した。

9：52，洞調律に戻った。

10：03，皮切部位を応急的に縫合してテープで固定した。

患者の意識は回復しなかった

10：55，CT室に移送した。頭部，胸部のCT撮影を行い，脳梗塞，脳出血，肺梗塞の所見はなく，脳浮腫と両側胸水少量が認められた。

11：30，ICUへ移送し人工呼吸器を装着した。意識は回復しなかった。その後，患者には完治不能の低酸素脳症に基づく高次脳機能障害及び四肢不全麻痺の障害が残ったと判断された。

17：30～22：00，医療安全推進室として事実経過などの確認作業を開始した。関係者からの事情聴取と麻酔器の作動記録から約15分間換気がされていない時間があったこと（後の事故調査委員会の調査により約18分間であったことが判明），麻酔器モニターではアラームが頻

麻酔科医が手術室不在中の急変　◆　193

回に出されていたことが確認された。業者が故障の有無の点検を行ったが，麻酔器や生体監視モニターに異常は認められなかった。

検察は，麻酔科医Ａによる麻酔器および生体監視モニターのアラーム設定を争点に略式起訴しようとしたが，簡易裁判所が略式不適当との判断を下したことから公訴した。

主たる争点

麻酔科医Ａに，麻酔導入後，Ａ手術室に常時在室*2して直接患者の全身状態を絶え間なく看視すべき業務上の注意義務があり，それに違反したか否か。

裁判結果

麻酔科医Ａの刑事責任は認められなかった。

判決文抜粋

患者の全身状態を適切に維持・管理することが，麻酔担当医の役割であることには異論はない。しかし麻酔担当医が，常時，手術室にいて，患者の全身状態を絶え間なく看視すべきであるとして，具体的な注意義務を導くのは，余りにも論理が飛躍しているというほかない。我が国の麻酔担当医が，当該医療機関での職務の体制や患者の容態，麻酔や手術の進行状況を問わず，全身麻酔をした患者に対し，手術室にいて絶え間のない看視をしているかといえば，決してそうではない（少なくとも，そうであるとの立証は，本件では全くされていない）。確かに，検察官が援用する日本麻酔科学会作成の「安全な麻酔のためのモニター指針」によると，麻酔中の患者の安全を維持確保するため，「現場に麻酔を担当する医師が居て，絶え間なく看視すること」という指針の記載がある。しかし，このモニター指針は，モニタリングの整備を病院側に促進させようという目的から作成されたものであり，日本麻酔科学会として目標とする姿勢，望ましい姿勢を示すものと位置づけられている。すなわち，この指針に適合せず，絶え間ない看視をしなかったからといって，許容されないものになるという趣旨ではない。

Ａ手術室不在という麻酔科医Ａの行動は，その不在時間の長さ（戻るまでに約27分間，蛇管が外れたときまででも，約9分間）からして，いささか長過ぎたのではないかとの問題がなくはないが，麻酔科医Ａの置かれた具体的状況，更には当時の我が国の医療水準等を踏まえてみたとき，刑事罰を科さなければならないほどに許容されない問題性があったとは，到底いいがたい。

---

*2 なお，検察官は，期日間整理手続において，常時在室といっても，生理現象等により概ね5分程度離室する場合は問題にしないい旨釈明している。

解説

麻酔科医Aによる麻酔前の準備，麻酔法は適切で，手術室を離れる際には，そのことと，何かあったら連絡するように看護師に伝えてあり，Aセンターの医療システムに従い問題なく業務を遂行したものであった。それにもかかわらず，患者に大きな後遺症を残す医療事故が生じ，麻酔科医Aは刑事事件の被告となった（COLUMN 1）。日本麻酔科学会の麻酔事故調査委員会によると，麻酔管理が原因と考えられる心停止の事案では，"麻酔回路・呼吸回路の不適切な接続や外れ"はしばしば報告されるものであり[4]，多くの麻酔科医が認識しているものである。

検察の役割

最初の起訴内容と冒頭陳述（MEMO 2）から推測すると，検察は当初，麻酔科医A以外の事故発生時に手術室にいた外科医および看護師の証言を重視して作成された院内事故調査報告書から，各種アラームが鳴らなかった（聞こえなかった）ことを事実と捉え，その原因は麻酔科医Aが，前もって各種アラームが鳴らないようにあるいは音量を小さくしていた，つまりアラームが適切に鳴るように設定していなかった麻酔科医Aに過失があるとして，刑事訴追に踏み切った。しかし検察側は，その後にその事実を証明できなかったこともあり，「麻酔科医が

> **MEMO 2**
>
> **当初の検察側の主張[5]**
>
>
>
> 麻酔担当医として，患者に装着されたセンサー等により測定・表示された心拍数・血圧・酸素飽和度等を注視するとともに，"呼吸停止時には麻酔器モニター及び生体監視モニターのアラームが適切に鳴るように設定し"，患者の全身状態を適切に管理すべき業務上の注意義務があるのにこれを怠った過失がある。
>
> **冒頭陳述**
>
> 麻酔器の呼気中二酸化炭素アラーム，生体監視モニターの血中酸素飽和度アラームが各々反応したが，いずれも音量が小さく設定されていたか，音が鳴らないように設定されていたため，執刀医以下，手術室内にいる者は，誰も各アラーム音を聞き取らなかった[6]。

アラームを適切に鳴るように設定しなかったこと」を公訴事実から削除せざるを得なくなり，「現場に麻酔を担当する医師が居り，絶え間なく看視すること」という日本麻酔科学会が作成した「安全な麻酔のためのモニター指針」（表1）[7]を根拠に，麻酔科医Aに過失があると主張を変えたようである[5,6]。

結果として，裁判官は「刑事罰を科さなければならないほどの問題性はない」とした。裁判官は無罪判決の言い渡し後，検察官に対して

COLUMN 1

刑事事件での被疑者・被告人としての医師のさらなる負担

刑事事件の被告になってしまうと，頻繁な事情聴取などから精神的・肉体的および時間的負担以外に"個人責任の原則"から金銭的負担が生ずるかもしれない。民事（損害賠償請求事件）であれば，多くの場合，加入している保険会社や所属機関が金銭的援助（弁護士費用等）も含めて応援してくれるであろうが，刑事（業務上過失傷害被告事件）では，通常は保険会社および所属機関からの金銭的援助などの応援は得られず，訴えられた医師自身がすべてを負担しなければならず，厳しい対応を強いられる[3]。

［前文］
麻酔中の患者の安全を維持確保するために，日本麻酔科学会は下記の指針が採用されることを勧告する。この指針は全身麻酔，硬膜外麻酔及び脊髄くも膜下麻酔を行うとき適用される。

［麻酔中のモニター指針］
①現場に麻酔を担当する医師が居て，絶え間なく看視すること。
②酸素化のチェックについて
　皮膚，粘膜，血液の色などを看視すること。
　パルスオキシメータを装着すること。
③換気のチェックについて
　胸郭や呼吸バッグの動き及び呼吸音を監視すること。
　全身麻酔ではカプノメータを装着すること。
　換気量モニターを適宜使用することが望ましい。
④循環のチェックについて
　心音，動脈の触診，動脈波形または脈波の何れか一つを監視すること。
　心電図モニターを用いること。
　血圧測定を行うこと。
　原則として5分間隔で測定し，必要ならば頻回に測定すること。観血式血圧測定は必要に応じて行う。
⑤体温のチェックについて
　体温測定を行うこと。
⑥筋弛緩のチェックについて
　筋弛緩薬および拮抗薬を使用する際には，筋弛緩状態をモニタリングすること。
⑦脳波モニターの装着について
　脳波モニターは必要に応じて装着すること。

【注意】全身麻酔器使用時は日本麻酔科学会作成の始業点検指針に従って始業点検を実施すること。

表1　日本麻酔科学会 安全な麻酔のためのモニター指針
（文献7より）

「麻酔科医Aが『刑事責任ではなく，道義的，倫理的責任を感じている』と供述しているが，それはそのとおりである。しかしながら本件では捜査が不十分であるにもかかわらず，検察官は証拠を精査，吟味することなく起訴したのではないかとの疑問が残る。いやしくも被告人に刑事責任を問う以上は，検察官には慎重な事実認定，法律判断が求められるが，残念ながら本件にあってはその基本が欠けていたと言わざるを得ない。これは単に見解の相違というレベルの問題ではない。今後，検察庁として，このような事件処理がなされることがないように望む」との異例の厳しい注文を付けた[5, 8]。

本件においては検察が何の証拠もなく起訴したわけではない。おそらく事故調査報告書，専門家の意見，ガイドラインなどを裏付けとして，「刑事処罰に値する喝破すべき犯罪である」との考えで起訴したものであった[9]が，裁判官は，とても十分に捜査が尽くされたとは言えないと判断した。

刑事事件なのか？

他の類似判例の，麻酔科医不在中に手術患者が低酸素症に陥り，植物状態となった事例では，損害賠償請求事件として扱われ，麻酔科医の注意義務違反が認められている[10]。この事例の麻酔科医は，退室時にバイタルサインの監視について引継ぎをせず，執刀医にも告げなかった。原因は麻酔器の人工呼吸器部分末端のY管と気管チューブの接続部に生じた間隙から麻酔ガスが漏出したことであった。

本件に医師側弁護士としてかかわった梶 英一郎氏は「医療機関という単位でみれば民事的な損害賠償責任を負う事案である。全身麻酔下の呼吸管理は極めて基本的な事項であることからすると，複数名によるチーム医療としてみたとき，全身麻酔下の手術中に酸素を供給する蛇管が麻酔器から脱落したにも関わらず，このことに誰も気付かないまま患者を低酸素脳症に陥らしたという本件診療経過は，チーム医療として求められる注意義務に違反していることは明らかと思われる」としてAセンターの過失は認めている[6]。しかしながら本件では，民事的な医療機関に対する損害賠償請求事件ではなく，麻酔科医Aのみが刑事事件（業務上過失傷害被告事件）の被告として取り扱われたことに対しては異議を唱えている。

これまでも医療事故を刑事事件として取り扱うことについての是非には議論があった[3, 11]。

その消極論[12]と積極論[13, 14]の論争はいまだ継続している。そして最近は，医療刑事訴訟の立件数は以前より明らかに増加している。

主に医師側が支持する消極論では，①刑事司法が医療行為の特殊性（専門性・不確実性・裁量性）に適切に対応できない，②原因究明・再発防止の阻害，③医療従事者へのリスク・負担の集中，④医療界への萎縮効果，⑤真相究明が目的ではなく被害者の回復に直接は結び付かない，などとしている。

一方，主に検察側が支持する積極論は，①本来，刑事責任を追及されるべき医師はもっと多いはずである，②医療者に対してのみ刑事免責特権を認めることは医療者の社会的責任を放棄させるに等しいもので，到底国民の賛同を得られない，③刑事手続きが介入することで，将来の再発防止に向けて比較的低コストでの問題処理が実現される，④医療過誤事件を過失犯の対象として捜査，公判を遂行することを国民が求めている限り，いかなる困難があろうともこれに応えていくことが警察・検察の使命，などとしている（COLUMN 2）。

消極論側にしても，医療者の単純な過誤，例えば手術する患者や部位あるいは投与する薬の種類・量・速度を完全に間違ったなどについては，刑事事件として取り扱われることに異論は少ないであろう[8]。しかしながら，いわゆる医療水準が問われる場面では両者の考えには隔たりがある。

では，医療事故を刑事事件として取り扱う基準は何であろうか？医療事故で刑事責任を問われる場合は，故意によるとされるまれな事例を除けば，刑法211条，すなわち「業務上過失致死傷罪」（MEMO 3）に問われる。明確な基準はないが，例えば患者・家族から申し入れがあれば，警察は動かなければならなくなるかもしれない[3]。これまでの意見としては，「民事上の賠償責任を超えて特に刑罰という強烈な制裁がふさわしい反社会的な内容を持った場合」[15]「一般に医療行為が患者の死亡ないし重大な結果をもたらし，因果関係と過失の存在をかなり明瞭な形で立証し得る可能性がある場合」[16]「"常識"が極めて重要であり[9]，刑事罰を科さなければならないほどに許容されない場合」などがある。おのずと医療者側の義務の基準は民事裁判より穏やかになる[9]ものであり，本件の判決はこのような考えに準じたものである。

ガイドライン（指針）

本件で医師側は「日本麻酔科学会の作成したモニター指針は，モニタリングの整備を病院側に促進させようという目的から作成されたものであり，学会として目標とする姿勢，望ましい姿勢を示す"推奨"にすぎず，この指針に適合せず，絶え間ない看視をしなかったからといって，法的注意義務を画するものではない」と主張し，これが認められたわけであるが，これは医師側

COLUMN 2

刑事事件の無罪率

以前放送された弁護士ドラマ『99.9-刑事専門弁護士』（TBS）では，刑事事件でいったん起訴されると，その有罪率は99.8〜9%であり，無罪率がきわめて低いことが強調されていた。しかしながら，医療刑事事件での無罪率は約10%である[3]。この値は医療事故に対する検察の失態ととることはできず，最近は国民が検察に対して医療過誤事件を過失犯として捜査・公判を遂行することを求めていることから，むしろ検察は，多少無理をしても医療事故を刑事事件として取り扱う傾向にあることを示すものかもしれない。

> **MEMO 3**
>
> ### 業務上過失致死傷罪 ✎
>
> 業務上必要な注意を怠り，よって人を死傷させた者は，5年以下の懲役若しくは禁錮又は100万円以下の罰金に処する。重大な過失により人を死傷させた者も，同様とする。

証人としての麻酔科教授などの証言によるもので，日本麻酔科学会の公式見解であるかは不明である（COLUMN 3）。

ガイドラインは，医療水準と密接な関係を有するがゆえに，法律と同様の法規範ないし裁判規範として取り扱われる危険性があり，近年のように内容が充実すればするほど，医療訴訟での証拠としての価値は上がるとされる[17]。実際に司法は，医師に対して診療ガイドラインに沿った医療を強く求める場合もある。

『ガイドライン』とは，医療現場において適切な診断と治療を補助することを目的として，病気の予防・診断・治療・予後予測など，診療の根拠や手順についての最新の情報を専門家の手でわかりやすくまとめた指針である。決して医療訴訟の証拠用に作成されたものではない。それでも最近，医療訴訟で使用されることが増加しており，いくつかの診療ガイドラインの前書きには「本ガイドラインを医事紛争や医療裁判の資料として用いることは，その目的から逸脱する」などの記載がされるようになってきている[18]。

しかしながら，裁判官が医師の診療が適切であったかの判断をするためには，証拠にもとづく認定は必要であり，その根拠として診療ガイドラインが重要な役割を果たすとの認識は依然強く，患者側のみならず医師側からも証拠として提出されることも少なくはない。本件のように，その内容によっては捜査機関が刑事責任の有無を考える際の資料ともなり得る。本書の読

COLUMN 3

日本麻酔科学会 安全な麻酔のためのモニター指針の作成について

米国麻酔学会（ASA）のシンボルマークは船の安全を守る灯台で，その中央には "VIGILANCE"（絶え間なき監視）と刻まれている。そして ASA の「Standards for Basic Anesthetic Monitoring」（標準的基本麻酔モニター）では「Qualified anesthesia personnel shall be present in the room throughout the conduct of all general anesthetics, regional anesthetics and monitored anesthesia care」〔"資格を有する麻酔担当者（麻酔専門医および麻酔看護師等）"が麻酔中に手術室にいること〕と最初に記載されており，日本麻酔科学会（JSA）もこれを参考にしたと考えられる。

作成当初から医療訴訟で使用されることも予想されていたようで，ASA の指針では「…すること（shall be）」と断定しているところ，JSA は「…することが望ましい」あるいは「…は必要に応じて行う」と，広義に解釈できる表現を用いている。

麻酔科医の数が十分ではない日本の現状では困難であるが，将来的には「手術や麻酔を受けるすべての患者は麻酔科専門医による絶え間なき看視を受けることは当然の権利」との認識を実現するための大きな一歩として，本指針は評価されるものである[2]。

---

*3　福島県大野病院事件：帝王切開手術を受けた患者が術中に出血多量で死亡したため，産婦人科医師が逮捕されたが，裁判では無罪とされた。

*4　大学病院割り箸事件：転倒した小児の喉を割り箸が突き刺して救急搬送された。病院で診療した医師は，軽症と判断し小児を自宅へ帰した。その後に小児は心肺停止となり死亡した。医師は起訴されたが，裁判では無罪となった。

者はお気づきだろうが，本来なら個々の事案について平等に評価すべき医療訴訟が，最近は，ややもすれば特に民事の場合は「患者の救済」が目的となっている。そのため，ガイドラインから外れた医療に対しては，裁判官が「原則として過失あり」との判断をする可能性がある[18]。

本件で下されたモニター指針に対する裁判官の見解は，今後の医療訴訟に影響を及ぼすことが考えられる。

アラームに関する疑問

事故後の調査で麻酔器に異常は認められず，麻酔器モニターでは警報が頻回に出されていたこと，生体監視モニターにも故障がなかったことが確認された。しかしながら，A手術室にいた，外科医B，C，看護師D，途中で入室したリーダー看護師Fは「アラームが発報した（鳴った）音を一切聞いていない」と言い，看護師Eのみ「最後に生体監視モニターが一瞬鳴った」と供述している。

検察側は，事故時に手術室にいた誰も蛇管が外れたことに気づかなかった理由として，1）麻酔科医Aが相当な時間不在であった，2）モニター類が有効に機能しなかった，とした。また，2）の理由として，①麻酔器のアラーム類が有効に機能しなかった，②麻酔器のアラームは初期設定では緊迫感ある大きな音ではなく，電気メスなどから生じる機械音や室内の他の音に紛れてしまい，手術とガンマプローブの音に集中していた外科医，看護師は聞こえなかった等とした。しかし判決で「両モニターの記録をみると，麻酔器モニターにあっては9：17，9：28，9：31，9：33の4回にわたり患者の呼気から二酸化炭素が検出されていない，すなわち無呼吸状態であることを示すAPNEA CO_2のアラーム表示がされていることが認められ，このときにアラームが発報したことが合理的に推認できる」としている。

そして裁判官は「麻酔科医Aは，退室するまでの間も，再度入室してしばらくしたときにも，アラームの音を現に何度か聞いていること，アラームの通常の音量であれば，手術室内にいる者がこれを聞き落とすようなことは考えられないこと，アラームの音を一時的に消すことは可能であるが，状態が改善されないと2，3分後には再び鳴る仕組みになっていることなどに照らすと，前記の供述どおり，誰もアラームの音を聞かなかったという事実が本当にあったのか，疑問の余地が少なからずあり，仮にそのような事実があったとしても，それは誰かが人為的にアラームの音量を絞るなどしたからではないかと考えるのが合理的である」として，その時にA手術室を不在にしていた麻酔科医A側の証言を採用している。

前述の梶氏は，A手術室にいたほとんど全員が「アラーム音を聞いていない」と証言していることについて，「かかる事案では関係者間で自らの責任を回避しようとする動機が生じ，ある種の利益相反が生じる」として検察が「手術室にいた者が，アラームが発報しているにもかかわらず，それを無視した，あるいはその発報が聞こえないように音量を調節した可能性」を疑いもせず，手術室で不在であった麻酔科医Aの説明を十分に評価しなかったことに疑問が残る，としている[6]。

異論・暴論

事故調査委員会報告書

医療事故調査制度が開始され，院内の事故調査委員会報告書の重要性はますます高まっていくことが予想される[19]。本件以外にも，その報告書が捜査の発端になり，最終的に裁判官がその内容を否定した事案には，福島県大野病院事件[*3]，大学病院割り箸事件[*4]などがある[8]。裁判

> 基本的には麻酔科医は手術室で絶え間のない看視をしなければならないが，麻酔科医の人数が限られた状況で，他手術室での患者急変の応援や経験の浅い麻酔科医の指導等の特別な理由等で，不在にする場合の留意点を列挙する。
> ①手術室を不在にする正当な理由がある
> ②手術が開始され，その後の患者の状態が安定している
> ③麻酔薬・麻酔関連薬が適切に投与されている
> ④麻酔器および各種モニターのアラームが正常に作動することが確認されている
> ⑤不在にすることを看護師そして外科医が認識しており，「何かあったら連絡するように」伝えてある
> ⑥緊急時には直ちに連絡がとれ，短時間で戻れる場所にいる
> ⑦自動麻酔記録装置でない場合，麻酔科医不在中は看護師が麻酔記録を記入することが可能である

表2 麻酔中に麻酔科医がその手術室を不在にする基準（筆者の案）

官は各報告書を否定した理由として「当該医師の意見を事故原因の究明に反映していない」，つまり「重篤な事故を起こした被告者はその領域の専門医でもあり，その当事者の説明を真摯にそしてリスペクトをもった聴取が必須であるにも関わらず，そのことが実行されていない」としている。

また，医療事故調査委員会の本来の目的は，①患者・家族などへの説明責任と，②再発防止であるが，当事者である医療者の糾明になっているものも少なくはなく，「決して医療従事者に"過失"があるとの記載はすべきでない」とされている[20]。報告書が訴訟で使用されるとなれば，事故の当事者や関係者は調査に協力しないばかりか，自分に有利な事情しか述べなくなり，事故調査の意味が失われかねないとして，患者側から求められた報告書の提出を認めなかった判例もある[19]が，常に司法がそのような判断を下すとは限らない。

本件から学び取れること

基本的には，麻酔科医が麻酔中の患者を残し手術室を不在にすることはあり得ないが，どうしても不在にしなければならない場合にも，一定の条件下である必要がある（表2）。医療事故が常に刑事事件（業務上過失致死傷罪）として取り扱われる可能性を念頭に，医療者は日々の診療に従事しなければならない。そして，各種ガイドライン，鑑定書および事故調査報告書等の作成にかかわる際は，それが裁判資料となり得ることに留意すべきである。当然ながら，ただ医療者を守る目的のみでそれらの作成に当たることは，司法および国民の理解はまったく得られない。

文献

1. ＊センターの医療事故に関する事故調査委員会報告書．平成20年12月．《http://kcch.kanagawa-pho.jp/general/accident.html》（2019年4月15日閲覧）
2. 加藤良一．手術室における医療安全文化：手術安全チェックリストの導入．医療 2015；69：16-20.
3. 後藤貞人．医療事故と刑事事件．日臨麻会誌 2007；27：704-12.
4. 日本麻酔科学会．麻酔関連偶発症例調査 第3次調査および第4次初期調査結果（2009年～2010年および2011年）．2013年5月20日再掲載．《https://member.anesth.or.jp/App/datura/pdf/r20100301.pdf》（会員のみ閲覧可）
5. 木内淳子，安本和正，後藤隆久ほか．ガイドライン（指針）を根拠に刑事訴訟に至った事例の検討．日臨麻会誌 2015；35：120-7.
6. 梶英一郎．刑事医療事故訴訟第三弾 ＊センター事件-麻酔科医の注意義務が問題となった事例-．判例時報 2016；2298：3-10.
7. 日本麻酔科学会．安全な麻酔のためのモニター指針．2019.《https://www.anesth.or.jp/files/pdf/monitor3_20190509.pdf》（2019年5月15日閲覧）
8. 安福謙二．刑事医療事故訴訟と鑑定・医療事故調査制度．判例時報 2016；2292：12-5.
9. 水澤亜紀子．麻酔事故で脳機能障害 刑事訴追も無罪判決に．In：日経メディカル編．医療訴訟のここがポイント．東京：日経BP社，2015：174-9.
10. 昭和61年2月24日/東京地方裁判所/昭和55年（ワ）第8932号．
11. 樋口範雄．医療事故・刑事制裁のパズルと第三者機関による解決（解説）．日臨麻会誌 2008；28：963-73.

12. 小松秀樹. 何が「問題」なのか. In：医療崩壊−「立ち去り型サボタージュ」とは何か. 東京：朝日新聞社, 2006：5-40.
13. 杉田雅彦. 医療における医師の三責任〜刑事責任, 行政責任を中心として〜「三責任独立追及説」を提唱する. 医療判例解説 2006；2：1-17.
14. 飯田英男. 問題点の検討. In：刑事医療過誤Ⅲ. 東京：信山社, 2012：23-51.
15. 田坂 晶. 刑事裁判例批評（259）全身麻酔による手術において, 麻酔器から酸素を供給していた蛇管が外れたことに執刀医らが気付かず, 患者に脳機能障害等の傷害を負わせた医療事故について, 手術室を不在にしていた麻酔担当医の過失責任が否定され, 無罪が言い渡された事例（横浜地裁第5刑事部平成25.9.17判決）. 刑事法ジャーナル 2014；40：113-8.
16. 中山研一. 医療事故刑事判例の動向. In：中山研一, 甲斐克則編著. 新版 医療事故の刑事判例. 東京：成文堂, 2010：1-16.
17. 寺野 彰. 医療と法（第2部）判例を中心として 第20回診療ガイドラインの法的意義. Mebio 2013；30：118-25.
18. 鵜飼万貴子. ケースに学ぶトラブル対策講座 連載第89回 ガイドラインは本当に医師を守ってくれるのか？日経メディカルOnline記事. 2008年1月29日.《http://medical.nikkeibp.co.jp/leaf/mem/pub/series/hdla/200801/505339.html&pr＝1》（2019年4月15日閲覧）
19. 桑原博道. No.16 医療事故調査報告書の記載が問題となった小児科領域の裁判例−医療事故調査制度（本年10月開始）における注意点−. 日小児科医会報 2015；50：186-8.
20. 稲葉一人. 医療事故報告書が訴訟で使われると起こる悪循環を考える. Nurs BUSINESS 2013；7（1）：60-3.

◆ **CASE 19** ◆◇◇◇◇◇◇◇◇◇◇◇◇◇◇◇◇◇◇◇◇◇◇◇◇

術後呼吸不全による死亡

PCA ボタンを押すのは誰か？

取り上げる判例

平成 25 年 6 月 13 日
京都地方裁判所
平成 22 年（ワ）第 1991 号
損害賠償請求事件

キーワード

術後鎮痛
麻薬
PCA by proxy
看護師

Summary

全身麻酔下で頸椎前方骨棘切除術を施行された患者に対して，術後鎮痛目的で使用されていた IV-PCA のボタンを看護師が押した。数時間後に，患者は心肺停止状態で発見された。裁判では，病院の術後の看護体制に過失があるとされた。

請求額

原告ら（患者の家族）に対し，51,763,673 円

妥結額

原告らに対し，37,536,257 円

経過 （見出しは筆者による）

Forestier 病と診断されて手術が行われた

74 歳の男性患者（身長 159.5 cm，体重 45.9 kg）は，口内が乾燥する，食事が喉にひっかかってむせるといった症状を自覚したことから，2007（平成 19）年 10 月 4 日に A 病院耳鼻咽喉科を受診した。同月 17 日の頸部造影 MRI 検査および，18 日の X 線検査の結果，2 ないし 4 番目の頸椎並びに 6 又は 7 番目のいずれかの頸椎に前方への骨棘が確認され，同月 18 日，整形外科医 A によって Forestier 病（強直性脊椎骨増殖症）（MEMO 1）と診断された。

患者は 10 月 22 日，嚥下検査を受検し，A 医

MEMO 1

Forestier 病

🖉

1950 年に Forestier が報告し，強直性脊椎骨増殖症と称される。50 歳以上に発症し，脊椎靱帯の骨化により脊椎が強直性変化をきたし，脊柱の運動制限から始まり，腰背部痛，肩こりなどがある。本症例のように頸椎前縁の異常骨増殖が下咽頭，喉頭，頸部食道を後方より圧迫して 0.1 〜 18％で嚥下障害を伴うことがあり，基本的には保存療法であるが外科的治療を要することがある[1]。

術後呼吸不全による死亡 ◆ **203**

師から，喉の骨棘（突起）に対する手術が必要であると告げられた。患者は 11 月 5 日，A 病院に対して手術を受けると返答し，患者と A 病院は，そのころ，診療契約を締結した。

患者は 12 月 4 日に A 病院に入院した。A 医師は，同日，患者と家族に対し，患者の病名がForestier 病であること，頸椎前方の骨棘が食道を圧迫しているのがその原因であること，これを削り取る手術（頸椎前方骨棘切除手術）を行うことを告げ，手術の内容及び方法について説明した。A 医師はこの説明の中で，比較的簡単な手術であり，生命に危険が及ぶような手術ではないと話した。また『麻酔を受けられる方へ』と題するパンフレットを交付し，術後は患者自己調節鎮痛 patient-controlled analgesia（PCA）によって鎮痛を行う旨の説明を行った（MEMO 2）。

A 病院の麻酔科に勤務する麻酔科医 B は同日，患者と家族に対し，患者の手術において麻

> **MEMO 2**
>
> ### 患者自己調節鎮痛
> ### patient-controlled analgesia
>
> 通常は術後鎮痛目的に用いられるシステムである。1970 年前後から始まり，現在は標準的な鎮痛法として，術後，緩和，分娩などで幅広く使用されている[2]。鎮痛薬を充填したボトルを輸液ラインあるいは硬膜外カテーテルに接続し，時間当たりで設定された薬液が持続投与される。持続投与でも十分な鎮痛が得られていないと患者が自己判断した場合，医師や看護師の許可を得なくても，即座にボタンを自ら押すことにより，定められた量の薬液が追加投与されて，すみやかに除痛が得られる。
>
> オピオイドを使用する場合，鎮痛効果に個人差が大きく，患者の必要度に応じて薬液を自身の判断で追加できることで，より有効な鎮痛が得られ，薬液の過量投与が回避できると考えられる。

酔科で研修している歯科医 C が全身麻酔を行うが，全責任は自分がもつという説明を行ったうえで，この点について患者の同意を得た。

患者は 2007 年当時，糖尿病及び関節リウマチの持病を有しており，また，向精神薬であるデプロメール®（フルボキサミンマレイン酸塩：抗うつ薬）及びパキシル®（パロキセチン：抗うつ薬）を服用していた。

手術は整形外科医 A を執刀医，麻酔を歯科医C，助手として 2 名の医師，そのほかに看護師2 名という体制で行われた。患者は，12 月 5 日の 13：30，手術室に入室した。この時点で患者の血圧は 130/70 mmHg であった。医師らは患者に対し，麻酔薬であるアルチバ®（レミフェンタニル：全身麻酔用鎮痛薬）を静脈注射したところ，患者の血圧は 90/41 mmHg まで低下した。そのため医師らは血圧のさらなる低下を防止するために，昇圧薬エフェドリンを投与し，その後，手術開始まで，約 5 分おきに患者の血圧を測定した。

その後，医師らは 14：24 に手術を開始した。15：11 に看護師 D は麻酔科医 B の指示にもとづき，患者にフェンタニル（強い鎮痛効果をもつ合成麻薬），ドロレプタン®（ドロペリドール：麻酔用神経遮断薬）及び生理食塩液を手術室に持参し，点滴注射した[*1]。手術終了間際の16：30 には，レミフェンタニルの持続投与を止めるため，合計 100 μg のフェンタニルが静脈投与された。医師らは 16：53 に手術を終了した。

手術終了後，IV-PCA が開始された

17：36，整形外科医 A は，呼吸状態に注意するよう医師として指示を出した。患者は 17：45，手術室を退室した。退室時の患者の pH は 7.263，二酸化炭素分圧は 50.4 mmHg，酸素分圧は 456

---

*1　鎮痛薬を充填した薬液ボトルを準備して，輸液ラインに接続した，との意味であろう。

mmHg，呼吸数は 11 回/min であった。退室時に，術後鎮痛のための医療装置として静脈内（IV)-PCA が採用され，鎮痛薬（麻酔薬）の静脈内持続投与が開始された。麻酔科医 B は，手術室の患者搬入口において，患者に対し，PCA について「1 時間当たり 3 回まで押せます」と説明し，疼痛を感じたら PCA ボタンを押すように告げた。

　患者に用いられたフェンタニルは，2 日分の最大投与量が 1000 μg，1 時間当たりの基礎持続投与量が 20 μg，1 回投与量が 10 μg であった。ドロペリドールはフェンタニルの副作用による吐き気を防止する制吐薬として使用されたものであり，2 日分の総投与量は 2.5 mg であった。

　18：00 頃，患者は病棟に帰室した。このとき，麻酔から覚醒しており，「息苦しくない。手も足も動きます。しびれも痛みもないです」と話していた。この時点での患者の体温は 36.9℃，血圧は 128/59 mmHg，脈拍数は 100 回/min，経皮的末梢動脈血酸素飽和度（以下，SpO₂ と記す）は 100％であり，肺の拡張音は良好であった。

　18：06，麻酔科医 E は本件手術においてフェンタニル及びレミフェンタニルを手術室で静脈注射の方法により使用したことを記録するとともに，術後鎮痛のためにドロペリドール及びフェンタニルを PCA で投与することを決め，「PCA の使い方を丁寧に説明する」，「強い吐き気，深い鎮静，呼吸＜10 回/min では中止」，「副作用症状の消失で再開」，「吐き気に対してドロレプタン 0.3 mL＋生食水 100 mL を点滴する」と医師としての指示を出した。本件手術後，看護師らは，患者の二酸化炭素分圧及び酸素分圧を計測することはなく，呼吸数も測定することはなかった。

● 痰の喀出が続いたので，看護師は吸引した

患者は，18：00 頃から呼吸苦はなかったものの，時おり喉に雑音があり，血の混じった痰を出していた。家族はティッシュで患者の痰を取るのを手伝い，痰に血が混じっていたことを看護師 F に報告し，痰の吸引はしないのかと尋ねたところ，看護師 F は「痰はこちらで取ります」と答えた。

　整形外科医 A は同日 18：46 頃，患者及び家族に対し，手術経過の説明を行い，予定どおり骨棘の切除を行い，不安定な部位があったために骨棘切除後に固定作業を実施したこと，今後 2 か月間は頸椎カラーを使用する必要があること等を告げた。19：00 頃，看護師 F が訪室した。この時点の患者の体温は 37.1℃，血圧は 122/55 mmHg，脈拍数は 104 回/min，SpO₂ は 100％であり，肺の拡張音は良好であった。

　20：00 頃，家族は宿泊を伴う付添いを希望したが，看護師から，基準看護体制をとっていることを理由に付添の必要はないと説明され，面会終了時刻に帰宅した。この時点まで患者の痰は吸引はなされておらず，病室のごみ箱は患者の痰を取ったティッシュでいっぱいになっていた。20：00 頃，看護師 F が訪室し，この時点の患者の体温は 36.1℃，血圧は 140/67 mmHg，脈拍数は 103 回/min，SpO₂ は 100％であり，肺の拡張音は良好であった。

　20：20 頃，A 医師が術後回診のために訪室し，患者の意識が明瞭であり，患者について呼吸障害はないと判断した。21：00 前頃，歯科医 C が訪室して，患者と会話し，意識が明瞭であり，バイタルサインが安定していること，患者が息のしにくさを感じていないことを確認した。21：30 頃，看護師 F が消灯のために病室を訪れたところ，患者は「痰がとりにくい。痰をとってもらえますか」と訴えたために，これに応じて鼻と口から痰を吸引した。この痰には，血液が混入していた。

　22：00 頃，看護師 F が訪室した。患者の体温は 36.9℃，血圧は 130/60 mmHg，脈拍数は 93 回/min，SpO₂ は 100％であり，肺の拡張音は良好であった。

23：00頃，看護師Fが訪室したが，血圧，脈拍数，体温の測定は行わなかった。

翌日（12月6日）0：00頃，夜勤の看護師Gが出勤した。看護師Gは看護師Fから当該患者を含む業務内容の引継ぎを受け，当該患者に関しては，術後の患者であり体動が見られることを説明されたが，患者が血性痰を出していることは説明されなかった。看護師Gは，病室を訪れた。この時の患者の体温は37.3℃，血圧は143/67 mmHg，脈拍数は87回/min，SpO$_2$は100％であり，肺の拡張音は良好であった。

看護師Fは12月6日0：57の看護記録に主治医からの指示事項として「呼吸状態要注意，悪化時主治医コール，頸部水平に保つよう枕調節指示あり」と記載し，患者の状態について「呼吸苦ないが時折困難あり，自己排痰できているが取りきれず吸引にて粘痰少量回収する。喀痰内血液混入あり」「呼吸状態・麻酔合併症注意していく」と記載した。

2：00頃，看護師Gが病室を訪れたところ，患者はいびきのような音をたてて呼吸していたが，看護師Gが声をかけると，目を開けて反応した。この時の患者の体温は37.4℃，血圧は156/75 mmHg，脈拍数は80回/min，SpO$_2$は98％であり，患者の肺の拡張音が良好なことも確認された。このとき，患者の酸素マスク*2は外れていたが，患者は体動が多く，自分で外したものと思われたため，看護師Gは装着し直して固定した。看護師Gが痰を取ってほしいか尋ねると，患者は「いい」と答えたが，看護師Gは鼻から何度も吸引を行い，鮮血血性痰を多量に吸引した。また，鼻腔及び口腔にも同様の血性痰が見られた。

看護師がPCAボタンを押し，その後，患者の急変が確認された

看護師Gは患者に対し「痛みは？」と問いかけたところ，患者は「痛い」と答えた。そこで看護師Gは自らドロペリドール及びフェンタニルの生理食塩水溶液の入ったPCAボタンを1回押した（本件投与）*3。看護師Gが病室を後にしたのは2：30頃であった。

4：00頃，看護師Gが病室を訪れたところ，患者はいびきのような音をたてて呼吸をしていた。看護師Gは，このときは体温及び血圧の測定は必要ないと考え，SpO$_2$のみを測定した（98％）。このとき患者の酸素マスクは外れており，看護師Gが固定した。患者が自ら痰を出したティッシュが丸まった状態でベッドの上や床に散乱していた。看護師Gが患者に「痰取ろうか？」と尋ねると患者は「もういい」と答えたが，看護師Gは吸引を行い，中量の血性痰を吸引した。さらに唾を飲み込んでみるように指示し，患者が唾を嚥下することができたことを確認したうえで，必要なときはナースコールを行うように患者に伝え，4：20頃病室を後にした。

5：00頃，別の看護師が巡回を行い，病室のカーテン越しに，患者のいびき声を聞いた。

6：05頃，看護師Gが病室を訪れたところ，患者は顔を左側にして涎を垂らしており，意識はなく，心肺停止状態であった。看護師Gはすぐに酸素を全開にして吸引を行うとともに，ナースコールで応援を要請した。駆け付けた医師らは，患者に対し，人工呼吸や心臓マッサージを含む蘇生処置を実施したが，7：36に死亡が確認された。

病理解剖が行われたが，死因は特定できなかった

A病院で病理解剖が施行された。本件解剖に基づく病理解剖診断報告書の「総括と考察」では「骨棘切除後，翌朝突然死した症例であるが，術

---

*2　酸素の流量は不明。
*3　おそらく術後初めてのPCAボタン操作と考えられる。

206　　CASE 19

野に大型の血腫形成はなく，また気管および食道損傷なく，手術操作に伴う合併症を示唆する所見はない。突然死を起こしうる変化は，心，肺，脳など全身各臓器に認められない。以上，突然死の原因を示唆するような器質的な変化は確認できない」との記載がなされた。患者の肺等には，以下の異常所見がみられた。①気管分岐部から喉頭蓋までの多量の泡沫状分泌物，②肺のうっ血は限局的，③肺全体に高度の肺水腫，④肺の過膨張性変化，⑤肺胞壁と間質の血管の充盈，⑥間質組織の浮腫，⑦蛋白成分の希薄な水分の肺胞内への滲出，⑧滲出した水分が空気に圧排される状態，⑨肺胞内に新鮮な出血，⑩心臓及び肝臓に様々な大きさの空胞変性。

主たる争点

①死因

患者側の主張：患者は，手術室退室の時点で既に呼吸抑制状態に陥っており，本件投与時点では多量の血性痰が認められていた状態であったところ，さらに，本件投与によって呼吸機能不全を助長する副作用のあるドロペリドール及びフェンタニルを投与されたことにより呼吸抑制状態が促進され，最終的に呼吸機能不全によって死に至った。

病院側の主張：患者は向精神薬による不整脈等の要因により，急性心不全が生じて死亡した。

②術後の管理（監視）義務違反

患者側の主張：患者は既に呼吸状態が異常であったのに，それでも，呼吸異常を引き起こすおそれがある麻酔薬を投与した以上，患者の呼吸状態をチェックするために，バイタルサインはもとより，二酸化炭素分圧及び酸素分圧といった項目についても測定し，心電図モニターによる監視をも実施する義務があったというべきである。にもかかわらず，本件投与後，看護師の巡回はあったが，担当医及び麻酔科医の回診はなく，麻酔科医による管理は一切なかった。看護師の巡回についても，患者に対する SpO_2 の測定は2時間に1度行われたに過ぎず，二酸化炭素分圧及び酸素分圧の測定は一切行われていないし，心肺停止状態で発見されるまでは，心電図モニターも取り付けられていないのは，本件投与後の監視義務に違反する。

病院側の主張：看護師らは，本件投与後も，医師の指示に従い，患者の呼吸状態に対する注意を払っており，看護記録にも，その都度記載をしている。また，看護師らは12月6日の2：00及び4：00に酸素マスクを固定しており，呼吸管理に注意を払っていないことにはならない。患者の血圧，心拍数，SpO_2 は12月5日の18：00，19：00，20：00及び22：00並びに翌日の0：00及び2：00の各訪室時において安定していたから，医師らは，二酸化炭素分圧及び酸素分圧の測定義務並びに心電図モニターの取り付けの義務を負うものではない。

③PCAの投与方法についての注意義務違反

患者側の主張：看護師や医師らは，あくまでも患者本人にPCAボタンの操作を

行わせるべき注意義務を負っていた。しかし看護師は，自分でPCAボタンを押して本件投与を行ったのであり，上記の注意義務違反に反したPCAの投与を行った。

　病院側の主張：看護師が本件投与を行ったのは，患者が看護師に対して創部痛を訴えたからである。このとき，看護師は患者に対し「痛み止めを押しておくね」と告げ，本人から「うん」との返事を聞いてから本件投与を行っている。このように本人の了解のもと，看護師が1回だけPCAボタンを押すことは，何ら問題がない。

裁判結果

①患者は呼吸不全状態に加えて痰が詰まり窒息死したと，患者側の主張が認められた。

②A病院の組織としての看護体制の不備に起因して患者は死亡したと，病院側の過失が認められた。

③（今回の資料では）PCAボタンを押した看護師について裁判官がどのような判断を下したか明確にはされていなかった。

判決文抜粋（下線強調は筆者による）

PCA開始時（手術室退室時），既に呼吸不全の状態にあったこと，夜間付添いを希望する家族を敢えて帰らせていること，二酸化炭素分圧やpHという客観的指標の測定がされていないことをも考慮するならば，**PCAボタンを押した時点（6日2：00）から6時間程度の間は，30分に1回程度の見回りを行う必要があった**ものというべきである。もし患者が呼吸状態を厳しく監視すべき状態であるとの意識が看護師間で共有され，かつ，30分に1回程度の見回りがされていたならば，患者が痰を詰まらせて窒息死するという最悪の事態は避けることができたと思われる。

解説

呼吸抑制は起こる！という前提が必要

頸椎前方固定術など，頸椎前方アプローチ術後の気道閉塞・呼吸不全はまれではあるが，術後早期に生じる可能性がある重篤な合併症である[3]。本件は呼吸不全の状態で手術室を退室させ，十分な管理体制をとらないまま呼吸抑制の副作用がある鎮痛薬を投与して患者を死亡させた過失があると判断された。

　米国食品医薬品局（FDA）[4]は，2007～2009年のPCAポンプに関する128事故のうち17事故が死亡および死亡の可能性があり，その原因は使用ミスによる過量投与が最も多かったと報告している。またPCAに関係する初めての大規模調査[5]によると，PCAによる呼吸抑制は

---

*4　保険会社に残っている解決済みの医療訴訟事例のファイルを検索して，事故の原因を分析すること。

0.16〜5.2%起きている。関連する危険因子を表1に示す。その有害事象を防ぐため，PCAの各確認（例えば seven rights[6]：①正しい患者，②正しい薬，③正しい投与量，④正しい時間，⑤正しい投与経路，⑥正しい記載，⑦正しいプログラムなど）をダブルチェックする重要性が強調されている[5]。また，米国の Closed Claims Analysis*4 によると，術後鎮痛で用いたオピオイドによる呼吸抑制に起因する訴訟（9799例）の77%が重篤な脳損傷や死亡症例であること，88%が術後24時間以内に事案が生じていること，97%が回避できたと判断されたこと，多剤併用（33%），鎮静薬の併用（34%），看護師の不適切な評価や対応（31%）が原因として認められること，最後の看護師の回診から患者の呼吸抑制が発見された時間は2時間以内が42%，15分以内が16%であったこと，事案が生じる前に患者の傾眠が62%で認められたこと，などが報告されている[7]。

オピオイドを用いた術後鎮痛が，多くの患者に大きな恩恵を与えてきたことは紛れもない事実である。しかしながら，PCAのみならず術後鎮痛にオピオイドを使用する限り，呼吸抑制の危険性は避けられない。重篤な結果に至ることもある。ただ，呼吸抑制を恐れて術後痛を見過ごすことは，麻酔科医のアイデンティティにかかわる問題であろう。であれば，呼吸抑制は起こるという大前提で，呼吸の監視システム（モニター，医師や看護師の回診など）の精度を上げるか，投与するオピオイドを減量して，局所麻酔や非ステロイド性抗炎症薬（NSAIDs）などを組み合わせたマルチモーダル鎮痛の選択が考えられる[8]。

●"絶え間ない呼吸の監視"はできるのか

当然ながら，オピオイドに対する感受性は個人差が大きく，必要最小限の投与量の決定は必ずしも容易ではない。しかし，患者にとって安全

① 睡眠時無呼吸や不眠症
② 睡眠時無呼吸を伴った病的肥満（体重が少ない場合も危険性がある）
③ いびき
④ 加齢による危険性：61〜70歳 2.8倍，71〜80歳 5.4倍，80歳以上 8.7倍
⑤ オピオイドの最近の使用経験なし（オピオイドナイーブ）
⑥ 手術後，特に上腹部，胸部手術
⑦ 必要なオピオイドの増量またはオピオイド耐性
⑧ 長時間の全身麻酔
⑨ ベンゾジアゼピン，抗ヒスタミン，ジフェニールヒダントイン，鎮静薬あるいは他の中枢神経抑制剤の使用
⑩ 既存の心肺疾患や機能不全，または重要臓器不全
⑪ 術後呼吸抑制をきたすような胸部や他の部位の切開
⑫ 喫煙者

表1　過鎮静や呼吸抑制の高い危険性がある患者（文献5より）

であっても，十分な除痛を提供できない投与量になってもいけない。呼吸抑制はPCA開始直後だけでなく，薬物が血中から脳脊髄液に移行する数時間から12時間後にも起こる可能性がある。そのため長時間にわたる"絶え間ないモニタリング"の重要性が示されている[9]。しかし，PCAを使用するすべての術後患者を集中治療室（ICU）あるいはそれに準じる監視体制に置くことは現実的には無理である。

そこで，絶え間ない監視システムとして，呼気二酸化炭素や酸素飽和度モニタリングが推奨されている。しかし実際には，経済的理由や"alarm fatigue"（MEMO 3）などのさまざまな理

MEMO 3

alarm fatigue

臨床現場においては各種モニターが発する警報音のほとんどが誤作動による。その誤った警報音に曝露され続けた医療関係者が，警報音に鈍感になり（例えば警報音を off にしたり音量を下げたりすることも含めて），その結果，重要な警報音に即座に反応しなくなることを指す。

> **MEMO 4**
>
> ### 小児の "PCA by proxy" での事故報告 🖉
>
> 生後 2 か月の先天性胆道閉鎖症の患児の術後鎮痛に IV-PCA が選択され，ICU では看護師が，一般病棟では母親が PCA ボタンを押した。一般病棟へ転棟した数時間後に SpO_2 が 60%，心拍数が 50 回/min まで低下し，無呼吸で発見された。直ちに，バッグマスクによる補助換気と心マッサージを開始し，数秒で自発呼吸は回復し，体動も認めた。IV-PCA のボーラス投与が無呼吸となる前の 2 時間で 12 回（モルヒネ 1140 μg）と大量使用されていた[11]。生後 3 か月未満までは呼吸抑制の危険性が増すので注意が必要である[2]。

由で，術後に酸素飽和度と呼気二酸化炭素の両方をモニタリングしている施設は 9.52%，酸素飽和度のみは 38.1% である[5]。さらに術後鎮痛にオピオイドを使用してもまったくモニターを使わない施設が 58% もある[7]。

どう見回ればよかったのか

本件で患者側は，見回りの際に呼吸数の測定が行われなかったことが過失であると主張しているが，裁判官は医療者の見回り時間の間隔を問題視した。本件は手術室退室時の血液ガスデータ，pH 7.263（正常値 7.35〜7.45），二酸化炭素分圧 50.4 mmHg（正常値 37.0〜44.0 mmHg），酸素分圧 456 mmHg[*5]（正常値 80〜100 mmHg），呼吸数 11 回/min（正常値 11〜16 回/min）を呼吸不全と判断し，術後は数値（二酸化炭素分圧，pH）の測定による呼吸状態の監視の必要が高かったが，それらがされなかったので，看護師の見回りが唯一の呼吸状態の監視であった。そのような患者に対しては，PCA ボタンを押した

時点から 6 時間程度の間は，30 分に 1 回程度の見回りを行う必要があった[*6]，とした。帰室時の喉の雑音や血が混じった粘痰（この原因についても疑問が残るが）を喀出していたこと考慮しても，呼吸不全かどうかの評価は意見が分かれるところではあるが，帰室時に呼吸不全があった患者となかった患者では見回る時間間隔が異なると裁判官が示したものともとれる。

前述のように，オピオイドに関連した呼吸抑制の医療訴訟では，ほとんど（97%）が回避可能であったと判断されている[7]。基本的に起こった医療事故が回避可能であった場合は，本件と同様に医療者側の過失と認められることが多い。このような状況を踏まえ，術後 PCA について，医療訴訟対策目的のみならず，患者の鎮痛の質と安全性を高めるためにも，麻酔科医に限らずすべての医療者へ向けて日本麻酔科学会などからガイドラインを示すべきだと筆者は考えている。

看護師による PCA ボタンの操作について

本件では，"PCA by proxy" つまり代行（理）患者調節鎮痛〔患者自身の判断で患者が押すべき PCA ボタンを家族，知人（友人や恋人など），医療関係者が押すこと〕[10]の是非も争点の一つとなった。患者側からは，「患者自身が押すべき PCA ボタンを看護師が押したことが病院側の過失」との主張がなされた。これに対して今回入手した裁判資料では，PCA ボタンを押した看護師に対する明確な司法判断の具体的記載はなかったが，患者側の主張をおおむね認めているようである。

PCA の禁忌として，①自分の鎮痛を自分の責任で行うことを望まない患者，②PCA を精神的または言語的に理解できない患者，③身体的

[*5] 異常に高いが，術中の 100% 酸素投与の影響である。
[*6] 裁判官が証拠として採用した資料は確認できなかったが，「教科書的なこと」としている。

| | **MEMO 5** |

医療施設認定合同審査会（JCAHO）

日本医療機能評価機構に当たる米国の組織である。ただし，日本では機構の審査に合格しようがしまいが直接的に病院の利益に大きく結びつかないが，米国では JCAHO の審査で認定を受けないと一切の公的医療保険を取り扱うことはできない。よって「泣く子も黙る」と表現されるように JCAHO の基準を厳守するのが米国における病院の常識である[12]。

①PCA を処方・設定した医師の許可
②患者担当看護師のその情報の共有
③PCA ボタンを押すことができない患者で，理解力がある場合，患者からの同意
④PCA ボタンを押すことができない患者で，理解力がない場合，保護者または介護者からの同意
⑤適切な代行（理）者（家族，介護者，恋人，知人や医療関係者など）の任命
⑥その代行（理）者に適切な教育・説明（常に患者のそばに付添うこと，どのような状況で PCA ボタンを押してよいか・いけないか，PCA と AACA の併用の禁止など）と，その理解の確認
⑦代行（理）者への教育内容，説明および同意書などについては書面で用意し，そして記録する

表 2　AACA（筆者の案）

障害のために PCA ボタンを押せない患者，④訓練を受けていないスタッフや適切で効果的なモニターが提供できずに安全が担保でいない環境，などが挙げられている[8,10]。これらは，患者以外（麻酔科医を除く）が PCA ボタンを押すことは，正しい除痛ができないばかりか，鎮痛薬の過量投与になり，呼吸抑制など患者の安全性を脅かすことになるかもしれないからである（MEMO 4）。しかし臨床の現場では，看護師による nurse-controlled analgesia（NCA），介護者による caregiver-controlled analgesia（CCA），家族による family-controlled analgesia（FCA）などの "PCA by proxy" が行われ，それに関係する死亡事故も報告されてきた[12]。

われわれ医療者は今後 "PCA by proxy" に対してどのように対応していくべきであろうか？"PCA by proxy" について，欧米ではすでに大きな話題になり，それなりの論争にもなった。2004 年に米国の医療施設認定合同審査会 Joint Commission on Accreditation of Healthcare Organizations（JCAHO）（MEMO 5）[13]，そして 2005 年に米国医薬品安全使用協会（ISMP）[14~16] から，その注意喚起がなされ，一時は看護師側からも "PCA by proxy" について否定的意見も示された[17]。その後，PCA 装置の安全性についての改良がなされたことや臨床の実情を踏まえた再検討が行われ，「委任代理人調節鎮痛 authorized

agent-controlled analgesia（AACA）」[18] が提案され，現在，米国ではほぼ承認されている。AACA とは，PCA を処方・設定した医師から正式に許可された適任で適切な教育を受けた者（医療関係者や家族など）が，24 時間患者に付き添い，患者が PCA ボタンを押せない時に，患者の痛みに応じて患者の代わりに PCA ボタンを押すものである[18]。

一方の日本では，"PCA by proxy" についての議論はなされず，「手術直後は麻酔からの覚醒が十分でないこともあるために，患者が鎮痛を希望しているがボタンを押すことが困難な場合は看護師が代行して PCA ボタンを押すことがある」と，PCA の基本概念からかなり外れた内容が記載された看護雑誌[19] があるように，一部の医療施設では，成人に対しても家族や看護師が PCA ボタンを押すことが漫然と行われてきたと考えられる。A 病院でも看護師が PCA ボタンを押すことは日常的な業務であったと推測される。

日本において，小児専門医療施設は別として，"PCA by proxy" が野放しとなっている施設は少なからず存在する可能性があり，今後，本件と同様な事故が生じることは否定できない。"PCA by proxy" の基本規則を早期に作成し，承認された手続きに従った AACA を今後は推進

術後呼吸不全による死亡　◆　211

すべきである（表2）。

とを積極的に発信すべきかもしれない。

異論・暴論

オピオイドによる呼吸抑制は，呼吸数の減少が典型的であり，呼吸抑制の早期検出に呼吸数の測定は重要である[20]。Gepsteinら[21]は，SpO_2 が94%以下または呼吸数が10回/min以下になったら鎮痛薬の持続注入を中止し，100%酸素投与を行い医師に連絡する，呼吸数が8回/min以下となったら麻薬拮抗薬であるナロキソンを投与する，とした看護師向けのアルゴリズムを作成している。しかしながら，その認識度は医師と看護師では温度差がある[20]。本件でも看護師は，肺胞音は確認していたが，医師の指示がありながら，呼吸数の測定はしていなかった。これについて病院側は「患者に対する観察及び看護に忙殺されている看護師にとって，"呼吸数"を常に測定して記録することは困難であり，そこまでの必要性は存在しない。呼吸状態の評価は呼吸数の測定をしなくても可能である」と反論している。看護師の多忙な状況も理解できるが，術後患者のみならず，さまざまな状況での患者のバイタルサインとしての"呼吸数"の重要性を忘れているようである[22]。すべての医療者は，術後鎮痛における"呼吸数"監視の重要性を改めて認識すべきだし，麻酔科医はこのこ

本件から学び取れること

オピオイドを用いたPCAは優れた鎮痛方法であり，特に術後痛に対しては多くの恩恵を患者に与えてきたことは間違いのない事実であるが，その適応と患者監視体制，使用するモニターや回診間隔ならびにその時の測定項目などは，各々の患者の状態に合わせた適切なものでなければならない。

　頸椎手術後の呼吸不全の合併症には注意が必要である。原因は咽喉頭の浮腫，固定の角度，血腫，横隔神経麻痺等が報告されている。すべて，術後ある程度の時間の経過後に症状が発現しており，本件の死因が，直接PCAによるものか，他の原因を間接的に増強したかは不明だが，いずれにしても頸椎手術後鎮痛にオピオイドを用いたPCAを使用するときは注意が必要である[23]。

　PCAボタンは，基本的には患者自身が押す原則を医療関係者は認識すべきであるが，患者以外の人間がPCAボタンを押すことがきわめて意義があると考えられる場合は，その施行に関して，一定の規則を作成し，順守すべきである。今後，「看護師特定行為」に「術後疼痛管理関連」も区分される予定である。

文　献

1. 関　俊隆. 強直性脊椎骨増殖症と嚥下障害. 脊椎脊髄 2014；27：999-1003.
2. 木下幸大，西山隆久．PCA．看技 1999；45：26-31.
3. 相馬　真，進藤重雄，水野広一ほか．頸椎前方除圧固定術後（2椎間以上）の上気道狭窄の検討．J Spine Res 2013；4：396.
4. Association for the Advancement of Medical Instrumentation. Infusing Patients Safety：Priority Issues from AAMI/FDA Infusion Device Summit. 2010.《https://www.aami.org/events/eventdetail.aspx?ItemNumber＝1285》（2019年4月15日閲覧）
5. Wong M, Mabuyi A, Gonzalez B. First National Survey of Patient-Controlled Analgesia Practices. Physician-Patient Alliance for Health & Safety. 2013.《http://www.premiersafetyinstitute.org/wp-content/uploads/PPAHS-national-survey-patient-controlled-analgesia.pdf》（2019年4月15日閲覧）
6. Flynn F, Mohr L, Lawlor-Klean P. Right programming of pumps to prevent errors in the infusion process. Jt Comm J Qual Saf 2003；29：37-40, 1.
7. Lee LA, Caplan RA, Stephens LS, et al. Postoperative opioid-induced respiratory depression：a closed claims analysis. Anesthesiology 2015；122：659-65.
8. 井上荘一郎．質の高い術後鎮痛を目指そう．LiSA 2016；23：364-8.
9. 杉山大介，川真田樹人．PCAの基礎：安全で有効なPCAにするために適応・副作用の理解はきっちりと．LiSA 2011；18：774-7.

10. Tye T, Gell-Walker V. Patient-controlled analgesia. Nurs Times 2000；96：38-9.

11. 加藤貴大，濱田 宏，柳部憲佑ほか．患者自己調節鎮痛（PCA）が無呼吸の原因と推察された小児の 1 症例．蘇生 2015；34：254.

12. Institute for Safe Medication Practices. More On Avoiding Opiate Toxicity With PCA By Proxy. 2002；may 29.《https://www.ismp.org/newsletters/acutecare/articles/20020529.asp》（2019 年 4 月 15 日閲覧）

13. 塚本容子．マニュアルの考え方-米国の場合-．INFECT CONTROL 2006；15：990-4.

14. Joint Commission on Accreditation of Health Organization（JCAHO）．2004. Sentinel event alert：patient controlled analgesia by proxy. December 20, issue 33.《https://www.jointcommission.org/sentinel_event_alert_issue_33_patient_controlled_analgesia_by_proxy/》（2019 年 4 月 15 日閲覧）

15. Institute for Safe Medication Practices. Safety issues with PCA part I - how errors occur. 2003.《https://www.ismp.org/resources/safety-issues-pca-part-i-how-errors-occur》（2019 年 4 月 15 日閲覧）

16. Institute for Safe Medication Practices. Safety issues with PCA part II - how to prevent errors. 2003.《https://www.ismp.org/resources/safety-issues-pca-part-ii-how-prevent-errors》（2019 年 4 月 15 日閲覧）

17. Sellers CL. Avoid PCA by proxy. Nursing 2015；45：9.

18. Wuhrman E, Cooney MF, Dunwoody CJ, et al. Authorized and unauthorized（"PCA by proxy"）dosing of analgesic infusion pumps：position statement with clinical practice recommendations. Pain Manag Nurs 2007；8：4-11.

19. 山本奈央，藤森玲子．PCA を用いる場合の患者教育．看技 2008；54：728-33.

20. 川西秀明，松成泰典，惠川淳二ほか．Masimo 社製アコースティック呼吸数モニタリング装置 Rad-87™ を用いた全身麻酔後の呼吸数モニタリングの導入．日臨麻会誌 2014；34：848-53.

21. Gepstein R, Arinzon Z, Folman Y, et al. Efficacy and complications of patient-controlled analgesia treatment after spinal surgery. Surg Neurol 2007；67：360-6.

22. Parkes R. Rate of respiration：the forgotten vital sign. Emerg Nurse 2011；19：12-7；quiz 18.

23. 山田忠則，粕谷由子．頸椎椎弓形成および後方固定術後に呼吸不全を発症した 1 症例．日臨麻会誌 2015；35：27-31.

◆ CASE 20 ◆◆◆◆◆◆◆◆◆◆◆◆◆◆◆◆◆◆◆◆◆◆◆

無痛分娩中のトラブル
快適で安全な出産のための麻酔とは何か？

取り上げる判例

平成 14 年 3 月 6 日
神戸地方裁判所
平成 10 年（ワ）第 639 号
損害賠償請求事件

キーワード

無痛分娩
硬膜外麻酔
脳出血
死亡
呼吸不全
全脊髄くも膜下麻酔

Summary

第 4 子を分娩する予定の産婦が，無痛分娩のために施行された硬膜外麻酔の直後に容態が急変し，結果的に母子ともに死亡した。家族が，人的物的体制が不十分な状況で患者に硬膜外麻酔を施行したために合併症の呼吸不全が生じたにもかかわらず，早期に適切な呼吸管理及び全身管理処置をとらなかった過失があるとして病院に損害賠償請求を行ったが，裁判官は家族の訴えを退けた。

請求額

原告ら（患者の家族）に対し，122,615,511 円

妥結額

請求棄却

経過（見出しは筆者による）

第 4 子の妊娠が確認され，無痛分娩が予定された

1997（平成 9）年 1 月 31 日，産婦は A 病院で受診し，産婦人科の A 医師の診察を受けたところ，第 4 子を懐胎していること（妊娠第 10 週 1 日）が判明し，分娩予定日は同年 8 月 28 日とされた。この日の身体検査では，産婦は身長 155 cm，体重 63 kg であり，これを基にすると BMI は 26 であった。

　同年 8 月 13 日（妊娠 37 週 6 日），A 医師の内診によると，産婦は子宮口 1 指開大，子宮腟部の展退なし，児頭は下降してステーション ±0，子宮腟部は口唇の硬さという状況であった。この状況を踏まえ，A 医師は，子宮口を熟化させるためにプラステロン硫酸ナトリウム（子宮頸管熟化薬）200 mg を静注し，同年 8 月 18 日に計画分娩することを産婦に勧め，その理由等を説明した。産婦はこれに同意し，8 月 18 日に入院・分娩することになった。

　同年 8 月 18 日（妊娠 38 週 4 日），8：05 頃，産婦は家族に付き添われて，計画分娩を行うために A 病院に入院し，分娩予備室に入室した。この日は B 看護師と C 助産師の 2 人が分娩予備室（及び分娩室）を担当しており，C 助産師は入室した産婦に問診票を記載してもらった。

無痛分娩中のトラブル　◆　2 1 5

産婦は,「今までアレルギー体質だと言われたことがありますか」との問診票の問いに対し,「いいえ」と回答した。8：20頃,プロスタグランジンE$_2$（陣痛誘発薬）2錠,ヒドロキシジン（精神安定薬）1錠が産婦に経口投与された。この後,B看護師が産婦の剃毛・浣腸を行った。8：50頃,産婦にベッドに横になってもらい,分娩監視装置がつけられた。この頃,A医師の上司であるD医師（A病院の産婦人科部長兼名誉院長）が来室して内診を行い（子宮口は3cm開大であった）,産婦を含む分娩予定の妊婦が計画分娩を行うことに支障がない状態であることを確認し,その後,外来診療のために分娩予備室を出ていった。9：00頃,産婦にマルトース輸液500mL,ビタミンB$_1$ 50mg,カルシウム5mL,オキシトシン（陣痛促進薬）2.5単位の混合液の点滴が,80mL/hrで開始された。同時に乳酸リンゲル液500mLの点滴も開始された。点滴開始後にプラステロン硫酸ナトリウム200mgが側管から静脈注射された。この頃に測定された産婦の心拍数は72bpm,血圧は108/62mmHgであった。9：00過ぎ頃,A医師が産婦の無痛分娩を行うために分娩予備室に来室した。

硬膜外麻酔が開始された

1997年8月18日9：05頃,A病院の分娩予備室において,A医師が産婦に腰部硬膜外麻酔を開始した。A医師は,硬膜外麻酔については,A病院での勤務を始めてから本件当時までの約6年間,月に10件以上を施行してきた経験を持っていた。開始に当たって,それまで産婦に装着されていた分娩監視装置は取り外された。産婦があらかじめ回答しておいた問診票によると,産婦はアレルギー体質だと言われたことはないとの回答であったが,A医師は,いつもの

とおり念を入れて自ら口頭で問診を行い,過去に喘息やアトピーがなかったか,薬物アレルギー等がないかなど既往歴について確認し,産婦はアレルギー体質と言われたことがない旨答えた（なお,産婦が第3子出産時にA病院で回答した問診票には,アレルギー体質だと言われたことがある旨の回答がされていたが,A医師はこの時点ではそのことは認識していなかった）。

問診が終わると,A医師は穿刺の準備に取りかかった。産婦の体位は,ベッドの上で身体の右側を下に横向きに寝て,へそを見るように背中を丸めた姿勢であり,穿刺を行う背中側にA医師が位置した。B看護師は産婦の顔が見える側から,産婦が背中を丸めた姿勢を保ちやすいように産婦の肩と尻ないし足にかけての部分を支えていた。A医師は,産婦の穿刺部位〔第3/4腰椎棘突起間（L$_{3/4}$）〕を手で確認し,まず硬膜外麻酔専用のTuohy針を穿刺する準備として,1％リドカイン2mLで穿刺部分の皮膚の麻酔を行った。その後,A医師が産婦の腰椎（L$_{3/4}$）にTuohy針で穿刺を開始した。まず抵抗消失法により穿刺を行い,針先が硬膜外腔に入ったことを確認した。次に,注射器のピストンを数回引いてみて,針先が硬膜外腔を越えてくも膜下に入り込んでいないかの確認を行った。この時,注射器には,髄液も血液も戻ってこなかった。以上のように,針先が適切に硬膜外腔内に入っているかどうかの確認をした後,A医師は,本件テスト麻酔を施行した。すなわち,0.25％のブピバカイン2mL（5mg）を生理食塩液8mLと混ぜて産婦に注入した。それから,持続的に硬膜外麻酔を行うことができるように,穿刺したTuohy針を通してカテーテルを硬膜外腔に挿入し,尾側（仙骨裂孔）の方に向けて6cm進めた。この際も吸引や加圧を行って,血液や髄

---

*1 肺塞栓症・羊水塞栓症の診断にもパルスオキシメータは有用であったと考えられるが,使用したかは不明である。
*2 脳出血を疑ったのなら第一に瞳孔を確認すべきだが,資料にはこの時の産婦の瞳孔に関する記載はない。

液が戻ってこないかを確認した。

産婦の容態が急変した

9：15～20頃，A医師が，カテーテルを留置して，Tuohy針を抜き，カテーテルが抜けたりしないようにテープで固定しようとしていた矢先に，産婦が歯をグッと咬みくわえて呼吸を詰めたような痙攣発作様の状態となった。もっとも，てんかんの大発作のように全身に及ぶものではなく，咬痙（咬筋が硬直する症状）であった。A医師は，気道の確保，呼吸状態の確認等のために産婦の顔側に回り込んだ。産婦は意識がなく，非常に強力に歯を食いしばって閉口しており，「うーうー」とうなり声を上げていた。B看護師は産婦が呼吸をしていないように感じたため，産婦の下顎を強力に挙上した。A医師は，産婦が舌を咬まないようにバイトブロックを入れようとしたが，開口させることはできなかった。産婦は，不十分ながらも下顎が挙上されたことによって，弱々しく自発呼吸はできるようになった。この頃，産婦は仰臥位にされた。A医師は，外来診療中のD医師や麻酔科のE医師を呼ぶように指示を出し，さらにD医師には重ねて自ら電話で応援を要請した。B看護師はしばらく下顎を挙上していたが，自分の判断で分娩予備室近くの手術室に蘇生バッグを取りに行き，すぐに手術室主任のF看護師とともに戻ってきてこれを産婦に装着した。この頃，B看護師が見たところでは，産婦の手の爪の色が悪くなっており，チアノーゼ*1であると判断された。蘇生バッグを装着するころには，産婦の咬痙も治まってきていた。

　D医師は，産婦の容態の急変を聞いて，すぐに外来診療から分娩予備室にやってきた。この時点から，A医師はD医師の補助役に回った。D医師が観察したときには，産婦の顔にはチアノーゼはなかったものの，意識は全くなかった。また，蕁麻疹，発疹，喘鳴等は観察されなかっ

た。産婦の蘇生バッグを取って下顎を挙上して鼻と口に手を当てると，呼気があり，呼吸がなされていることが確認できた。そして，下顎挙上の際に，頸部硬直が観察されたため，D医師は産婦の症状を子癇による咬筋の緊張であると判断した。そこで，D医師は鎮痛，鎮静目的でヒドロキシジン25 mgの静注と，子癇発作の再発を予防する目的で硫酸マグネシウム20 mLの静注を指示した。これを受け，ヒドロキシジン25 mgが直ちに静注された。D医師は，気道閉塞を防止するために下顎を挙上して気道を確保していたが，しばらくしても産婦の意識が回復しないため，血圧と心拍数をチェックしたところ，心拍数は60～70 bpmと少なく，血圧も低下していた。そこで，D医師は，胎児の救命を考慮して産婦を分娩室に移送する指示を出し，同時に，脳出血や心筋障害の合併を疑った*2ことから，自動血圧心電図計の装着と，内科のG医師の応援要請の指示を出した。また，D医師の指示の下，A医師が超音波検査で胎児心拍数を調べると，120 bpm台（正常値110～160 bpm）であったことから，A医師は，D医師に対し正常である旨報告した。

　再び蘇生バッグを装着し，産婦をベッドごと分娩室に移送すると，自動血圧心電図計が装着された。また，分娩室では，産婦に自発呼吸があったので，酸素マスクが装着された。この頃，産婦の心拍数は40 bpm台の後半で，血圧は測定不能であった。先にD医師から指示されていた硫酸マグネシウム20 mLの静注がまだされていないことが判明して，ようやくこの頃，硫酸マグネシウム20 mLが静注された。

内科のG医師，麻酔科のE医師が応援に到着した

9：30頃，内科のG医師が分娩室に到着し，A医師は母体の心臓，脳，全身状態の管理をG医師に委ね，自分はそのまま胎児の管理を担当した。G医師は，産婦の心拍数及び血圧の低下に

対してアトロピン 0.3 mg の静注を指示し，直ちに静注が開始された。9：41，自動血圧心電図計の計測が開始された。心拍数は，82 bpm であった。9：45 頃，硫酸マグネシウム 20 mL が点滴に混注され，同時にドパミンが 10 mL/hr で投与開始された。心拍数は 51 bpm，血圧は 72/48 mmHg であった。その後，産婦の全身の循環状態が悪いため，気管挿管を考えて麻酔科の E 医師に応援が依頼された。9：50，麻酔科の E 医師が到着し，気管挿管が行われ，アトロピン 0.2 mg が追加で静注された。心電図では AV ブロック様の波形がみられた。この頃，まだ胎児心音は正常であった。9：51 頃，心拍数は 44 bpm，血圧は 138/51 mmHg であった。いったん帰宅していた産婦の家族が再び来院し，事態の急変を聞いて分娩予備室に来室し，D 医師から産婦の容態について説明を受けた。D 医師は，胎児を救命できる可能性もあるとして帝王切開を勧めつつ，そうすると母体の方が危険になる可能性があることを告げ，家族の判断を仰いだ。家族は，母体の救命を優先することを希望した。その説明の間，心拍数は 39 bpm となり，帝王切開に備えて心マッサージが開始された。

蘇生処置の甲斐なく，死亡が確認された

9：59，心拍数は 67 bpm で，血圧は 130/29 mmHg であった。母体の救命を優先するため帝王切開が断念され，ドパミン（体内の血流量が少なくなるため胎児には悪影響がある）が 30 mL/hr に増量され，炭酸水素ナトリウム 1 アンプルが注入された。10：00，アドレナリン（胎児には血流障害が起きて死産になる効果も持つ）及び炭酸水素ナトリウム各 1 アンプルが静注された。胎児の心音が消失した。10：03，血圧測定不能となり，心マッサージを停止すると心拍数は 50 bpm 台からフラット（心拍数ゼロ）になってしまう状態となった。10：10，アミノフィリン 250 mg が静注された。その後も心マッサージをしながらアドレナリン，炭酸水素ナトリウム等の薬物を注入したが，産婦の血圧は上昇せず，心臓も動こうとしなかった。10：45，患者の蘇生が断念され，死亡が確認された。A 医師による麻酔開始からわずか 1 時間 40 分後であった。

産婦が死亡した後，ポータブルの X 線装置で，産婦の頭部 X 線が撮影された。A 病院は産婦の死亡原因を明らかにするため解剖を望んで家族にその旨を伝えたが，家族の同意が得られなかったため解剖はされなかった。

死亡診断書には，産婦の直接死因として「脳出血」，その原因として「妊娠高血圧症候群」が記載された。

MEMO 1

肺塞栓症と羊水塞栓症

肺塞栓症
母体死亡のおよそ 10% の原因となっているにもかかわらず，妊娠中および産褥期の発生は比較的まれとされる[1]。

羊水塞栓症
まれな疾患ではあるが，突然発症する低血圧，低酸素血症，凝固因子の枯渇による凝固障害を特徴とする複雑な疾患である。重篤なものでは，出産前後に突然の呼吸促迫症状を示し，全身状態が悪化して，血管内凝固や大量出血を伴い，心肺停止となり死亡する[2]。

主たる争点

①産婦の死亡原因について

産婦側の主張：産婦の死亡原因として考え得るのは，1）局所麻酔薬のくも膜下注入による全脊髄くも膜下麻酔（全脊麻），2）局所麻酔薬の血管内注入による局所麻酔薬中毒，3）誤嚥を合併した子癇発作，4）脳出血，5）肺血栓塞栓症又は羊水塞栓症（MEMO 1），であるが，特に1）ないし4）のいずれかであった可能性が高い。

　病院側の主張：解剖がされていないため断言はできないが，妊娠高血圧症候群に起因する子癇発作を経て，脳出血を合併したことにより死亡した可能性がある。局所麻酔薬中毒及び全脊麻は，ともに初発症状として呼吸困難があり，気道閉塞とアレルギー反応が続発するものである。しかし本件では，産婦の気道に異常はなかったこと，胎児心音があったことなどからして母体の酸素欠乏はなかったといえるのであって，産婦の死亡原因が局所麻酔薬中毒または全脊麻であるとはいえない。

②Ａ病院の医師らの過失及び因果関係の有無

　産婦側の主張：Ａ医師及びＤ医師は，産婦に抗痙攣薬を投与せず，産婦が血圧測定不能になった後も，早期に気管挿管や昇圧薬投与を行わないで，産婦の症状を子癇発作と決めつけた治療しか行わず，合併症を想定した治療を行っていない。その結果，産婦の適切な呼吸管理及び全身管理が遅れ，産婦を死亡させるに至った。硬膜外麻酔を施行する医師は，局所麻酔薬中毒や全脊麻による呼吸麻痺や痙攣が発生した場合に備えて，気管挿管器具，吸引器，心電呼吸モニター，全身麻酔器具，蘇生に必要な薬物等を準備し，かつ異常が発生した場合には直ちに対応できる人員配置をしておくべき義務がある。しかるに，Ａ医師及びＤ医師は，人的物的体制が不十分な状況で産婦の硬膜外麻酔を施行した。Ａ医師は，血管内注入又はくも膜下注入をすることがないよう十分に注意しながら局所麻酔薬の注入を行うべき義務があった。しかるに，Ａ医師はこれを怠り，あるいは手技が未熟であったために，誤って麻酔薬を血管内又はくも膜下に注入して，産婦に呼吸抑制などを生じさせ死亡させた。

　病院側の主張：Ａ病院の医師らに呼吸管理及び全身管理における過失はなかった。Ａ病院では，救急事態に対する準備は整っていた。Ａ医師の手技が未熟であったということは全くない。十分に確認した上で適切に硬膜外腔に注入している。

裁判結果

産婦側の請求はいずれも棄却された。

判決文抜粋（一部，筆者による改訂を加えた）

産婦の死亡原因について

ア）局所麻酔薬のくも膜下注入による全脊麻

ブピバカイン何 mg で全脊麻が生じるか不明であるが，治療的全脊髄くも膜下ブロックに関する報告等からその必要量を換算すると約 75〜112 mg となる。本件テスト麻酔で注入されたブピバカイン 5 mg では全脊麻となるには足りない。また，全脊

麻になると、呼吸筋を含む全身の筋弛緩が生じる。本件で産婦に筋弛緩が生じたとの所見はなく、歯をグッと食いしばった咬痙から異常が始まっており、全脊麻の症状とは考えられない。

イ）局所麻酔薬の血管内注入による局所麻酔薬中毒

局所麻酔薬が血管内に入り込んだ可能性を全く否定することはできないが、他方、文献等に紹介されている中毒例には、直ちに死亡につながらないものも多く含まれていること、本件で産婦に注入されたブピバカインの量は中毒量の4分の1であることなどからすると、本件テスト麻酔の注入量では死亡するに至る程度の中毒が生じるほどの血中濃度には至らないと推認するのが相当である。

ウ）脳出血

産婦は、妊娠により拡張期血圧に少なくとも20 mmHgの上昇があり、6月23日から7月14日までの3週間で体重が1.5 kg増加し、7月14日に浮腫があったのであるから（なお、年齢[*3]、体重等からの誘因も認められる）、軽症の妊娠高血圧症候群であったというべきである。1991年及び1992年の統計によれば、母体の死亡原因として脳出血は約14%を占め、そのうちの約93%は原発性であったこと、脳出血の初発症状として約半数に突然の意識消失、痙攣発作、呼吸停止などがみられたこと、脳出血があった例の20%弱に重症軽症を問わず妊娠高血圧症候群が認められたこと、妊娠中はくも膜下出血よりも脳出血の比率が高いこと、他方、産婦には突然の意識消失と痙攣発作があったが、その後継続して呼吸不全があったとは認め難いことなどからすれば、産婦の死亡原因が脳出血であったと考えても矛盾はない。また、本件全証拠によっても子宮収縮薬の過量投与によるショック、過強陣痛又は子宮破裂があったとは認められない。よって、他に蓋然性のある死亡原因が認められない本件においては、産婦の死亡原因は脳出血であったと推認するのが相当である。

A病院の医師らの過失及び因果関係の有無

A医師は、産婦の痙攣発作や呼吸不全に直面して、直ちに気道確保等を行い、上司であるD医師への応援を要請している。そしてD医師は産婦の症状を子癇発作であると判断しつつも、産婦の容態が改善されないため直ちに内科医の応援を要請し、同時に分娩室への移送も行っており、これらのことからすると、この時点でD医師が他の合併症の可能性（心機能不全や脳出血など）を念頭に対処していたこと及び胎児の救命についても考慮していたことが認められるのであって、D医師の処置が子癇発作との決めつけに基づく処置であったとは認められない。本件は、産婦の救命だけでなく、同時に胎児の救命も考慮しなければならない状況であったことからすると、ドパミンやアドレナリンの投与が遅れたとまではいえない。

　産婦の死因は脳出血であったと推認されるのであるが、脳出血は救急処置が適切

[*3] 死亡当時38歳であった。

でも死亡の転帰となることが多いこと，仮に早期の気管挿管を行っていても診断を行う時間ができたといえるにとどまることに照らせば，仮にＡ病院の医師らの治療に不十分な点があったとしても，産婦を救命できた高度の蓋然性は認められない。

当裁判所は，産婦の死因は脳出血にあると推認するものであるが，産婦の容態急変に対し，Ａ病院の体制が不十分であったとは認められないし，病院のすべての部屋に気管挿管のための用具や救急処置の準備をする義務があるとまでは認められず，至近距離の手術室に救急処置の準備がされていたことが認められるのであって，救急処置の対応に手落ちがあったともいえない。

Ａ医師の麻酔手技上の過失についての妊婦側の主張に理由がない。

解説

無痛分娩は和痛分娩（COLUMN 1）とも称され[4]，欧米と比較して日本での実施率はきわめて低い（フランス80％，米国61％，英国23％，日本2.6％）[3]が，2014年度が4.6％，2015年度が5.5％，2016年度が6.1％（病院5.5％，診療所6.6％）と年々増加している[5]。無痛分娩がこれまで多くの妊婦に計り知れない恩恵を与えてきたことは紛れもない事実である。さまざまな方法，例えば，局所・区域（硬膜外，脊髄くも膜下）麻酔，吸入・静脈麻酔薬あるいは鎮痛薬の全身投与，薬物を用いない心理学的生理学的方法などが施行されてきた[4]。

無痛分娩に伴うトラブル

本件は無痛分娩の代表的方法である硬膜外麻酔施行後の患者の急変についての訴訟である。ほかにも硬膜外麻酔を用いた無痛分娩に関連した医療訴訟がいくつかある（MEMO 2～4）。1965年前後に，日本で無痛分娩が導入され始めた頃から，その危険性については危惧されていた[9]。

無痛分娩中に発生したトラブルに関する報道（表1）[10~15]に対して，厚生労働省も危機感を募らせ，当時の塩崎厚生労働大臣が「安全管理体制の構築について，厚生労働省としても検討して，安全・安心な分娩に臨んでいただけるように私どもとしては最大限の努力をしてまいりたいと思います」とコメントした[16]。日本産婦人科医会は「無痛分娩を提供する施設では，器械分娩や分娩異常出血，麻酔合併症などに適切に対応できる体制を整える」との緊急提言を行った[17]。

厚生労働省の研究班が2010年1月から2016年4月までに報告された298人の妊産婦死亡

COLUMN 1

無痛？　それとも和痛？

"labor analgesia" を日本では無痛分娩と訳しているようだが，分娩時のすべての痛みが必ずなくなるわけではない。誤解を避けるために，産婦が許容できる痛みに制御するという意味で「和痛分娩」の呼称を採用している施設もあるようである[3]。

MEMO 2

関連事案：硬膜穿破・馬尾神経損傷[6]

無痛分娩のための硬膜外麻酔を施行後に，腰背部痛と下肢の痺れが生じた。産婦は，担当医が事前に放散痛についての説明と指示を怠り，また放散痛の有無を確認することなく，硬膜外穿刺，カテーテル挿入の手技を継続して馬尾神経を損傷した過失があるとして，医療機関に損害賠償を求めたが，裁判官は，産婦の症状と医師の行為の因果関係を認めず，産婦の訴えを棄却した。

MEMO 3

関連事案：硬膜外膿瘍および圧迫性脊髄炎[7]

無痛分娩のための持続硬膜外ブロックの施行後に，硬膜外膿瘍および圧迫性脊髄炎が発症した。医師の消毒の不完全を過失として争われた一審では患者側の請求は棄却されたが，二審では認容された。最高裁まで争われたが判決は変わらなかった。

MEMO 4

関連事案：局所麻酔薬中毒によるショック[8]

第3子出産のために入院した産婦に，無痛分娩のための硬膜外麻酔が施行された。10：58に最初の投与として2%メピバカイン10 mLが投与され，12：08に痛みの訴えに対して2%メピバカイン10 mLが追加投与された。12：36から産婦が異常を訴え始め，チアノーゼも出現したので，直ちに分娩室で，吸引分娩で児を出産させたが，産婦はショック状態に陥り13：08に死亡した。局所麻酔薬中毒によるショックの発生の有無が争点となったが，医師の過失は認められなかった。

● **2011年4月/2012年11月（同一施設）**
無痛分娩のための硬膜外麻酔が施行され，さらに陣痛促進薬を注入された。吸引分娩と腹部を強く押した後に，帝王切開で出産したが，児は仮死状態で出生した。総合病院に転院したが，児は意思疎通ができない寝たきりとなり，介護の末に3歳で亡くなった。（京都新聞 2017年6月14日）[10]
無痛分娩のための硬膜外麻酔施行直後に容体が急変し，搬送先の総合病院で緊急帝王切開を受けたが，母子とも脳障害で寝たきりになった。（毎日新聞 2017年7月30日）[11]

● **2012年11月**
無痛分娩による次女の出産中，硬膜外麻酔施行直後に呼吸困難に陥り，医師が適切な呼吸回復措置をしなかった過失により産婦を死亡させた疑いがもたれた。次女は搬送された病院で，帝王切開で無事生まれた。（朝日新聞 2017年10月6日）[12]

● **2015年2月**
硬膜外麻酔を用いた無痛分娩中に子宮破裂が発生し，産婦は約30分間心肺停止となり死産し，子宮も摘出された。産婦側は，陣痛の痛みを消す無痛分娩では，医師や助産師が妊婦の状態を厳重に監視しなければならなかったのに，子宮破裂の兆候を見逃したと主張した。（朝日新聞 2017年9月19日）[13]

● **2015年8月**
無痛分娩のための硬膜外麻酔が開始され，陣痛促進薬「オキシトシン」が多量に投与されるなか，出産後に子宮内からの大量出血により重度の低酸素脳症を発症。意識不明の重体となり，約1年後に急性循環不全で死亡した。（神戸新聞NEXT 2017年5月19日）[14]

● **2015年9月**
無痛分娩のための硬膜外麻酔施行直後，医師が産婦のそばを離れた際に，産婦は呼吸困難に陥った。別の病院で緊急帝王切開を受け男児を出産したが，母子ともに重い障害を受け，最終的に2017年に相次いで死亡した。（朝日新聞 2017年8月30日）[15]

表1 無痛分娩に関連したトラブルに関する最近の報道

---

*4 欧米では特に，血管内への誤投与を察知するためにアドレナリン含有の試験投与が推奨されている[19]が，母体・胎児に有害作用を与える可能性も少なからずあるので，アドレナリンの使用には注意が必要である。

例を分析したところ，無痛分娩を行っていた死亡例が13人（4%）あり，1人が局所麻酔薬中毒による死亡，残り12人は大量出血や羊水塞栓症であった[18]。また同研究班は「無痛分娩の実施率を5.5%として年間分娩数から推計すると，無痛分娩中の妊婦の死亡率は10万人あたり4.9人であり，通常分娩中の死亡率と明らかな差はない」と結論している[18]。

適切な局所麻酔薬の使用

本件に関する疑問の一つは，0.25%ブピバカイン2 mL（5 mg）と生理食塩液8 mLとの混合液を試験投与として注入したことである。確かに判決文にあるように，血管内やくも膜下に注入されようが，患者を急変させるような用量ではない。通常は1.0～1.5%のリドカインあるいは0.25%ブピバカイン3 mLが最も標準的な量であるから[3, 19]，試験投与としてはあまり意味がない用量であり，鑑定医も通常の方法でないことを認めている*4。

　無痛分娩に使用する局所麻酔薬は，安全性を確保する意味から，必要最小限の濃度・量にすべきである。胎児・新生児に対する影響のみならず，必ずしも確立したものではないが，分娩時間，器械分娩や帝王切開術の頻度への影響も考慮しなければならない。

　さらに，産婦に痛みが生じた時，その痛みが出産に関連するものか，子宮破裂・常位胎盤早期剝離のような偶発症の初期症状に関連するものかの鑑別を困難にする懸念もある[20]。ただし，その際には分離麻酔，つまり局所麻酔薬の濃度の差により，運動神経，感覚神経，交感神経の遮断が個別に起こり得ることを十分に認識する必要がある。例えば，産婦の痛みの訴えに対して，感覚神経の遮断のみに注目し，交感神経の遮断を考慮せずに，安易に硬膜外カテーテルから局所麻酔薬を追加投与すると，高位・広範囲の交感神経遮断により循環虚脱を引き起こす可能性がある。筆者は，無痛分娩に際して，この点の認識が乏しいような印象を受けている[7, 21]。

硬膜外麻酔による無痛分娩の留意点

硬膜外麻酔による無痛分娩で推奨される方法を表2[22]に示す。基本的には，通常の外科手術やペインクリニックにおける硬膜外麻酔・ブロックの留意点と変わりはない（表3）。

　米国のClosed Claims Analysisによると，産科（帝王切開あるいは無痛分娩）に関連した区域麻酔の事故の多くは局所麻酔薬中毒ではなく，高位脊髄くも膜下麻酔（高位脊麻）が原因となっている。その理由として，局所麻酔薬の偶発的血管内注入は偶発的脊髄くも膜下注入と比較して，吸引試験や局所麻酔薬の試験投与の予防効果が期待できるからとされている[23]。

　吸引試験や局所麻酔薬の試験投与の徹底は重要だが，当然ながら，それで異常がなくても100%安全というわけではなく，局所麻酔薬を投与する際は，一度に全量投与をするのではなく，産婦の状態を観察し吸引試験を繰り返しながら，分割投与が望ましい。

　産科に関する区域麻酔のガイドラインでは，無痛分娩時は産婦のバイタルサインと胎児の心拍数のモニターおよび有資格者による記録が推奨されているが，モニターの種類や記録間隔は産婦や胎児の状態に適したものにし，広範囲な麻酔が生じた時には全身麻酔と同等のモニタリングをすべきとしている[22]。厚生労働省科学特別研究事業からの提言は参考になるかもしれない[24]（表4）。

妊婦の意識障害

2006年，脳出血が生じた妊婦の転送先が見つからず死亡した事案（COLUMN 2）は社会問題になったが，特に妊娠後期では，非妊娠時と比較して産婦に意識障害を生じさせるいくつかの

- 施行前に，産婦を評価し，説明を行い，同意を得る
- 産婦は産科専門医によって検査を受け，母子ともに評価を受け，いかなる産科的合併症が生じた時にも対応できる医師の存在を確認する
- 酸素供給を含めた救急蘇生セットの準備の確認
- 適切な血管確保（通常は18Gで十分）
- 血圧計，酸素飽和度モニターを装着する。無痛分娩中のベースラインとなる，施行前の測定値の記録
- 施行前の適切な輸液投与（500 mL）
- 体位は座位（肥満産婦では有用）または側臥位。患者を安心させ，体位やモニターを補佐し，施行時の産婦の体動を防ぐ看護師の存在
- 刺入部の適切な消毒と覆布の使用
- ブロック針による偶発的脊髄損傷を避けるために，第3腰椎以下の棘間での施行
- 標準的操作による硬膜外腔への硬膜外針の刺入。正中法が主流だが，傍脊椎法も時々使用される。注射器を生理食塩液（または空気）で満たした抵抗消失法が最も使用される
- 硬膜外針や挿入したカテーテルからの血液や髄液の逆流の有無の確認
- カテーテルをより挿入しやすいように，カテーテル挿入前に，硬膜外針から防腐剤無添加の3〜5 mLの生理食塩液あるいは希釈した局所麻酔薬を注入する
- カテーテルを挿入し，硬膜外針を抜去する。カテーテルの硬膜外腔への挿入は5 cm以内とする（それ以上の挿入は，カテーテル先端が迷入する可能性が高くなり，適切に硬膜外腔に位置することなく，麻酔効果が不完全となり，血管あるいは神経損傷の可能性も高くなる）
- 試験投与を行う。アドレナリン含有の局所麻酔薬を3 mL使用するのが標準的である（ただし，アドレナリン含有の局所麻酔薬の使用については，筆者は積極的に推奨しない）。60秒以内に心拍数が増加しないか，3〜5分以内に脊髄くも膜下麻酔の徴候はないか確認する。もし試験投与で問題がなければ，痛みが軽減されるまで必要とされる局所麻酔薬を分割して追加投与する。
- 仰臥位低血圧症候群を避けるため，出産を通して基本的に左側臥位をとらせる。より慎重に，施行前に左右側臥位のどちらが無理なく可能であるかを産婦に確認する
- 局所麻酔薬注入後，最初の10分間は1〜2分間隔で血圧を測定する。その後は硬膜外麻酔が終了するまで10〜30分間隔で測定する。患者の状態によっては測定間隔を短くする
- 初回投与量の投与後，最初の20分間は注意深く産婦を観察し，産婦を一人にしない。全量投与後にも低血圧その他の合併症・副作用が生じる可能性があるので，適切にモニタリングしなければならない
- もし低血圧が生じたら（収縮期血圧がベースラインから20〜30%以上低下したり，100 mmHg以下の場合），子宮を左方移動させ，急速輸液を施行し，必要ならエフェドリンを5〜15 mg静注する。もし低血圧が持続するなら，血管収縮薬を追加して酸素を投与する
- 硬膜外麻酔を開始する前後で胎児の心拍数と子宮の収縮を持続的にモニタリングする
- 薬液を投与する度にカテーテルから血液や髄液が吸引されていないか，必ず逆流試験を施行して確認する。全量一括投与をする際は分割して行う
- 出産後はカテーテルを抜去し，カテーテルの先端が切断されていないことを確認する

表2　硬膜外麻酔による無痛分娩で推奨される方法（文献22より，改変）

- 全脊髄くも膜下麻酔（全脊麻）
- 局所麻酔薬中毒（偶発的血管内注入および過量投与）
- アナフィラキシー（局所麻酔薬，消毒薬，ラテックスアレルギーなど）
- 硬膜外血腫
- 硬膜外膿瘍
- 広範囲の交感神経ブロック（硬膜外腔への局所麻酔薬過量投与による），低血圧
- 神経損傷
- 偶発的硬膜穿刺後頭痛
- 穿刺部痛の遷延　　　　　　　　　　　　　　　など

表3　硬膜外麻酔の合併症

病態が存在するので，無痛分娩中はそれを認識しておくことが重要である。

◎脳血管障害

妊娠に伴う脳血管障害（脳梗塞・脳出血）の頻度は高くないが，重要な合併症の一つである。日本では出血性（72.4%）が梗塞性（27.6%）より多く発症し[26]，妊産婦死亡全体の14%を占め，産科出血に伴う死亡の38%に次いで2番目に多い（40歳以上の高齢妊婦では脳出血が1番目）[27]（COLUMN 3）。死亡につながる脳出血は54%が分娩前に発症し，分娩前に発症した

1. インフォームドコンセントの実施

①合併症に関する説明を含む無痛分娩に関する説明書を整備
②妊産婦に対して，説明書を用いて無痛分娩に関する説明が行われ，妊産婦が署名した無痛分娩の同意書を保存すること

2. 無痛分娩に関する安全な人員体制に関すること

①無痛分娩麻酔管理者を配置すること
②麻酔担当医を明確化すること
（麻酔担当医の責務及び役割）
・麻酔担当医は，無痛分娩で行われる麻酔に関連した医療行為を行うこと
・硬膜外麻酔等による無痛分娩の適応を適切に判断すること
・分娩のための硬膜外麻酔等を安全に実施すること
・硬膜外麻酔等による合併症に適切に対応すること
具体的には，
・定期的に産婦を観察すること
・硬膜外腔への局所麻酔薬等の薬剤投与に責任を果たすこと
・麻酔記録が確実に記録及び保存されるよう管理すること
・硬膜外麻酔開始後 30 分間は集中的に産婦の全身状態及びバイタルサインを観察できる体制をとること
・硬膜外麻酔開始 30 分後から産後 3 時間までの間は，緊急時に迅速に対応できるよう，5 分程度で産婦のベッドサイドに到達できる範囲内に麻酔担当医がとどまる体制をとること
（麻酔担当医の要件）
・麻酔科専門医資格，麻酔科標榜医資格又は産婦人科専門医資格を有していること
　産婦人科専門医の場合には，原則として日本麻酔科学会麻酔専門医である指導医の指導下に麻酔科を研修した実績があり，自らの麻酔科研修歴及び麻酔実施歴，無痛分娩診療歴について経験症例数等の情報を公開し，安全で確実な硬膜外麻酔及び気管挿管実施の能力を有することを示すこと。さらに，安全な麻酔実施のための最新の知識を修得し，技術の向上をはかるための講習会を 2 年に 1 回程度受講し，その受講歴についてウェブサイト等で情報を公開していること
・硬膜外麻酔について 100 症例程度の経験を有することが望ましい
・安全で確実な気管挿管の能力を有すること

表 4　安全な無痛分娩を提供するために必要な診療体制（文献 24 より）

COLUMN2

脳出血の産婦を 18 病院が転送拒否−裁判官の付言[25]

　18 の病院に受入れを拒否されたとして大きく報道された。裁判官は最終的に，産婦が最初に受診した医療機関の医師の過失を否定したうえで，社会の最も基本的なセーフティネットである救急医療の整備・確保を強く期待し，1 人医長の問題も指摘しつつ，次の付言を行った。「家族らは，産婦について，1：37 頃のけいれん発作により転送が決められてから実際に救急車が被告病院を出た 4：49 までの間，意識を喪失したまま脳に異常が生じているにもかかわらず，脳に対する検査や治療がされることなく搬送先が決まるのをひたすら待っていた。もっと早期に搬送されていれば救命されたのではないかという家族らの気持ちは十二分に理解できる。1 分でも 1 秒でも早く治療をしてもらいたいのに，何もすることなく，3 時間待たされ続けたわけである。その待っていた時間がいかに長いものであっただろうか…」。

場合は急激な経過をとる傾向にあり，半数以上が 6 時間以内に死亡している[27]。背景疾患として，妊娠高血圧症候群，HELLP 症候群，脳動静脈奇形，もやもや病，脳動脈瘤などがある[29]。

◎子癇
突然の痙攣発作と意識消失を主症状とする疾患

で，妊産婦死亡につながる。分娩時あるいは産褥早期に起こることが多い。日本での発症頻度は約 0.04〜0.07％である[29]。子癇の鑑別疾患として，また合併すると死亡率が高い疾患として脳出血があるが，鑑別は必ずしも容易ではない。局所麻酔薬中毒を子癇と間違う可能性も指摘さ

COLUMN3

全身麻酔時の産婦の脳出血

筆者は以前, 緊急帝王切開で全身麻酔を施行した患者の脳出血に関する相談を受けた。帝王切開に対して全身麻酔を施行し, 児娩出後, 麻酔を終了してもなかなか覚醒しないため, 検査をしたら脳出血が判明し, 重篤な後遺症が残った症例であった。家族は, 麻酔科医の血圧コントロールの不備と脳出血の診断の遅延を過失として医療機関に損害賠償請求を行った。気管挿管時に収縮期血圧が約 200 mmHg に上昇した麻酔記録があり, それが原因で産婦の脳血管が破れて脳出血となったと主張した。最終的に示談となった。

　緊急帝王切開時の麻酔は, 胎児の状態がよくない症例も多く, 胎児への影響も考慮して最低限の浅い麻酔で行う傾向にあり, そのため気管挿管・執刀時の刺激を十分に抑制できず, しばしば高血圧を呈することになる。妊娠高血圧症候群を合併した産婦に全身麻酔を施行する際は, まず血圧コントロールを重視した導入が必要かもしれない[28)]。

れている[30)]。

異論・暴論

無痛分娩に関連した医療行為の保険適応は今のところ認められていない。基本的に自費診療として各医療機関が独自の金額を設定している (個人施設 0～5 万円, 一般総合病院 3 万～10 万円, 大学病院 1 万～16 万円[31)])。「出産時の痛みは病気ではない」ということであろうが, 痛みの軽減を求めることは産婦の当然の権利であり, 長年にわたり自費診療で放置している日本の対応は理解できない。日本の最重要課題である少子化対策にも大いに関係するものであり, 確実な先行投資と考える必要がある。無痛分娩を保険収載し, 限られた産科医・麻酔科医・看護師の数, 多くの無痛分娩が個人診療所で施行されている現状を考慮して, モニターの整備による監視システムの構築など, 施行できる施設条件を厳格にすることで, よりその安全性が高まることが期待される。国家戦略としての対応が急務である。

本件から学び取れること

硬膜外麻酔を用いた無痛分娩は, 基本的な安全性は確立されているが, 他の医療行為と同様, どうしても防ぎ得ない事故は存在する。しかし, 無痛分娩に伴う合併症や副作用についての情報が十分に行き渡っていない現状では, 母子の双方あるいはいずれかの生命が失われたり, 何らかの重篤な後遺症が生じたりする事故が発生すると, 大きなインパクトをもって世間に受け止められる。無痛分娩法として, さらに快適で安全な硬膜外麻酔を目指すだけでなく, 産婦は通常とは異なる病態・生理状態にあり, 硬膜外麻酔が原因でなくても, 他の原因(例えば, 子癇, 脳血管障害, 血栓塞栓症など)でいつでも急変は起こり得ることを理解し, 無痛分娩の施行に際しては, 母子の安全性を最大限確保できる状況を確立しなければならない。

　また, 本件では, 死亡原因が一つの争点になった。裁判官は可能性のある各要因について, 鑑定医の意見を参考に検討し, 最終的に脳出血の可能性が最も高いと判断したが, 解剖がされていれば, 原因はより明確であったと思われる。臨床現場ではいまだに論争はあるが, 異状死の疑いがある症例では, 医療者側および家族側も解剖を積極的に施行することが重要であると考えられる[32)](COLUMN 4)。

226　CASE 20

> **COLUMN4**
>
> ## autopsy imaging（AI）死亡時画像病理診断
>
> これまで死因究明のために，体表の情報を調べて（検視）から必要なら解剖が施行されてきたが，解剖（剖検）数には限界がある．死体とはいえ，非侵襲的な，CT や MRI 等の画像診断装置を用いた検査は今後普及していくことが予想される[33]．

文 献

1. 大鷹美子監訳．血栓性塞栓症．In：ウィリアムス産科マニュアル．東京：メジカルビュー社，2009：285-92.
2. 大鷹美子監訳．羊水塞栓症．In：ウィリアムス産科マニュアル．東京：メジカルビュー社，2009：187-8.
3. 照井克生．全国の分娩取り扱い施設における麻酔科診療実態調査．厚生労働省科学研究費補助金 子ども家庭総合研究事業．2008.
4. 角倉弘行．無痛分娩の基礎と臨床．第 2 版．東京：真興交易医書出版部，2015.
5. 無痛分娩は 6.1%，半数以上が診療所で…厚労省研究班の初会合で報告無痛分娩．厚労省に研究班 安全管理体制を年度末に提言．読売新聞記事．2017 年 8 月 23 日．
6. 平成 20 年 7 月 25 日/東京地方裁判所/平成 17 年（ワ）第 22085 号
7. 昭和 39 年 7 月 28 日/最高裁判所第三小法廷/昭和 38 年（オ）第 714 号
8. 平成元年 2 月 20 日/東京地方裁判所/昭和 58（ワ）第 13442 号
9. 無御園生雄三，長内国臣，藤田達士ほか．産科麻酔における不測の母児障害 無痛分娩における事故（座談会）．産婦の世界 1966；18：1047-59.
10. 無痛分娩で脳障害 3 件目発覚，京都の産婦人科，3 歳で死亡．京都新聞記事．2017 年 6 月 14 日．
11. 無痛分娩訴訟「説明と処置不十分」母子重度障害，家族ら訴え/京都．毎日新聞記事．2017 年 7 月 30 日．
12. 無痛分娩の死亡事故，院長を書類送検へ 大阪府警．朝日新聞記事．2017 年 10 月 6 日．
13. 「無痛分娩で死産」大学附属病院を提訴 女性，一時心肺停止．朝日新聞記事．2017 年 9 月 19 日．
14. 無痛分娩で医療ミス，妊婦死亡 刑事告訴へ 神戸．神戸新聞 NEXT 記事．2017 年 5 月 19 日．
15. 無痛分娩の女性死亡事故，男児も死亡 神戸の産婦人科．朝日新聞記事．2017 年 8 月 30 日．
16. 厚生労働省．塩崎大臣会見概要．2017 年 8 月 1 日．《http://www.mhlw.go.jp/stf/kaiken/daijin/0000173480.html》（2019 年 4 月 16 日閲覧）
17. 日本産婦人科医会．母体安全への提言 2016 Vol.7.《http://www.jaog.or.jp/wp/wp-content/uploads/2017/08/botai_2016_2.pdf》（2019 年 4 月 16 日閲覧）
18. 麻酔使った「無痛分娩」で 13 人死亡…厚労省，急変対応求める緊急提言．読売新聞記事．2017 年 4 月 17 日．
19. Gaiser RR. The epidural test dose in obstetric anesthesia：it is not obsolete. J Clin Anesth 2003；15：474-7.
20. 笠井馨美，垂井 薫，森島史織ほか．硬膜外無痛分娩施行中に生じた子宮破裂の 1 症例．分娩と麻 2016；98：117-9.
21. 堀口貞夫，梁 栄治，村田照夫ほか．硬膜外麻酔の局麻剤中毒によると思われる帝切時ショックの一例．分娩と麻 1986；61：45-53.
22. American Society of Anesthesiologists. Guidelines for neuraxial anesthesia in obstetrics. Committee of origin：obstetric anesthesia（Approved by the ASA House of Delegates on October 12, 1988, and last amended on October 16, 2013）.《http://www.asahq.org/quality-and-practice-management/standards-guidelines-and-related-resources/guidelines-for-neuraxial-anesthesia-in-obstetrics》（2019 年 4 月 16 日閲覧）
23. Davies JM, Posner KL, Lee LA, et al. Liability associated with obstetric anesthesia：a closed claims analysis. Anesthesiology 2009；110：131-9.
24. 海野信也．無痛分娩の安全な提供体制の構築に関する提言．平成 29 年度厚生労働行政推進調査事業費補助金（厚生労働科学特別研究事業）．2018 年 3 月 29 日．《https://www.mhlw.go.jp/file/05-Shingikai-12601000-Seisakutoukatsukan-Sanjikanshitsu_Shakaihoshoutantou/0000203226.pdf》（2019 年 4 月 16 日閲覧）
25. 平成 22 年 3 月 1 日/大阪地方裁判所/平成 19 年（ワ）第 5886 号
26. 宮本 亨，吉田和道，高橋 淳．妊娠と脳卒中全国調査．日医師会誌 2014；143：1926.
27. 吉松 淳．日本産婦人科医会の登録症例からみた妊産婦の脳出血．産と婦 2014；81：559-62.
28. 横田和美，照井克生．帝王切開の麻酔法は禁忌がないかぎり区域麻酔で．LiSA 2003；10：690-3.
29. 丸尾伸之．子癇・脳出血．周産期医 2015；45：1259-62.
30. 岡田尚子，大原玲子，田辺瀬良美ほか．特別座談会 無痛分娩．LiSA 2017；24：13-26.
31. 望月純子，天野 完．無痛分娩の現状．分娩と麻 2005；87：47-51.
32. 日本法医学会．異状死ガイドライン．平成 6 年 5 月．《http://www.jslm.jp/public/guidelines.html》（2019 年 4 月 16 日閲覧）
33. 山本正二．死亡時画像診断（Ai）の教えるもの．日臨麻会誌 2016；36：84-91.

◆ CASE 21 ◆

歯科医師の医科での救命救急研修
ガイドラインに従い同意を得なければ医師法違反

取り上げる判例

平成 20 年 3 月 6 日
札幌高等裁判所
平成 15 年（う）第 179 号
医師法違反被告控訴事件

キーワード

歯科医師
救急救命研修
医師法
麻酔

Summary

歯科医師の医科救命救急センターでの研修について，その必要性は認められたが，医科の医療施設で歯科医師が歯科および口腔外科領域以外で，自ら患者に行う医行為は医師法違反であり，医師ではなく歯科医師が医行為を行うことについて，患者・家族に説明し同意を得て，あくまでも医師の監督下で行うべきと判断された。

求刑
罰金 6 万円

量刑（地裁）
有罪，罰金 6 万円

量刑（高裁）
控訴棄却

経過 [1,2]（見出しは筆者による）

歯科医師を研修医として受け入れることになった

1994 年 4 月，A 医師は，A 病院の救急医療部医長となった。同部には実質的に A 医師以上の地位の者がいなかったために，その頃から同部の責任者として，同部に属する医師の統括，他の診療科との調整等を行っていた。1997 年 4 月の組織改編により，救急医療部が救命救急センター（以下，センター）に名称変更され，A 医師は 1997 年 4 月 1 日から 1999 年 3 月 31 日までセンター副部長，同年 4 月 1 日からセンター

部長として，同センターの業務全般を管理していた。A 病院における研修医の募集，採用，処遇，研修する各診療科への配置及びその期間の調整等については，病院長の諮問機関であるレジデント教育委員会の決定事項とされていたが，研修医の具体的な研修方法，研修内容をどのようにするかについては各診療科の判断に委ねられていた。A 医師は，センターの責任者として同委員会の委員を務め，研修医の受け入れについて他科との調整に当たるとともに，センターでも研修方法，研修内容の決定について最終的な責任を負っていた。

本件に先立って，初めて歯科医師をセンターに受け入れるかどうかが問題となった1996年11月頃，センターの上級医が話し合いをした際，出席者の一人から反対意見が出たものの，肯定的な意見が大勢を占めたので，A医師は診断書等を作成する場合は医師と連名にするようにという注意をした以外は特段の配慮をすることなく，医師の資格を持つ研修医と区別せずに取り扱うようにセンターの医師に指示した。それ以降，1998年から毎年3名の医師免許を有しない歯科医師をセンターに受け入れ，医師の資格を持つ研修医と同様の研修を8か月間行わせるために，当直医または担当医として配置した。

歯科医師はさまざまな処置を行っていた

本件で問題となったのは，3人の歯科医師による医行為である。いずれも，医師が周囲にいない状況で，B歯科医師は1998年8月26日から1999年2月13日までの間，前後4回にわたり，救急自動車内等で，歯科に属さない疾病に関わる患者2症例に対し，気管挿管等の行為を行い，また右大腿動脈血栓除去等手術の第一助手として手術の補助を行い，その患者の親族に対して，下大静脈フィルター挿入等の説明及び同意の取り付けを行った。

C歯科医師は1999年9月28日から同年10月6日までの間，前後5回にわたり，院内において，歯科に属さない疾病に関わる患者1症例に対して，右大腿静脈からのカテーテル抜去等の行為を行い，また別の患者の親族に対して，

脳圧センサー設置術等及び気管切開術の説明及び同意の取り付けを行った。

D歯科医師は2000年8月14日から2001年2月4日までの間，前後2回にわたり，院内等で，歯科に属しない疾病に関わる患者1症例に対して腹部の触診等の行為を行った。

3人の歯科医師は大学歯学部口腔外科所属であり，救命救急研修を目的に，A病院歯科口腔外科に赴任後，センターに転属した[*1]。

2000年7月頃，C歯科医師が担当をしていた患者の遺族から「説明や承諾なく内視鏡検査を実施したこと」「歯科医師が担当だったこと，他の医療機関へ移された後に死亡した」との苦情抗議を受けた際，副病院長から「歯科医師の資格しかないレジデントが，前面に出て患者の治療に当たるのはまずいのではないか」などと注意されたことを契機に，A医師は同年8月からセンターで研修を受けることになっていたD歯科医師について，従前のB，C歯科医師と異なり，当直医のファーストの割当てから外すことにしたが，それ以外では従前通り研修させることとし，A病院庶務課提出用のD歯科医師を当直医に組み込まない名目上の当直割当表とD歯科医師を当直医に組み込んだ真実の当直割当表を作らせ，センターの当直は後者の真実の当直割当表に基づいて行わせた。

新聞で歯科医師による医行為が報道された

2001（平成13）年6月5日付けの新聞に突然「歯科研修医が専門外治療」[4]と報道された（COLUMN 1）。その記事では，A病院で歯科口

[*1] 3人の歯科医師は，それまでに歯科口腔外科で2年以上，医科麻酔科で4か月以上の研修を積み，200例以上の全身麻酔，100例以上の気管挿管や，静脈確保，緊急薬剤の投与についての知識と臨床経験があり，歯科医師としての水準は非常に高かった[3]。

[*2] 書類送検：被疑者を逮捕して身柄を送致するのではなく，任意で取り調べた事件について書類と証拠品のみを検察庁に送致すること。

[*3] 略式起訴：検察官が所轄の簡易裁判所に簡易性や迅速性を求める起訴で，被疑者の同意を得て，即日1回結審で100万円以下の罰金または科料の宣告と同時に略式命令を請求がなされる。

[*4] 訴追：検察官が刑事事件について公訴（刑事事件について，検察官が裁判所に起訴状を提出すること）を提起し，それを遂行すること。

COLUMN 1

内部告発

今回提示した事案はマスコミ報道から始まった。おそらく内部告発であろう。内部告発とは，組織内の者が自らの勤務施設の不正を周知するために，外部の監督機関や報道機関などへ知らせる行為である。当該施設のコンプライアンス（法令遵守）に何らかの不備があり，一部の内部関係者はその状況を見過ごすことができなかったと推測される。

内部告発は時に組織の名誉・信用を損なう行為でもあるため，内部告発者は，組織から報復人事などの不利益な制裁を加えられたりする可能性がある。そこで，「公益通報者保護法」が制定された。すべての内部告発者を保護するのではなく，「国民の生命，身体，財産その他の利益の保護にかかわる法令の規定の遵守を図り，もって国民生活の安定及び社会経済の健全な発展に資すること」を目的として定め，公益に資する告発，すなわち「公益通報」行為に限って保護するものである。実際に事案②（p.236）は，内部告発を行った麻酔科医師が麻酔科部長から麻酔業務から外されるなどの報復措置を受け，退職を余儀なくされたとして，病院の設置者である県に対して損害賠償の支払いを求め，その請求が一部認容されている[5]。

腔外科所属の若手医師に，本来なら行えない「医業」分野の医行為を少なくとも3年間にわたって行わせていたことを述べ，厚生労働省の「歯科と口腔外科疾患以外の処置を歯科医師が反復継続して行った場合，研修でも医師法違反の可能性がある」（医事課），「救急など医業の現場で歯科医が研修すること自体，想定さえしておらず，認められない行為」（歯科保健課）とのコメントも含まれていた。そして「患者には医者のように振る舞っていたが，医学の基礎知識の面など，気が気でなかった」というA病院関係者の証言も載せられた。

さらに同年9月14日付け同紙には「『捜査に支障』説明なし，市は事実公表せよ」[6]との記事が掲載され，病院側の「指導医は必ずおり，医師の介助だった。医師法違反と考えていない」とのコメントと，複数のA病院関係者からの「夜間は歯科医師単独で処置することが多く，指導などなかった」「指導医がついたのは最初の数回だけで，歯科口腔外科の疾患以外も一人で処置していた」などのコメントが含まれていた。

医師らは書類送検された

最初の報道を契機に市は立入検査等をし，2001年10月，市は保健福祉局保健所長名でA医師らを警察署長に告発し，警察は2002年1月10日，医師法違反容疑でA医師と3人の歯科医師を書類送検[*2]した。起訴前に検察はA医師に対して「略式起訴[*3]として罰金2万～6万円でどうか，金額はそちらで決めてくれ」との打診を数回行ったが，A医師は「罪を認めることになる要請はとうてい受け入れることはできない，裁判の場で歯科医師の参加型研修の必要性・正当性を主張する」との理由で拒んだため[7]，A医師は，B，C，D歯科医師および同センターの医師らと共謀のうえ，医師でないのに医業をなしたものとして，医師法17条（医師でなければ，医業をなしてはならない）違反罪で訴追[*4]された。

一審で3人の歯科医師は，本件各行為によって，その対象となった患者の生命，身体等に具体的な危険が及んだという事実は認められず，悪意とは言えないことから処罰は求められず起

訴猶予*5 となった。裁判官は，救急の技術を身に付けたいという歯科医師やA医師の熱意には理解を示したが，A医師は医師と歯科医師との資格の違いについて配慮することなく，安易に，歯科医師の資格しかない者が医師と同様の行為をすることを長期間にわたって継続させたのであるから，その責任は軽くはない，として有罪（罰金6万円）とした（平成15年3月28日）。A医師は控訴した。

後手に回った厚労省

市の調査段階で保健所から「歯科医師が歯科口腔外科の研修の一環として，歯科に属さない疾患に関わる診療，点滴，採血，処置及び注射などの医行為を行う」ことの是非について照会を受けた厚生労働省は「一般に，歯科医師が，歯科に属さない疾患に関わる医行為を業として行うことは医師法17条に違反する。単純な補助的行為（診察の補助に至らない程度のものに限る）とみなし得る程度を越えており，かつ，当該行為が，客観的に歯科に属さない疾病に関わ

る医行為に及んでいるのであれば，医師の指示の有無を問わず，医師法17条に違反する。」（平成13年9月10日 保健所宛て厚生労働省医政局医事課長回答 医政医発87号）との回答をした。

しかし一審の途中で厚生労働省は，その救急研修に関して「歯科医師が，救急救命処置に関する対応能力の向上を図るために医科の診療分野において研修することは，一般的に医師法に違反するものではない。ただし，当該研修が診療行為を伴う場合においては，診療範囲等に関する法律上の制限が遵守される必要がある」（平成14年4月23日 医政医発第0423002号）として，前述の医政医発87号から一転，歯科医師の医科での研修の合法性を制限付きではあるが認めた。

一審の原判決後，厚生労働科学特別研究事業で，麻酔[8]と救急[9]に関する歯科医師の医業研修のガイドラインが策定された。厚生労働省は同局歯科保健課長連名の2003年9月19日付け『歯科医師の救命救急研修ガイドライン』[9]を都道府県衛生主管部（局）長宛てに発出し，

> **COLUMN2**
>
> ### 後だし基準の適合性評価
>
> 本件が大きな社会問題になる以前から長年にわたり，歯科医師の医科での研修は各医療機関で幅広く行われてきた現実があった。にもかかわらず，厚生労働省は一切の通達も指導もせず，明確な基準がない状況が継続していた。新聞報道で本件が問題視され，医科での医療における医師と歯科医師の立場の違いを明確に示す必要性に迫られ，一審後に厚生労働省からガイドラインが示された。
>
> 二審では，弁護団から①一審では作成されていなかった厚生労働省が公表したガイドラインの合理性の検証，②救急研修のあるべき基準の定立，③ガイドライン公表後の研修の実態，などの把握を求めたことにより[10]，裁判官は，A病院の研修がどこまでガイドラインに適合するか医療関係者らに聞くとともに，救命救急処置が必要となる機会が多い歯科口腔外科手術の見学も行い，歯科医療現場の実態把握を行ったため，審理が約3年間中断する異例の展開となった。

---

*5 起訴猶予：有罪で立証することも可能だが，検察官が，軽い犯罪で，被疑者が反省し，示談が成立しているなどと判断した場合に行われる不起訴処分。
*6 阻却：法律上は違法と認められる場合でも，何らかの理由により違法性が否定されること。

歯科医師の救命救急研修のあり方を示し，この
ガイドラインを容認する通達を出し，歯科医師
のガイドラインに従った医業研修を容認した
（COLUMN 2）。

主たる争点

①医師法 17 条の構成要件該当性

　A 医師側の主張：歯科医師らは歯科医師の資格を持つ研修医として指導医の指導監督の下で，指導医の手足として本件各行為を行ったにすぎないから，本件各行為は医師である指導医が行ったものというべきであり，医師法 17 条に違反しない。

②違法性阻却事由

　A 医師側の主張：歯科の患者の全身管理等に関する技術を歯科医師に修得させる必要があり，そのためには，医科の麻酔科や救急部において研修をする以外に方法がないところ，本件各行為はそのような研修の一環として行われたものであるから，社会的に正当な行為として違法性は阻却[*6]される。

裁判結果

医師法 17 条の構成要件該当性および違法性阻却事由についての控訴は棄却された。

判決文抜粋

本件各行為は，いずれも歯科医師らが自ら実施主体となって医行為を行った場合であるが，例えば，大腿動脈血栓除去等手術の補助，チューブ抜管及びカテーテル抜去は，そもそも研修の目的を逸脱しており，手術内容等の説明や同意の取り付けは，患者の権利保護の観点から研修歯科医師が自ら行うことはできず，見学にとどめるべき行為であり，気管挿管，静脈路確保及び腹部触診は，指導医が必要に応じて歯科医師らによる医行為を直ちに制止し，あるいはこれに介入できる状況の下でなされていなかったことに加え，本件各行為のほとんどは患者等に対する歯科医師であることの説明及び承諾がなされていなかったものである。したがって，本件各行為は，いずれも社会的相当行為ということはできず，違法性は阻却されない。

解説

歯科医師の医科研修の必要性は認められた

A 医師側は上告したが棄却され，一審の有罪判決が確定した（2009 年 7 月 23 日）。これに対し
て特に歯科医師界からの反発は強く，"歯医者は歯だけを診ていればよい"との誤った考え方が国民に定着しかねない，との懸念の声があがっている[11]。

　A 医師は一貫して，社会の必要性に応じた歯

科医師の医科研修の正当性を訴えた。それに対して裁判官は，歯科医師によるA病院での歯科・口腔外科領域に属さない疾病に関わる患者に対する医行為は，例えば，その手技にどんなに熟達していても医師法17条から明らかに逸脱しているとの判断を下した。つまり，医師法17条に厳格に従った。本件の係争中に示された『歯科医師の救命救急研修ガイドライン』[9]について裁判官は「医師法と歯科医師法によって医師と歯科医師の資格を厳格に峻別している現行の法体系がいわば行政指導ともいうべきガイドラインによって変容されることはあり得ず，ガイドラインが歯科医師に医行為を行う資格を与えたものでないことも当然」として，一見，ガイドラインを否定するかの見解を示したが，厚生労働省は，例えば救急救命士が法律では病院での業務を禁じているにもかかわらずガイドラインで病院研修を認めている点について「国が作ったガイドラインに従って行っている研修が違法とされる事など有り得ない」とした[3]。

その後，裁判官は「本件各行為は，そもそも，歯科の患者の急変状態等に適切に対応する能力，全身管理の能力等を身に付けたいという歯科医師側の要望に端を発したものであり，歯科医師等がそのような能力を習得しようとした動機自体は，非難されるべきものではない。むしろ，歯科医師がそのような能力を習得することは，公衆衛生の向上及び増進に寄与し，国民の健康な生活を確保することにつながるというべきである」と歯科医師の医科での研修にはある一定の理解を示し，「歯科医師が医師法から逸脱しないように条件さえ満たせば医科での研修を受けることは許容される」としている。本件では最終的にはA医師のみならず裁判官も歯科医師の医科での研修の必要性を認めており，その方法に過失があるかないかが争点となった。

違法性阻却の条件

医師の監督下であればどのような医療機関でも歯科医師に医療を行わせてよいのかとの疑問が生じるかもしれない。裁判官は「歯科医師に無制限の研修が許されるわけでなく，その研修が社会的相当行為として違法性が阻却されるためには，研修の必要性が認められるほか，研修の目的が正当であり，かつ，研修の内容や方法がその目的を達成する手段として相当なものでなければならない」としている。そして歯科医師の救命救急センターへの研修受け入れ施設の条件として，①研修施設は研修を実施できる人的・物的規模の整った医療機関であること，②当該医療機関には相応の臨床経験等を有する医師が指導にあたることを内容とする指導体制が整っていること，③当該医療機関によって歯科医師が研修を受けるにふさわしい資質及び能力を有することが認められたものであること，などの条件を満たす医療機関のみで歯科医師の医科での研修が認められるとしている。

A医師は"医師の監督下"について「最初は常時監視の下で行い，少しずつレベルを上げて独り立ちさせなければ意味がない」と例えば，救急自動車への歯科医師の単独乗車も研修の一環であるとしたが，裁判官は救急自動車内におけるB，D歯科医師が行った医行為について「いかに救急自動車内に携帯電話機や無線機があったとしても，そこに医師は一人もいなかったのであって，指導医が必要に応じて歯科医師の行う医行為を直ちに制止し，あるいは介入できる状態ではなかった」ことを問題とした。これは，後に制定された「救急救命士の気管挿管」（COLUMN 3）と比較すると少々違和感を覚えるところかもしれない。

歯科医師による医科麻酔科研修

麻酔の歴史において，1844年に亜酸化窒素を用いたWells，1846年にエーテルを用いたMortonのいずれも歯科医師であることはよく知ら

COLUMN3

救急救命士の気管挿管

本件と同時期に問題となったのが，当時は認められていなかった救急救命士による気管挿管を，某県の消防が組織ぐるみで行っていたという事案である。2001年のテレビ番組で取り上げられ，大きな衝撃をもって受け止められた。詳細な経緯は不明であるが，救急救命士とその教育に協力した大学附属病院麻酔科医師が共通して抱いていた誤った認識「気管挿管は間もなく許可されるので，そのための準備をする」が一つのきっかけだったようである。当該の救急救命士は当初から現場で気管挿管を行っていた。その行為の効果の検証は不明であったが，その県の救命率は全国平均を大きく上回っていた（ただしその後の調査では，その地域の心肺蘇生に関わるデータには意図的な修正が加えられていることが明らかになり，関連する発表論文には救急救命士による気管挿管の事実が隠されていることが確かめられた）。さらに，今では信じられないが，その地域では受け入れ病院の医師が「自分は気管挿管できないので救急救命士が気管挿管してこないのなら当直をしたくない」ということがあったらしい。そのためか，世論は当該の救急救命士にむしろ同情的であった。さらに国も検討会を立ち上げて議論を始め，2004年，最終的には「全身麻酔の臨床30例以上の成功」という条件で，救急救命士に救急現場での気管挿管を認めることになった[12〜14]。

れている。日本の歯科医師による医科での麻酔研修は，昭和34（1959）年に東京歯科大学からの依頼を東京大学が受け入れたことから始まったようである[15]。これは，最近，多くの施設で行われている歯科医師による医科での麻酔研修と重なるところは多いし，本件の歯科医師もセンターでの救命救急研修前に麻酔研修を行っていた。患者からの承諾が得られ難い救命救急研修よりも麻酔研修を行っている歯科医師ははるかに多いと考えられる。

　現在は『歯科医師の医科麻酔科研修のガイドライン』[16]（平成21年4月1日から適応）に準じた研修が行われているはずであるが，そうではない場合もある。これまでに歯科医師の医科麻酔科研修で問題となった3事案を示す。

①一般総合病院の事案

麻酔科部長が不在である曜日に，医師である歯科大学麻酔科教授とその部下である複数の歯科医師が麻酔を担当していた。口腔外科以外の手術の麻酔も研修対象となっていた。歯科医師が担当した男性患者は，透析用のシャント形成術

を全身麻酔下で受けた際，麻酔薬の注入直後に心停止となり，2か月後に死亡した。同じ歯科医師が担当した女性患者では，術後に容態が悪化し植物状態となった。女性患者の家族の追及で，その麻酔担当が医師ではなくて歯科医師であったことが明らかになった。外部調査委員会の結論としては，男性患者では麻酔前の循環機能が十分に把握されておらず，危機的状況の判断の甘さがあったとされ，女性患者では麻酔管理上指摘すべき問題点はみられないとされた。しかしながら，歯科医師の麻酔行為はガイドラインに従ったものではなく，術前に患者・家族および代諾者に歯科医師であることを説明しておらず同意も得ていなかった。研修初期は基本的に，医師が歯科医師の麻酔の導入および抜管のみならず常にマンツーマンで指導を行っていた。しかし，研修が長くなり熟練度が上がるにつれ，歯科医師が単独で投薬したり，導入・抜管したりすることがあり，適切な指導下の研修が担保されなくなっていた状況もあったことが調査で確認された[17,18]。

②県立病院の事案

医科の手術麻酔において，歯科医師の研修がガイドラインに則った形で行われていなかった。歯科医師は，日本歯科麻酔学会への研修登録を行っておらず，患者への同意は医師同席にて取得することになっていたが，歯科医師単独で行っており，同意書の記載も十分なものでなかった。また難易度の高い麻酔（硬膜外麻酔？）も施行していた事実が判明し，「悪質性が高い」として歯科医師と手術管理部長の医師が医師法違反の疑いで書類送検されたが，最終的に起訴猶予処分となった[19〜22]。

③一般総合病院の事案

歯科医師が無資格で患者に全身麻酔を行ったとして医師法違反容疑で告発されたが，検察は嫌疑不十分で不起訴とした。しかし，検察審議会は「人命を預かる医師が違法行為を行ったことは許されるべきではない。再捜査を行ってほかに事例がないか調べるべき」と，不起訴不当と議決した[23]。

医業とは

医師法17条には「医師でなければ，医業をなしてはならない」とある。医師とは「医師国家試験に合格し，厚生労働大臣の免許を受けたものである」。医業とは「医行為を業とすること」とされる。医行為は「医師の医学的判断および技術をもってするものでなければ人体に危害を及ぼす恐れのある行為」とされる。また業は「反復継続意思」とされる。

本件では，A医師側証人は意見書の中で，歯科医師の医科での研修において「歯科医師への監督・指導の程度につき，少なくとも救急救命士と同程度のメディカルコントロール体制の下で研修が行われるならば，必要に応じて直ちに研修の制止や介入できる範囲内に常時指導医がいることまでは要求されない」と述べている。要するに，救急救命士は気管挿管や一定の薬剤投与等が認められ，看護師は静脈注射が行え，極端ではあるがAEDは一般人でも使用できることなどからして，医師法17条から阻却されている事実からすると，歯科医師の医科救命救急部門における研修もこれと同程度の独立性をもって行うことが許容されるとの意見である。しかし裁判官は，救急救命士は救急救命士法や省令等によって，看護師は保健師助産師看護師法等により，一定の限度で医科の現場における医業を行う資格を与えられているので，資格を持たない歯科医師と同列に論じることはできないとしている。このことは，歯科医師法により医師が歯の治療ができない，あるいは医薬品医療機器等法により医師は薬剤師業務ができないことと関連するものである。本件で裁判官は「歯科医師は歯科あるいは歯科口腔外科疾患以外の患者に医行為を行うことは，それが歯科で日常的に行われている手技，かつ，研修目的で行われたとしても医師法17条の構成要素該当性を阻却することにはならない」としている。

患者の同意

歯科医師の麻酔科研修事案に共通する大きな問題は「患者から同意を得る」ことが重視されず，患者の自己決定権を意図的に奪ったと判断されても仕方がない状況であったことである。前述の事案①では，通常は手術室入り口で「麻酔を担当する○○です」と名乗るか，歯学部教授が立ち会える時には，歯学部教授が「歯学部教授と○○です」と紹介しており，これをもって，患者への説明を行っていたとの認識であった。また術前の患者・家族への説明文書では，当該歯科医師は"麻酔科医師""医師"と記されていた。事案②は同意書の記載が十分なものではなかった。

本件でA医師側は「国民に研修の意味や重要性，安全性等についての理解が十分にない現状で患者に歯科医師であることを告げたならば，

多くの場合拒否されることが予想され，研修自体が成り立たない可能性が高いから，患者等に十分な説明を行わず，明確な承諾を得たとはいえないまま歯科医師が研修として医行為を行ったとしても，それが，指導医の適切な指導・監督下において安全性が十分に確保された中で行われた場合には，必ずしも違法とはいえない」，また「歯科医師らは，胸に『口腔外科』の表示のあるプレートを装着するか，縫い取りのある上衣を着用していたから，歯科医師であることを『明示』し，『伝達』したといえる」，そして救急自動車内での医行為では，「患者が心肺停止状態であるとか承諾を得ている時間的余裕がなかった」として承諾を得なかったことは正当であるとの，少々強引とも考えられる理由を挙げている。

　これに対して裁判官は「研修方法が研修目的を達成する手段として相当なものといえるためには，患者の権利・利益を害しないことが不可欠である。そして，この観点からは，インフォームドコンセントに代表される医療機関による説明と患者の同意が重要であって，この趣旨からすると，少なくとも当該医療機関は，研修歯科医師が歯科及び歯科口腔外科疾患以外の症例に関する医行為に関与する場合には，研修歯科医師の身分等を患者，その家族，代諾者等（以下「患者等」という）に説明し，原則として，自由な意思に基づく承諾を得ることを要するというべきである」「医科救命救急部門に搬送される患者やその家族は，誰もが資格を有する医師による救命救急処置を受けられるものと信じているのであり，いかに研修の必要性を強調しても，この信頼を医師・歯科医師側の一方的都合により裏切ることは許されない（下線は筆者）。そもそも研修は，医師と患者の相互の理解と信頼の上に成り立たなければならず，そのためには，当該医療機関が，患者等に対し，研修歯科医師が医療行為に関与する旨を説明し，原則としてその承諾を得なければならないことは当然のこ

とといえる。仮に，承諾を拒否されたなら研修を断念すべきであって，拒否されることが予想されるから，患者等に十分な説明をせず，承諾を求めないことを許されるというのは，患者の権利を否定するに等しい本末転倒の論理であり『医師（中略）は，医療を提供するに当たり，適切な説明を行い，医療を受ける者の理解を得るように努めなければならない』という医療法1条の4第2項の趣旨にもとるものである」，また「ネームプレートや縫い取りにより『口腔外科』の表示が確実になされていたかは相当疑わしく，仮にそのような事実があったことを前提にしても，それだけでガイドラインの『明示』と『伝達』があったというのは困難である」，そして救急自動車内での医行為については「そもそも初めから承諾を得られない可能性が高いことが分かっているのに，そのような場に研修歯科医師のみを行かせること自体が問題なのであって，研修の方法として誤っているというべきである」として，A医師側の主張を論破している。

　要するに，歯科において歯科医師が日常的に行う手技が医科と重なる手技であっても，患者および家族は医師による医療を期待しているので，歯科医師が医科での研修において同じ手技を行う場合でも，患者・家族および代諾者への説明と同意を得なければならないということである。現在でも，病院の入り口に「当院では医学生，看護学生等に加え，歯科医師の研修が行われている」ことが掲示され，あるいは初診時・入院時に渡す書類には「歯科医師が診療に関わることがある」との記載があれば，それに対する患者・家族および代諾者の署名および捺印をもって「原則同意が得られた」（いわゆる包括的同意）としているようだ[24]が，そのことは明らかに「患者の自己決定権」を侵害している。また，医療訴訟の場では「裁判官に証拠として読まれるもの」という視点からすると，このような同意書はまったく意味がないし，訴訟の火

歯科医師の医科での救命救急研修　◆　237

種となることは間違いない[25]。前述の事案①に関連して、歯科医師の医科での麻酔研修を受け入れた都内19施設中、11例が患者の承諾を得ていなかったことが判明している[17]。

異論・暴論

基本的には歯科医師が医科での研修を行うのは全身管理の素養を持った歯科医師の養成を目的としているのであって、医科領域における医師不足の補充のためのマンパワーとして全身管理ができる歯科医師の養成を目的としているわけではない[16,26]。しかしながら、現実はどうであろうか？ガイドラインに厳密に従えば、歯科医師の医科での研修は決してマンパワー不足を十分に補うことにならないことは明白である。本件でも検察側から「A医師は人手不足解消のために歯科医師の研修を独断で決定した」との主張がなされたが、判決では否定された[27,28]。具体的実数の根拠は確認していないが、日本では医師数は不足し、歯科医師数は過剰であるといわれている。そのため現在、厚生労働省は明らかに医師数増を目指しているし、歯科医師数を制限している。その効果が現れるまでにはまだ年月は必要と予想される。その状況において、双方の数的バランスが適切にコントロールされるまで期限を決め、医療施設での歯科医師の活用は、医師側と歯科医師側、そして国民の利益にかなうものかもしれない。この議論は、これまで国会でも取り上げられ、複数の有識者からも指摘されてきたことだが、主として医師側の反対により実現しなかった。厚生労働省には「医師の介助をする場合に歯科医師が持ち得る権限は看護師より小さい」との考えもあり[6]、特定看護師など看護師業務に幅を持たせ、医師の業務負担軽減を行おうとしているようだが、看護師も十分な数が確保できていない地域・医療施設も多く、歯科医師も対象に時代の必要性に応じて医師法の解釈を見直していくことが、

現状を解決する一つの方法と筆者は考えている。本件で裁判長から「研修の必要性があるのなら歯科界がなぜ積極的に法改正等に動かないのか」との指摘があったように[29]、救急救命士の気管挿管実習と同様、歯科医師の医科での研修について、より国民の理解を得るべく努力すべきと考えられる。これまでにいくつかの歯科医師の違法な"医科研修"が問題になり、少なくはない歯科医師が医師法違反で処分を受けている。しかしながらほとんどが歯科医師の自らの判断ではなく、医師の指示・指導に従った結果である。歯科医師の医科麻酔研修にかかわる医師は、「歯科医師を"犯罪者"へと導く指示・指導は何か」との理解は必須である。

本件から学び取れること

判決文には「歯肉疾患の治療等外科的手術等を行う歯科口腔外科はもとよりいわゆる一般の歯科であっても、日常の歯科診療において患者が急変し、生命や機能的予後に係わる緊急を要する事態に至る可能性があり、高齢化社会を迎え、高齢者や有病者等に対する歯科診療の必要性がますます高まっている現状に鑑みると、歯科医師がそのような緊急事態に直面する可能性は今後ますます増加すると思われるが、より安全な歯科医療を国民に提供するためには、歯科医師（歯科口腔外科医を含む）が上記のような緊急事態に適切に対処できる判断力や技術力を身に着ける必要があり、そのための研修を受ける必要性が認められる」として、歯科医師の医科での研修を容認していることは、最近は、医学部学生の参加型実習が積極的に求められているのと同様に、国民の健康と医療の安全性を担保することからも重要なものである。ただし、歯科医師が歯科および口腔外科領域以外の医療を医科にて行う場合は、現時点ではあくまでも研修であり、患者・家族および代諾者への説明と同意の取得、そして医師の監督下等、ガイドライ

ンに従ったもののみが認められることを忘れて
はならない。

文　献

1. 平成 15 年 3 月 28 日/札幌地方裁判所/平成 14 年（ワ）第 95 号
2. 辰井聡子．歯科医師による気管挿管研修．別冊ジュリスト 2006；183：6-7.
3. 佐久間泰司．歯科医師の医業研修（医科研修）に関する法的検討．In：日本医事法学会編．年報医事法学．第 19 号．東京：日本評論社，2004：25-33.
4. 歯科研修医が専門外治療．北海道新聞記事．平成 13 年 6 月 5 日.
5. 平成 26 年 5 月 21 日/東京高等裁判所/平成 26 年（ネ）第 419 号
6. 市は事実を公表せよ．北海道新聞記事．平成 13 年 9 月 14 日.
7. 松原泉．救急医療に関して知っておくべきホットなニュース 歯科医師の研修行為と医師法について．エマージェンシーナーシング 2002；15：40-5.
8. 厚生労働省医政局歯科保健課．歯科医師の医科麻酔科研修のガイドライン．平成 20 年 6 月 9 日．《http://www.mhlw.go.jp/houdou/2008/06/dl/h0609-2a.pdf》（2019 年 4 月 16 日閲覧）
9. 厚生労働省医政局医事課長・厚生労働省医政局歯科保健課長．歯科医師の救命救急研修ガイドラインについて．平成 15 年 9 月 19 日．《https://plaza.umin.ac.jp/GHDNet/shika03/guideline_0309.pdf》（2019 年 4 月 16 日閲覧）
10. 歯科医の外科研修「医師が麻酔」虚偽文書．読売新聞記事．2007 年 7 月 6 日.
11. 歯科医師研修裁判 参加型研修の高裁判断は 札幌高裁で控訴審 第 1 回公判．全国保険医新聞記事．2004 年 2 月 25 日号.
12. 黒岩祐司．違法報道がきっかけとなり救急救命士の気管挿管が認められた事例を検証する．ナース専科 2008；28（12）：118-9.
13. 日本救急医学会，日本麻酔科学会，日本臨床救急医学会ほか．＊市の救急救命士による気管挿管に関する 4 学会合同調査報告書第 1 報．日救急医会誌 2002；13：402-6.
14. 日本救急医学会，日本麻酔科学会，日本臨床救急医学会ほか．＊市の救急救命士による気管挿管に関する 4 学会合同調査報告書第 2 報．日臨救急医会誌 2003；6：434-9.
15. 金子譲．歯科医療と医科研修における歯科医師による全身麻酔-医科麻酔科研修ガイドライン作成に鑑みて-．日歯麻誌 2003；31：551-8.
16. 一戸達也．歯科医師の医科麻酔科研修のガイドライン．臨麻 2010；34：1017-24.
17. 患者へ説明不十分．読売新聞記事．2007 年 9 月 19 日夕刊.
18. ＊病院および＊大学歯学部歯科麻酔科の医科麻酔研修に関する 2 学会合同特別調査委員会報告書．2007 年 9 月 14 日.
19. 歯科医師ら 2 人書類送検 ＊がんセンター 無資格麻酔容疑．読売新聞記事．2011 年 7 月 29 日.
20. 麻酔 最高難易度含め 83 件 県がんセンター事件 歯科医師 研修登録せず．読売新聞記事．2011 年 7 月 30 日.
21. 無資格麻酔の＊がんセンター医師らを起訴猶予．msn 産経ニュース．2012 年 3 月 26 日.
22. ＊がんセンター歯科医師の医科麻酔科研修に関する 2 学会合同調査特別委員会報告書.
23. ＊病院の無資格麻酔 歯科医不起訴不当．静岡新聞記事．平成 25 年 6 月 18 日夕刊.
24. 黒岩祐治．看護師，救急救命士などが専門教育を受けて取得できる「麻酔専門師」資格の創設を．ナース専科 2008；28（10）：120-1.
25. 鈴木孝昭，伊藤寛之．裁判例から考える同意書・謝罪の意味 同意書や診療録，看護記録が訴訟でどのように使われるか．病院安全教育 2002；3：117-21.
26. 一戸達也．歯科麻酔を取り巻く最近の状況-医療事故，全身麻酔，医科研修，救急処置-．東京歯医師会会誌 2008；56：55-65.
27. ＊病院裁判で＊部長の尋問．全国保険医新聞記事．2003 年 3 月 5 日号.
28. 歯科医の医科研修法制化を ＊病院弁護団が報告書．全国保険医新聞記事．2009 年 11 月 15 日号.
29. ＊病院事件「ステップアップしながら研修が重要」と＊医師が強調．全国保険医新聞記事．2007 年 6 月 25 日号.

◆ CASE 22 ◆

肋間神経ブロック後の脊髄損傷
神経ブロックのきわめてまれな合併症：前脊髄動脈症候群

取り上げる判例

平成 15 年 8 月 28 日
東京地方裁判所
平成 13 年（ワ）第 13123 号
損害賠償請求事件

キーワード

肋間神経ブロック
脊髄損傷
前脊髄動脈症候群
神経破壊薬
脊髄くも膜下麻酔

Summary

神経破壊薬（フェノール水）を用いた肋間神経ブロック後に，前脊髄動脈症候群と考えられる脊髄損傷が生じた。裁判官は，施行された神経ブロックについて，手技，適応および説明義務において医師に過失があったとする患者側の主張を認めなかった。

請求額

原告ら（患者と家族）に対し，93,165,387 円

妥結額

請求棄却

経過[1, 2]（見出しは筆者による）

帯状疱疹を発症し，その後，帯状疱疹後神経痛と診断された

72 歳の男性患者は，1989（平成 1）年 12 月 1 日から右前胸部より右背部にかけて痛みを自覚するようになり，同月 3 日夜に疼痛部位に皮疹が出現した。翌 4 日，居所近くの A 診療所を受診し，同診療所の内科及び皮膚科で診察を受け，帯状疱疹と診断された。患者は，同皮膚科で，約10 日間，患部への軟膏塗布，点滴注射，内服薬の治療を受けたが，皮疹は治癒傾向にあるものの，痛みはあまり軽減せず，文献を読んで，高齢者の場合，帯状疱疹から帯状疱疹後神経痛へ

の移行率の高いことを知ったことから，心配になった。そこで，患者は，同年 12 月 20 日に A 診療所の皮膚科医師から B 病院麻酔科（ペインクリニック）を紹介されて受診し，以後，胸部硬膜外ブロック，星状神経節ブロック，帯状疱疹瘢痕部への局所注射などを受けたが，一時的な鎮痛効果しか得られなかった。

その後，患者は，A 診療所の皮膚科医師から C 大学病院麻酔科 A 教授（当時）を紹介され，1990 年 1 月 26 日に C 大学病院を受診したが，患者の帯状疱疹は新鮮であることから，入院待ちをしなくても済むように，A 教授から D 病院ペインクリニック科部長の B 医師を紹介され，

同日入院した。そして，D病院においては，帯状疱疹後神経痛と診断された。

各種神経ブロックによっても疼痛は改善しなかった

D病院における治療として，同日より持続胸部硬膜外ブロックが開始され，同年5月4日に退院となるまでに胸部交感神経節ブロック，胸部神経根ブロック，肋間神経ブロックを何度か受けた。同年4月頃に受けた2度目の胸部神経根ブロックの際には，右側の気胸の合併症が発生し，呼吸困難になった。患者の状態は，同年5月4日，入院時よりも痛みは軽減したものの，かなりの痛みが持続しており，入院治療による疼痛軽減が望めないということから，D病院を退院した。以後，2週間に1回くらいの頻度で，D病院外来で，硬膜外ブロックを受けた。その後，E針灸院で鍼治療，F大学東洋医学研究所で漢方薬の処方や鍼治療を約3か月受けたが，疼痛の改善は得られなかった。また，G病院でもイオントフォレーシスの治療を受けたが，疼痛の軽減は得られなかった。

患者は，1992年9月21日から，B医師が勤務するようになったC大学病院ペインクリニック外来で，右星状神経節へのレーザー光線照射，星状神経節ブロック，肋間神経ブロック，胸部硬膜外ブロック，気功療法などの治療を受けた。この間，1993年3月4日のエタノール（神経破壊薬）による肋間神経ブロックの際に，胸腔内にブロック針が刺さり気胸になる事故が発生した。1995年になると，疼痛が増強傾向となり，同年6月頃には疼痛の範囲も右胸部，右頸部に拡大したため，B医師は，短期間の入院で済むということで，H大学病院での大槽内ステロイド注入療法を勧め，H大学医学部麻酔・蘇生学講座教授であるC医師を紹介した。

大槽内ステロイド注入療法が計画された

1995年7月17日，患者は，妻の反対を押し切って，大槽内ステロイド注入療法[3]（MEMO 1）を受けるため，10日程度の入院のつもりで，H大学病院ペインクリニックを受診し，麻酔科の病室がある同病院5階東病棟に入院した。患者は，前記のとおり，それまでの治療では疼痛は増強する状態にあったため，H大学病院における大槽内ステロイド注入療法に対して大きな期待を持っていた。患者の初診時の主訴は，右胸部内部の「カッカッした」熱傷のような感じの拍動性の痛み，同部の鉄板が挟まったような感じ，右腋窩に鉄の枠がはまったような感じの拍動性の痛み，右背部のしびれ（感覚が鈍い感じ），両鼠径部から大腿・腰部の重たい感じであった。局所所見としては，帯状疱疹の瘢痕は，背部では不明瞭であるが，右前胸部では右第2胸神経支配領域の皮膚に一致して認められた。瘢痕部は針を刺しても痛みを感じない無痛覚の状態であるが，「カッカッした」ような痛みがあり，その痛みは体動により増強していた。H大学病院初診時には，患者の病状は右第2胸椎領域の帯状疱疹後神経痛であり，1989年12月1日に右第2胸神経帯状疱疹に罹患し，それが神経痛に移行したものであると診断された。

MEMO 1

大槽内ステロイド注入療法[3]

難治性慢性疼痛に対してかつて行われていた。患者を側臥位とし，上後頸部の両側乳様突起先端と後正中線の交点からブロック針（22 G，6 cm）を刺し，硬膜を穿刺して髄液の逆流が得られる位置で，メチルプレドニゾロンを充填した注射器をブロック針に接続し，髄液を吸引希釈しながら注入する方法である。施行後しばらくして強直性間代性痙攣が生じる。主に中枢性疼痛に有効とされているが，手技が煩瑣なわりには効果が得られる症例は少なく，保険収載も認められなかったことから，現在はほとんど施行されない。

患者の主治医はH大学医学部麻酔・蘇生学講座助手であったD医師が務めることになったが，H大学病院では，同講座教授であるC医師，当時同講座助教授であったE医師のほか，他の医師も加えたチームを組んで患者の治療に当たった。

入院した翌日である1995年7月18日，H大学病院ペインクリニック外来において，D医師の立会いのもと，C医師が患者に対し，大槽内ステロイド注入療法について，その治療内容，効果（うまくいくかどうか分からないこと等），危険性（合併症，患者の既往症である脳内出血の再発の可能性等）について説明を行った。患者は，治療に同意する旨の意思表示をしたが，患者の妻が治療に賛意を示していないので電話で説明してほしいと言ったため，C医師が，患者の妻に対し，電話で，患者に対する説明内容とほぼ同様の内容の説明をしたところ，患者の妻の同意も得られ，承諾書に患者の署名捺印を得た後，患者の妻へ郵送し，署名してもらった上で再度返送してもらった。

大槽内ステロイド注入療法を実施するまでの間，ペインクリニック外来や病室で，患者に対し，硬膜外ブロックや患部への局所麻酔薬の局所注射が行われたが，効果は一時的で，患者は，同月23日には痛みは以前より強くなったと訴えていた。

🔴 大槽内ステロイド注入療法後も痛みは増強しアロディニアを認めた

H大学病院は，1995（平成7）年7月24日，患者に対し，手術室において大槽内ステロイド注入療法を施行した。術者はC医師，第1助手はE医師であり，他にF助手，G助手，D医師が同療法の施行に加わった。そして，22G 6cmのブロック針を使用して大槽内へ穿刺，脳脊髄液の逆流を確認後にステロイド（ソル・メドロール®）125mgを注入した。その所要時間は，約20分であった。

患者は，大槽内ステロイド注入療法終了後，ICUへ移送された。ICUにおいては，当初，患者に失見当識や最近の記憶喪失が認められた。また，患者は，依然として右前胸部痛を訴えた。同月26日には体動時の痛みがひどくなり，治療に積極的な賛意を示さなかった患者の妻の手前，帰宅できないと話していた。同年8月2日には，患者の痛みが大槽内ステロイド注入療法施行前よりも増強しているように見受けられた。翌3日，C医師は，第5・第6胸椎間から胸部持続硬膜外ブロックを施行し，0.25%ブピバカイン及びブプレノルフィンの注入を開始した。同月6日には帯状疱疹瘢痕部に病衣が触れただけで痛みが発現するアロディニア（痛覚過敏の一種）を認めるようになった。

1995年8月7日の朝，E医師は，D医師から，8月5日及び6日の患者の痛みの状況について，持続硬膜外ブロックで経過をみているが相変わらずひどい痛みが続いており，アロディニアまでもが認められるようになったという報告を受けた。なお，同月7日は，C医師は米国に出張中であった。E医師は，同日，外来診療を開始する前に病棟に行き，D医師と回診を行ったが，その際に患者が痛みを訴え，非常に憔悴していたため，E医師は，肋間神経ブロック治療（以下，本件神経ブロック治療）を行うこととし，そのことを患者に伝え，外来が終わったら来てくれと言った。

🔴 フェノール水を用いた肋間神経ブロックが施行された

E医師は，外来患者の診療が終わりに近づいた12：00頃，外来で一緒に診療していたD医師に対し，患者に外来に来てもらうように病棟へ連絡するよう指示した。12：00少し前に，看護師が患者を車イスで搬送してきたので，D医師に対し，本件神経ブロック治療実施のため，患者に座位の体位を取るように指示した。E医師は，患者を座らせた上，座位のまま前屈位で両

上肢を上胸部前で組ませ，D 医師を患者の前方に立たせて患者の肩を支持させた。そして，22 G，長さ 6 cm のブロック針を患者の背中，右側第 2 肋間に刺入し，注射器で 7% フェノール水 2.5 mL を注入した。本件神経ブロック治療が行われている間，患者は，痛いと言ったり，右下肢に拡がる放散痛を感じたことがあった。本件神経ブロック治療後，E 医師は，患者を診察台に仰向けにして 30 分くらい休ませてから，13：00 前頃，車イスで病室に帰した。同日 15：00 頃，E 医師は患者のところへ回診に行き，患者が両下肢，特に右足がしびれたと訴え，右足の筋力の低下があることを認識した。その後，E 医師は，患者に対して，本件神経ブロック治療が「失敗だった」と言った。

右胸・腹・下肢にしびれ感が生じ，下肢不全麻痺となった

患者は，本件神経ブロック治療後も痛みを訴え，右上背部には腫脹が認められ，同日 22：00 頃には，右胸部の痛みが強く，右足に力が入らないこと，息苦しいことなどを訴えたが，右大腿から下腿にかけての感覚低下は認められなかった。患者は，同月 8 日 0：00 頃にも右胸部の痛みと足に力が入らないと訴え，同日 6：40 頃にも右胸部の痛みと右側腹から大腿部にかけてしびれを訴えた。同日 17：00 頃にも下肢のしびれが持続し，排尿困難を訴え，同日 19：30 頃

には，右胸・腹・下肢にしびれ感を訴えるが，軽い触診では左右差が見られず，右下肢挙上には時間がかかったが，両下肢挙上は可能であった。このように，患者には，不全対麻痺の症状が現れた。

同月 9 日には，下肢筋力の徒手筋力テスト（MMT）では，右下肢は 3〜4，左下肢は 4−〜4＋であった。MRI においては明らかな異常所見は認められなかった。右下肢の感覚は軽度低下しており，起立不能で，H 医師によって対麻痺と診断され，リハビリテーションが開始された。同月 12 日には，右下腹部及び右下肢後面に異常感覚が出現し，右下肢に感覚低下が認められた。同年 9 月 1 日には，第 7 又は 8 胸椎以下の知覚障害が生じた。このように，患者は，本件神経ブロック治療後，帯状疱疹後神経痛のほか，下肢不全麻痺の脊髄不全損傷，神経因性膀胱の症状が認められた（MEMO 2）[1]。

患者はリハビリテーションにより症状は徐々に改善し，約 1 年後には杖歩行が可能となり，神経学的には下肢の MMT は右大腿屈筋群のみ 4−で，他，腸腰筋，大腿四頭筋，前脛骨筋などは左右差なく 5 であった。右下肢は有痛性強直性痙攣 tonic painful spasm の状態であり，両側の腱反射は正常であったが，右側に Babinski 徴候が見られた。右側の T_{10} 以下の異常感覚 dysesthesia および痛覚過敏 hyperalgesia が見られた。また，振動覚は右上肢で低下していた。1996 年 12 月 17 日に H 大学病院を退院後，1997 年 10 月 3 日に，疾病による体幹の機能障害により歩行が困難なもの（両下肢含む）として，県より身体障害者等級表 3 級の認定を受け，1999 年 1 月 27 日，事故及び疾病による体幹の機能障害により起立位を保つことが困難なもの（両下肢著障含む）として，同等級表 2 級の認定に変更された。患者およびその妻は，H 大学病院を開設する国に対して，損害賠償請求訴訟を起こした。

> **MEMO 2**
>
> **患者の肋間神経ブロック後の初期の神経症状**
>
> ① 右（同側）T_{10} 以下の感覚障害（温度覚，触覚，痛覚の障害：特に L_1 領域を中心とした 7〜8/10 の感覚鈍麻，異常感覚）
> ② 右上肢の振動覚低下
> ③ 両下肢の筋力低下（右優位）MMT 3〜4
> ④ Babinski 徴候　右（+）
> ⑤ 膀胱直腸障害

主たる争点

患者の現在の症状と肋間神経ブロック治療との間の因果関係

患者側の主張：患者が，下肢不全対麻痺，神経因性膀胱の状態となったのは，E医師の過失により，注入したフェノール水が患者の脊髄くも膜下に入り，脊髄損傷を生じさせたことによるものである。

病院側の主張：患者の下肢不全対麻痺，神経因性膀胱の原因は不明であり，本件神経ブロック治療と現在の患者の症状との間には因果関係はない。1995年9月5日及び同月14日における脊髄MRI検査においても，脊髄自体には異常が認められておらず，本件神経ブロック治療と患者の症状との間の因果関係を示唆する所見はない。

裁判結果

患者らが主張する，本件フェノール水が注入されたために脊髄を損傷し，本件症状を発生させたという機序は認められず，E医師の手技上の過失あるいは不適切な点があったとは認められなかった。

判決文抜粋（下線強調は筆者による）

患者に対する診療経過と患者の病状の変化によれば，本件神経ブロック治療後，患者には，それまで存在しなかった下肢不全麻痺及び神経因性膀胱の症状（以下合わせて「本件症状」という）が発生したことが認められ，本件症状は，本件神経ブロック治療の手技によって発生したものと認められる。そして，本件症状の内容から判断して，本件神経ブロック治療によって注入された神経破壊薬である本件フェノール水が脊髄に達したために本件症状が発生したものと推認される。したがって，患者らがE医師の行った本件神経ブロック治療の手技に不適切な点あるいは過失があったのではないか（不法行為又は診療契約の債務不履行の存在）と考えるのは当然のことである。しかし，**医療従事者は，医療行為について，予見不可能な，避けることのできない結果についてまで責任を負うものではない。**

　本件ブロック針が刺入された第2肋間の高さでくも膜下腔に直接本件フェノール水が注入された場合，くも膜下腔に存在する脊髄液の中に本件フェノール水が拡散し，第2胸神経，第3胸神経以下の広い範囲の運動麻痺及び知覚麻痺といった脊髄神経障害が本件神経ブロック治療後ただちに起こったはずであること，及び，患者は，本件神経ブロック治療後に右胸部の痛みを訴えるとともに，右下肢を中心とした麻痺を訴え，9月1日には第7又は8胸椎以下の知覚障害が生じているが，これは，第7又は第8胸神経以下の障害と推認され，くも膜下腔に直接本件フェノール水が注入された場合に発生するはずの症状とは合致しないことを認めざるを得ない。本件症状発生後に行われた3回の画像検査において，上胸部に脊髄障害を窺わ

肋間神経ブロック後の脊髄損傷　◆　245

せる所見が認められないという事実も認めざるを得ない。また，本件証拠上，本件フェノール水が肋間神経を介して脊髄に到達した可能性を認めることはできない。

　本件フェノール水が肋間動脈を介して脊髄に到達した可能性について。脊髄は1本の前脊髄動脈と2本の後脊髄動脈から血流を受けているが，この動脈に対して，色々な椎間から前根動脈，後根動脈が連絡しており，さらにこれらの動脈は肋間動脈より枝を受けている（COLUMN）。そして，本件神経ブロック治療においては，針先が血管域に少し刺さる状態・部位までブロック針が刺入された可能性があるから，本件フェノール水の注入時，太い注射筒から細いブロック針に圧がかかって内容液が注出されたため，本件フェノール水にかかる圧が高くなり，速い速度で本件フェノール水が注出され，その結果，本件フェノール水が肋間動脈に流入し，前根動脈に運ばれた本件フェノール水がその血流に乗って，前脊髄動脈及びその分枝に到達したと想定すれば，第2，第3胸神経の位置で脊髄損傷を生じることなく，第7又は第8胸神経以下の脊髄神経に障害を与える可能性があり，患者の本件症状を説明できることが認められる。もっとも，E医師は，約0.5mLずつ5回に分けて徐々に本件フェノール水を注入したと供述しているし，動脈血圧は通常120〜140mmHg程度あるから，注入された本件フェノール水の大半が肋間動脈の末梢方向に流れるのが自然であり，動脈血圧より高い圧がかかって本件フェノール水が脊髄方向に逆流したという事実が本当に存在したのかということについては，疑いがないわけではない。したがって，本件フェノール水が肋間動脈を介して脊髄に到達した可能性は，否定することはできないが，これが患者の本件症状を発生させた機序であると断定することもできない。

　仮にこのような機序で本件症状が発生したのだとすれば，本件神経ブロック治療と同様の神経ブロック治療を多数経験しているC医師，E医師，鑑定医がこれまで経験したことも聞いたこともないと供述しているこのような機序について，E医師が本件神経ブロック治療にあたって予見し，これを回避することが可能であったかといえば，それは不可能であったといわざるを得ないので，E医師がそのような機序に結びつく手技を行ったことに過失あるいは不適切な点があると認めることはできない。

◆　◆　◆

患者側は，このほかに①手技上の過失（ブロック針の長さ，刺入部位・方向及び深さ，神経破壊薬の適応，X線装置の補助的使用など），②本件神経ブロックの適応，③患者の同意の有無，それぞれにE医師の過失があると主張したが，裁判官がこれらすべての主張を退けたこともあり，紙面の関係で割愛した。

COLUMN

胸髄の動脈（図A）

胸髄は肋頸動脈や大動脈から分岐した左右の肋間動脈から血流を受ける。肋間動脈は胸壁に分布する前枝と脊髄に分布する背枝（脊髄枝）に分かれる。脊髄枝は脊髄側面から流入し，前根動脈と後根動脈に分かれ，脊髄で1本の前脊髄動脈と2本の後脊髄動脈となる。前脊髄動脈は脊髄断面の前方約2/3を，後脊髄動脈は後方約1/3を支配する。錐体路や温痛覚をつかさどる脊髄視床路は前者に，深部感覚をつかさどる後索は後者の影響を受ける。

胸腰部の前根動脈で，他の動脈より特に大きいもの（直径0.8〜1.3 mm）が，報告者であるポーランドの病理学者 Albert Wojciech Adamkiewicz の名前にちなんで Adamkiewicz 動脈と称される[4]。通常は生体に1本であるが，2本の場合もある。主に T_8〜T_{12} の椎体レベルから左右比3：1の割合で肋間動脈や腰動脈から起始するので，硬膜外麻酔の際の左方からの傍正中アプローチは注意する必要があるとされる[5]。

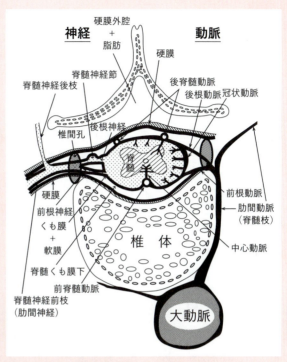

図A　肋間神経-脊髄周辺の解剖

解説

肋間神経ブロックは，肋骨骨折，帯状疱疹，術後鎮痛などに適応があり，手技的には，開胸術野から直接あるいは，通常は経皮的に盲目的に，最近は超音波ガイド下で施行される。経皮的には前腋窩線または後腋窩線の皮膚上から刺入したブロック針先端を，目的とする肋間神経が血管と伴走する主に肋骨角下縁に位置させて，局所麻酔薬あるいは神経破壊薬を注入する。気胸などの合併症はあるが，比較的容易で安全と考えられる神経ブロックである[6]。本件はその肋間神経ブロック後に重篤な脊髄損傷症状が出現した。

本件では主に脊髄損傷が生じた機序について議論された。患者側からは，「肋間神経ブロック時に注入されたフェノール水が，脊髄くも膜下（または傍脊椎や硬膜外腔）にまで到達した可能性」が主張され，医師側からは，「極めて稀であるが，注入したフェノール水が肋間動脈を介して脊髄に到達して前脊髄動脈症候群を引き起こした可能性」について主張がなされた。それ

1. 原因	原因不明の発症も多い。脊髄への栄養血管の血流低下を引き起こす，大動脈の疾患，手術，損傷やショック，心停止，低血圧などがある。危険因子として，糖尿病，動脈硬化，血管奇形，凝固異常，喫煙などがある。	
2. 症状	障害された脊髄の部位によって，症状の広がりは変わり，多くは発症から1日で症状が完成するが，数日を要する場合もある。初発症状は障害部位に一致する背部痛や圧迫感が最多で，その後に急速に発現する，①対麻痺または四肢麻痺，②障害部以下の解離性感覚障害（表在感覚のうち温痛覚障害はあるが，触覚，深部覚，位置覚などは正常な状態），③膀胱直腸障害などが主な症状であり，症状は両側に出ることもあるが，通常は左右差がある。	
3. 検査・診断	以前は特徴的臨床症状によって診断されていたが，現在はMRIなどによる画像検査でより確実な診断が得られる（本件はMRIの所見はなかった）。	
4. 治療	確立した治療法がなく，経験的に脊髄浮腫に対してステロイド，グリセロールおよびマンニトールが投与される。その後はリハビリテーションが主な治療となる。	
5. 予後	MRIの所見が軽度な場合は一過性の症状発現で回復する場合もあるが，特に高齢者で発症が急速で重症の場合，永久的な後遺症を残す場合が多い[12, 13]。	

脊髄の栄養血管は脆弱で障害が生じやすい。前脊髄動脈に支配される脊髄の前方約2/3（脊髄前角，中心灰白質，前索，側索など）の虚血により，麻痺などの特徴的な症状が生じる。きわめてまれだが代表的脊髄梗塞である。好発部位は頸胸髄であり，脳梗塞と異なり，好発年齢は若年から高齢者までと幅広い。

表1　前脊髄動脈症候群の臨床的特徴

それについて裁判内容に従って検証する。

フェノール水が脊髄くも膜下に到達したか？

これまでに，肋間神経ブロックで使用した神経破壊薬が傍脊椎あるいは硬膜外腔まで到達して脊髄損傷が生じたと考えられる症例報告[7]があり，また肋間神経ブロックで使用した局所麻酔薬が脊髄くも膜下に到達し全脊麻あるいは高位脊髄くも膜下麻酔が発生した報告[8~12]もある。その機序には，①脊髄くも膜下を形成している硬膜嚢が肋間神経も包み込んで椎間孔よりかなり遠位（6～8cm）まで位置しており，そこに刺入されたブロック針先端から注入された薬液が脊髄くも膜下に到達する，②注入した薬液が肋間神経内または周囲に沿って中枢側の脊髄くも膜下にまで到達する，③ブロック針が椎間孔より深く刺入され，その先端が脊髄くも膜下にまで到達し，そこで薬液が注入される，などがある[8, 12]。

①に関しては，より中枢側に近づいた部位での肋間神経ブロックは注意が必要とされる。②については，薬液の注入圧が高いと容易に軟膜を穿破し薬液が急速に脊髄くも膜下に到達する

場合と，軟膜下の神経を介して脊髄くも膜下に緩やかに薬液が到達する場合がある[12]。そして盲目的な手技に比較して，開胸部から目視で直接に肋間神経近傍に薬液を注入することは，より薬液が中枢側に流れて脊髄くも膜下に到達する危険性が増すかもしれない[8]。いずれにしても，必要量以上の薬液の投与は控えるべきである。

③に関して本件では，使用したブロック針が長さ6cmで，通常の肋間神経ブロックで使用する針より明らかに長く，よってブロック針先端が目標とする肋骨下よりも中枢側に深く刺入されて脊髄くも膜下に到達し，そこで薬液が注入された可能性があると患者側は主張したが，裁判官は患者の体型によっては長さ6cmの針を使用することがあるとの医師側の主張を認めた。

いずれにしても，その詳細な機序はともかく，肋間神経ブロックで使用された薬液が脊髄くも膜下に到達することがあることを，すべての施行者は常に念頭に置かなければならない。例えば，全身麻酔下で局所麻酔薬を用いた肋間神経ブロックを施行後に，原因不明の突然の循環虚脱が生じたときは，投与された局所麻酔薬が脊

麻酔・神経ブロックの種類	考えられる機序
頸部神経根ブロック	神経ブロック針による血管損傷，血管攣縮，ステロイドによる血管閉塞[15, 16]
胸部神経根高周波熱凝固	神経根の近傍にある脊髄の栄養血管（肋間動脈の背枝・脊髄枝）が加熱され，血管や周辺に存在する組織が変性を起こしたための，攣縮，血栓形成による血管閉塞[17, 18]
腰部神経根ブロック	ステロイドによる血管閉塞または神経ブロック針による血管損傷，特にAdamkiewicz動脈の走行が通常の位置よりも低い場合[19]
硬膜外麻酔	局所麻酔薬に混合したアドレナリンによる血管収縮あるいは麻酔中の低血圧[20]
腹腔神経叢ブロック	ブロック針あるいは注入された造影剤による血管攣縮[21~24]
頸部への局所浸潤麻酔	ブロック針による偶発的椎間板穿刺によって遊離した線維軟骨による血管閉塞[25]
頸部脊髄くも膜下フェノールブロック	フェノールあるいは施行時の体位による血管閉塞[26]
脊髄くも膜下麻酔	ブロック針による血管損傷，あるいは脊髄くも膜下穿刺に関連した髄液圧の変化による脊髄動静脈奇形の穿破[27]
腰部交感神経節ブロック	不明[28]

表2　区域麻酔と局所麻酔に関連した前脊髄動脈症候群

髄くも膜下まで到達し，全脊麻または高位脊髄くも膜下麻酔が生じた可能性を常に疑うべきである。

フェノール水が血管を介して脊髄を損傷したか？（前脊髄動脈症候群）

前脊髄動脈症候群は特徴的な神経症状を呈する（表1)[13, 14]。発症原因が不明なものも多いが，血腫や悪性腫瘍，梅毒，動脈硬化，解離性大動脈瘤や血管手術等による脊髄の栄養血管の阻血などが挙げられる。神経ブロック，局所麻酔および区域麻酔と関連して発症した可能性がある前脊髄動脈症候群の報告が散見される（表2)[15~37]。本件のように，施行後ある程度の時間が経過してから症状が発現することもあり[29]，その機序の詳細は推測の域を出ないが，刺入したブロック針あるいは高周波熱凝固による脊髄への栄養血管の損傷，神経破壊薬，局所麻酔薬と併用したアドレナリンや懸濁性ステロイドによる血管の攣縮や閉塞などが推測されている。単独ではなく，患者の既存疾患，術中体位や術中の低血圧などの複合的要因により構築されている可能性がある。特に脊髄梗塞は頸部および胸部で多く発症するとされ[11]，同部位で神経ブ

ロックを施行する際は注意が必要である。

本件では，肋間神経ブロックで使用したフェノール水が脊髄くも膜下に到達したというよりは，偶発的にブロック針先端が位置した肋間動脈からフェノール水が逆行性に前脊髄動脈に到達して，結果的に脊髄損傷を呈した可能性が高いと医師側は主張したが，裁判官が指摘したように，その事実は肯定も否定もできない。そして，その機序でたとえ実際に脊髄損傷が生じたとしても，過去に報告がないきわめてまれなことであり，施行した医師の説明義務や手技について過失があるとすることは困難とした。

神経ブロックと前脊髄動脈症候群との関連性が高いと判断された場合，医師の過失となるか？

脊髄くも膜下麻酔後に患者が横断性脊髄損傷を呈したケースの医療訴訟では，麻痺の原因を大前根動脈の損傷とした場合「脊髄くも膜下麻酔に使用したブロック針よって大前根動脈が損傷されるというようなきわめてまれな事態が生じたのは，医師に何らかの過失があったと推認するべき」という患者側の主張に対して，裁判官は，「例えば，大前根動脈を損傷し大量出血を引き起こしたというように損傷の経過を特定でき

れば，このような損傷は，相当の外力が働かなければ一般にも生じないものと考えられるから，生じた結果から注意義務違反を推定する余地もないとはいえない。しかしながら，既に述べたとおり，本件において，そのような大量出血が生じたものとは認め難く，血栓の形成や血管の攣縮については，このようなことがあり得るかどうかについての医学上の議論があり，そのような具体的な機序も明らかにされているとはいい難い状況にあるのであり，このような不確定要素があるにもかかわらず，単純に結果から注意義務違反を推定することは相当ではない」とした[34]。

筆者は，きわめてまれで，具体的な予防法も対応法もない，言い換えれば，医療者が意図的に容易に作成することができない合併症・副作用の発生については，最低限，医療者の過失にはできないと考える。したがって，たとえ前脊髄動脈症候群の発生に神経ブロックが関連したとしても，医師の過失はないと考える。

血管穿刺を防ぐためには，①針先が鈍なブロック針（例えば blunt-tipped needle，90°カット針先）の使用，②大きな内径の針（22 G 以上：ただし，穿刺した場合は，血管の損傷は大きくなると考えられる）の使用，③吸引試験の施行，④懸濁性ステロイドの非使用，⑤安全性を高めるための造影剤の使用，⑥最小径のカテーテルの使用，⑦非鎮静下でアドレナリン非含有の局所麻酔薬で試験投与の実施，⑧ステロイドを使用する場合は緩徐に投与する[25]，あるいは硬膜外または脊髄くも膜下でブロック針を刺入する場合は正中アプローチで施行し，必要以上に深く刺入しない[5]などがある。しかし，

以上の方策が，脊髄への栄養血管の阻血を防ぐとは証明されていない。

異論・暴論

E 医師が患者に，本件神経ブロック治療後，「失敗だった」と言った事実が認められることについて，裁判官は，神経ブロック後に脊髄損傷が発生した場合，医師は「自らの手技，特に本件ブロック針の刺入に問題があったのではないかと考えるのは自然なことであり，そのような考えが"失敗だった"という言葉として発せられたものと解される」，したがって"失敗だった"と言ったからといって，E 医師に「本件ブロック針の刺入の誤りがあったと認めることはできない」とした。きわめて理にかなった司法判断であるが，必ずしもそのような裁判官ばかりではないであろう。医師にとっては不可避の合併症・副作用があることは当然であるが，素人の患者・家族には率直に受け入れられない結果もある。謝罪も含めて，事故後の説明では，患者に誤解を生じさせるような安易な発言とならぬよう，より慎重であることが望ましい。

本件から学び取れること

今のところ，神経ブロックに関連した前脊髄動脈症候群の発生については，その機序が明確ではないとの理由で，不可避の偶発症と司法判断される可能性は高いと考えられる。だとしても，肋間神経ブロックで使用した薬液が脊髄くも膜下に到達する可能性があることを認識し，ブロックを施行する際は常に注意が必要である。

文　献
1. 十時忠秀，平川奈緒美. 脊髄障害. PAIN RESEARCH 2004；19：1-8.
2. 東京・大阪医療訴訟研究会. 肋間神経ブロック後に脊髄損傷等が生じたことについて，担当医師の手技上の注意義務違反が否定されたケース. In：医療訴訟ケースファイル No1. 東京：判例タイムズ社，2004：338-40.
3. 原野 清，下村 修，中島幹夫ほか. 大槽内ステロイド. ペインクリニック 1999；20：827-35.
4. 吉岡邦浩. Adamkiewicz 動脈の非侵襲的画像診断. 医のあゆみ 2008；226：863-5.

5. 赤石 敏, 小圷知明, 黒澤 伸ほか. 脊髄くも膜下麻酔による脊髄栄養血管損傷—大根動脈損傷による対麻痺発生の危険性—. 日臨麻会誌 2011；31：1008-19.

6. Kopacz DJ, Thompson GE. Celiac and hypogastric plexus, intercostal, interpleural, and peripheral neural blockade of the thorax and abdomen. In：Cousins MJ, Bridenbaugh PO, eds. Neural blockade. 3rd ed. Philadelphia：Lippincott-Raven, 1998；451-85.

7. Kissoon NR, Graff-Radford J, Watson JC, et al. Spinal cord injury from fluoroscopically guided intercostal blocks with phenol. Pain Physician 2014；17：E219-24.

8. Benumof JL, Semenza J. Total spinal anesthesia following intrathoracic intercostal nerve blocks. Anesthesiology 1975；43：124-5.

9. Chaudhri BB, Macfie A, Kirk AJ. Inadvertent total spinal anesthesia after intercostal nerve block placement during lung resection. Ann Thorac Surg 2009；88：283-4.

10. Friesen D, Robinson RH. Total spinal anesthesia-a complication of intercostal nerve block. Kans Med 1987；88：84, 96.

11. Gauntlett IS. Total spinal anesthesia following intercostal nerve block. Anesthesiology 1986；65：82-4.

12. Otto CW, Wall CL. Total spinal anesthesia：a rare complication of intrathoracic intercostal nerve block. Ann Thorac Surg 1976；22：289-92.

13. 柳 務, 安藤哲朗. 前脊髄動脈症候群. In：別冊日本臨床 領域別症候群シリーズ No.26 神経症候群 I. 東京：日本臨牀社, 1999：323-6.

14. 岡 伸幸, 秋口一郎, 亀山正邦. 前脊髄動脈症候群. Geriatric Medicine 1986；24：1111-3.

15. Brouwers PJ, Kottink EJ, Simon MA, et al. A cervical anterior spinal artery syndrome after diagnostic blockade of the right C6-nerve root. Pain 2001；91：397-9.

16. Rosenkranz M, Grzyska U, Niesen W, et al. Anterior spinal artery syndrome following periradicular cervical nerve root therapy. J Neurol 2004；251：229-31.

17. 木下 修. 胸部神経根高周波熱凝固法後に脊髄梗塞を起こした1例. ペインクリニック 2007；28：227-31.

18. 伊達 久, 兼子忠延, 村上 衛ほか. 頚部ファセットサーモによって惹起された脊髄損傷の1例. 慢性疼痛 1999；18：102-6.

19. Houten JK, Errico TJ. Paraplegia after lumbosacral nerve root block：report of three cases. Spine J 2002；2：70-5.

20. Kane RE. Neurologic deficits following epidural or spinal anesthesia. Anesth Analg 1981；60：150-61.

21. Takeda J, Namai H, Fukushima K. Anterior spinal artery syndrome after left celiac plexus block. Anesth Analg 1996；83：178-9.

22. Elahi F, Wu WY, Callahan D, et al. Images in anesthesiology：reversible anterior spinal artery syndrome during celiac plexus block. Anesthesiology 2013；118：187.

23. Cherry DA, Lamberty J. Paraplegia following coeliac plexus block. Anaesth Intensive Care 1984：12：59-61.

24. Galizia EJ, Lahiri SK. Paraplegia following coeliac plexus block with phenol. Case report. Br J Anaesth 1974；46：539-40.

25. Thefenne L, Dubecq C, Zing E, et al. A rare case of paraplegia complicating a lumbar epidural infiltration. Ann Phys Rehabil Med 2010；53：575-83.

26. Totoki T, Kato T, Nomoto Y, et al. Anterior spinal artery syndrome-a complication of cervical intrathecal phenol injection. Pain 1979；6：99-104.

27. Warner DO, Danielson DR, Restall CJ. Temporary paraplegia following spinal anesthesia in a patient with a spinal cord arteriovenous malformation. Anesthesiology 1987；66：236-37.

28. 林 泉, 小田代政美, 藤原幹人ほか. 腰部交感神経節ブロック後に両側脊髄麻痺を生じた1症例. 麻酔 1987；36：1320.

29. 株丹浩二, 佐藤健治, 小野潤二ほか. 硬膜外ブロック後に一過性の対麻痺症状を呈した1症例. 麻酔 1994；43：409-11.

30. 笠間晃彦. 胸部硬膜外ブロック後前脊髄動脈症候群を呈した1症例. ペインクリニック 2006；27：205-8.

31. 神移 佳, 薬袋裕子, 山田圭輔ほか. 術後の対麻痺が脊髄梗塞であった1症例. 麻酔 2008；57：450-2.

32. Eastwood DW. Anterior spinal artery syndrome after epidural anesthesia in a pregnant diabetic patient with scleredema. Anesth Analg 1991；73：90-1.

33. Gong J, Gao H, Gao Y, et al. Anterior spinal artery syndrome after spinal anaesthesia for caesarean delivery with normal lumbar and thoracic magnetic resonance imaging. J Obstet Gynaecol 2016；36：855-6.

34. 昭和62年3月30日/徳島地方裁判所/昭和47年（ワ）第282号

35. Davis A, Solomon B, Levene A. Paraplegia following epidural anaesthesia. Br Med J 1958；2：654-7.

36. Elahi F, Wu WY, Callahan D, et al. Images in anesthesiology：reversible anterior spinal artery syndrome during celiac plexus block. Anesthesiology 2013；118：187.

37. Meyer HJ, Monticelli F, Kiesslich J. Fatal embolism of the anterior spinal artery after local cervical analgetic infiltration. Forensic Sci Int 2005；149：115-9.

◆ CASE 23 ◆

突発性難聴
確立された有効な治療法がない

取り上げる判例
平成 17 年 6 月 30 日
名古屋地方裁判所
平成 15 年（ワ）第 5296 号
損害賠償請求事件

キーワード
突発性難聴
星状神経節ブロック
ステロイド
高圧酸素療法

請求額
原告（患者）に対し, 2200 万円

妥結額（地裁）
請求棄却

妥結額（高裁）
控訴棄却

Summary
突発性難聴に罹患した患者が，治療を受けた病院に対して，ステロイド療法，高圧酸素療法，星状神経節ブロック療法を施行すべきか，そのような治療を施行する病院に転院させるべきであったのにそのことを怠った過失により，十分な改善が得られなかったと訴えたが，裁判官はステロイド（全身投与），血管拡張薬，高圧酸素療法そして星状神経節ブロックなどに，確固たる医学的証拠はないことを理由に，医師の過失は認めなかった。

経過（見出しは筆者による）

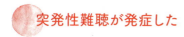

突発性難聴が発症した

49 歳の女性患者は，2002（平成 14）年 9 月 3 日，夜に耳鳴りが始まり，その後耳が聞こえなくなり，続いて激しいめまいと嘔吐に襲われた。翌 0：24 頃に A 病院へ救急搬送された。夜間救急外来担当の A 医師等が診察したが，患者の身体的，一般的所見では聴力のほかには特段の異常は認められなかった。また，頭部 CT 検査，血液検査を実施したが，血液検査において一部（ナトリウム，カリウム，クロール，白血球数）に若干の異常値が認められたが，特段の異常は認められなかった。1：05 頃，静脈注射（メトクロプラミド 1A，炭酸水素ナトリウム 20 mL）と点滴注射（7.5％ブドウ糖添加乳酸リンゲル液 500 mL，炭酸水素ナトリウム 30 mL）を投与されたが，回転性のめまい，嘔吐が生じた。2：00 頃，上記点滴注射にメコバラミン 0.5 mg，アルプロスタジル 10 µg，副腎皮質ステロイド（リンデロン）4 mg を混入し，継続投与された。2：40 頃，患者は A 病院に入院したが，入院時

に体動にて回転性のめまい，軽度の耳鳴りがあった。乳酸リンゲル液500 mLとメトクロプラミド1A（以下，点滴注射①）が投与された。

耳鼻咽喉科医による薬物治療が開始された

9月4日午前中に，B医師（耳鼻咽喉科医）が患者を診察し，標準純音聴力検査を実施し，その結果等から右突発性難聴と診断した。そして，7.5%ブドウ糖添加乳酸リンゲル液500 mL（以下，点滴注射②）および，7.5%ブドウ糖添加乳酸リンゲル液200 mL＋ATP腸溶錠120 mg＋メコバラミン1V（以下，点滴注射③）が投与された。また，ATP腸溶錠（60 mg）3錠/日，メコバラミン（500 mg）3錠/日，カリジノゲナーゼ（50 mg）3錠/日の内服を指示した。B医師は患者に対して治療方針を説明した。その説明内容は，安静を保つため入院の必要があり，点滴と内服薬を使用すること，神経の代謝をよくする薬を用いる等のものであった。この日に患者は，看護師に対し頭を右側に向けるとめまいが出るため，上か左側しか向けられないと訴えた。

9月5日，点滴注射①，②，③と内服薬にて経過観察。

9月6日，点滴注射①と②は中止し，③と内服薬にて経過観察。

9月7日，点滴注射③にアルプロスタジル10 μgを追加し，内服薬にて経過観察。以降13日まで同治療を継続した。

治療の効果は得られなかった

9月10日の診察の際，患者はふわふわ感，耳閉感，難聴はまだ持続しており，時々耳鳴りがあると訴えた。翌11日の診察では，右下頭位で落下感（ジェットコースターで落ちていく感じ）があり，耳鳴りは右下頭位にて増悪する等と訴えた。

9月12日にB医師が標準純音聴力検査を行い，診察したところ，患者は，浮遊感はあるが，昨日よりも軽減していると述べた。この際，B医師は，回復の見込みは薄い旨を説明した。

9月14日，アルプロスタジルが中止され，点滴注射③と内服薬で経過観察となった（以降16日まで継続）。標準純音聴力検査の結果，右聴力の改善はみられなかった。C医師（耳鼻咽喉科医）はステロイドの使用をB医師に提案したが，B医師はほかの先輩医師と相談した結果，副作用の点を考えて投与する必要はないと判断した。

9月17日，点滴注射③のあと，内服薬が1週間分処方され，退院となった。

ほかの病院で，これまでとは違う治療がなされた

患者は，翌9月18日にB病院に入院し，突発性難聴の診断でステロイド（全身投与）と高圧酸素療法を受けた。2003年3月3日，C病院に入院し，突発性難聴に伴うめまい，平衡障害の後遺障害との診断を受けた。

主たる争点

①ステロイド療法等を行わなかった過失の有無

患者側の主張：本件ではステロイド療法又はステロイド療法と高圧酸素療法，星状神経節ブロック療法とを組み合わせた療法による治療をなすべきであったが，B

医師はこれを怠った。A医師が9月4日に副腎皮質ステロイド（リンデロン）を投与しながら、B医師はこれを中止しており、リンデロン投与の無断中止も、患者の聴力の改善可能性を奪った。
②転医義務違反の有無

　患者側の主張：1) A病院には高圧酸素療法の設備がなく、星状神経節ブロック療法の臨床経験もなかったこと、2) 患者は当時転院に耐えられる健康状態であったこと、3) 近辺にB病院があったこと、4) B病院は高圧酸素療法や星状神経節ブロック療法につき熟練した経験を有し、B病院で治療を受ければ改善の見込みがあったことからすると、B医師は早期にB病院に転院するように患者に勧告する義務があった。

裁判結果

①ステロイド等の治療法を選択しなかったことは医師の裁量の範囲内であるとして、過失は認められなかった。
②医師の転医義務違反は認められなかった。

判決文抜粋

①突発性難聴の原因は確定されておらず、その治療法も確立していないと認められる。このように確立された治療法が存在しないが、ある程度有効性が認められた治療法が幾つか存する場合に、そのいずれの治療法を選択するかについては、医師が当該疾病の原因についてどのように考えるかという問題のほか、各治療法のメリット、副作用の程度、頻度等のデメリット、当該患者の病状、既往症、年齢、全身状態等の個別的具体的事情を総合的に考慮し、医師として専門的判断に基づいて最も適切と考える治療法を選択するよりほかはない。そして、このような判断過程を経た選択については、その選択に合理性がある限り、医師の裁量の範囲内であり、注意義務を尽くしたといえるとするのが相当である。
②患者は、突発性難聴の治療改善にはステロイド療法と併用して高圧酸素療法、星状神経節ブロック療法が必要であるということから、B医師が患者に対し、B病院へ転医するように勧告する義務があったと主張している。しかし検討したところによれば、高圧酸素療法、星状神経節ブロック療法と併用すべきとするステロイド療法自体が患者の治療にとって必須のものとも、A病院における治療よりも治療効果が高いとも認められないから、患者の主張はこの点において既に理由がないものと認められる。

解説

指針と医師の裁量

突発性難聴は原因不明の急性高度難聴であり，いまだその病因や病態は確定しておらず，わずかな可能性が示されている低用量鼓室内ステロイド投与以外に医学的証拠の確立された治療法はない[1~3]。これまでに突発性難聴に対して有効であるとされた治療法は，星状神経節ブロックをはじめ数多く報告されているが（表1），これは逆に，決定的な治療法がないことを表しているのかもしれない。過去には突発性難聴に対する治療指針の作成も検討されたようだが，作成した指針が，現場の医師の裁量権を制限したり，訴訟となった場合に悪意をもって利用されたりするなどの懸念により中断した経緯があるようである[1]。

最近，各疾患・病態に対するさまざまな治療ガイドライン（指針）が発表されているが，医師がガイドライン（指針）から極端に逸脱した治療法を患者に施す場合には，そのことを患者に十分に説明して承諾を得ることがきわめて重要である（MEMO）[4]。

星状神経節ブロックの効果のほどは

突発性難聴に対する治療の一つとして，星状神経節ブロック療法は以前から施行されている[5]。突発性難聴は星状神経節ブロックの絶対的適応と考える医師も少なくはない[6]。本件でも，患者側から数多くの医療施設のホームページで突発性難聴に対して星状神経節ブロック療法を施

- ステロイド（全身投与）
- ステロイド（低用量鼓室内投与）
- 脱線維素
- ビタミン B_{12}
- 利尿薬とビタミン剤の併用（LV療法）
- 低分子デキストラン
- プロスタグランジン（PG）E_1
- 抗凝固薬
- ATP（アデノシン三リン酸）
- アミドトリゾ酸ナトリウム
- カルシウム拮抗薬
- エダラボン
- 漢方薬
- 星状神経節ブロック
- 高圧酸素
- 近赤外線星状神経節近傍照射
- 鍼灸
- 冷却

表1 突発性難聴に有効かもしれない治療法

MEMO

医学的証拠が重要視された他の医事紛争

確立された医学的証拠がある治療法がある疾患・病態に対して，それ以外の極端な治療法を選択した場合についての判例がある[7]。

進行した膵臓癌に対して，2か月余りも医師の独自理論である磁石診断および貼付治療が施行され，最終的に患者は転院先で死亡した。これに対して裁判官は，「磁石診断および貼付治療については西洋医学のように科学的手法を中心として照らして得られた知見が有効性の検証されたものではなく，伝統的な東洋医学や漢方治療のように数千年にわたって数知れない医師らによって積み重ねられた経験と研究に支えられたものでもないのであって，その有効性を担保するものは当該医師と理論に賛同する医師の主張と経験以外にない状態であることが認められる。客観的に検証可能な方法でその有効性が認められない診断法および治療法を勧めるに際しては，患者がそのような診断法および治療法による診療行為を受けるか否かを判断できるように，単にその診断法および治療法の外形的内容だけでなく，それらが特殊なものであって，客観的に検証可能な方法で有効性が認められているものでないことや依拠する根拠を明らかにしつつ，その治療法による症状の改善の見通し等についても適切かつ具体的に説明する義務がある」として，医師の過失を認めた。

行しているとの記載があることが証拠として提出されている。

「突発性難聴は救急疾患であり，できるかぎり早く治療を始めることが重要であり，発症2週間以内に治療を始めれば治療成績がよく，2週間以上経過して治療を始めたものは治療成績が悪い」との教科書的方針を信じ，他科の医師が各治療法を早期に開始するように，多くのペインクリニシャンは早期に星状神経節ブロックを施行してきた。しかしながら朝隈ら[2]は，これを無意味であるとしている。その理由として，「突発性難聴に対する従来の各治療はすべて無効であると考えれば，残りは自然治癒するまたはしないかの問題であるとして，その自然治癒する症例の多くは2週間以内に治るものであるとすれば，2週間以内に医療機関を受診して何らかの治療を受けた症例の多くに自然治癒する症例が含まれるし，2週間以上経過して受診した症例にはほとんど自然治癒する症例は含まれていない。つまり，発症してから治療を始めるまでに時間が経過するにつれて治癒率が悪くなるのは，治療が遅れたことが原因ではなくて，その中に含まれる自然治癒する症例の数が次第に減るからではないか」と述べている。

何よりも長年，さまざまな治療の試みおよび工夫が行われたにもかかわらず，過去数十年間の突発性難聴の治療成績は不変との状況からすると，果たして突発性難聴に早期の入院および何らかの治療は必要かとの朝隈らの疑問はもっともである。

過去に突発性難聴に有効であったと報告された各治療法の対象数をすべて200例として換算すると，すべての治療法の有効率は約30％ととなり，これは自然治癒率ではないかとの考えもあることを医療者は認識すべきだろう[1]。

異論・暴論

星状神経節ブロックの効果について，質の高い医学的証拠がある病態・疾患はほとんどない。しかし，日本のペインクリニックの父とされる若杉文吉医師は，星状神経節ブロックが多くの患者の多彩な症状を劇的に改善することを亡くなる直前まで力説されていた。若杉先生は，臨床医を辞するまで毎日200症例以上の星状神経節ブロックを施行され，その患者には田中角栄氏など複数の歴代の総理大臣が含まれていたことは有名な話である。

限られた症状および疾患ではあるかもしれないが，確実に施行された星状神経節ブロックは非常に優れた治療法であると筆者は考えている。ただ，これまでにその医学的証拠を作り出す努力を怠ってきたわれわれの責任は小さくはない。

本件から学び取れること

本件では，原因および病態が不明である特定の疾患に対して，確立された治療法がなく複数の治療法が存在する場合には，その選択は医師の裁量権にあると結論された。医療訴訟は基本的に証拠の積み重ねであり，本件では"医学的証拠"の有無が判決に影響を与えたものである。

最近は，治療における患者の自己決定権を尊重することは，医療の標準となってきている。ある疾患および病態に対する確立された治療法がない場合，その治療法の選択は本件で示されたように医師の裁量権の範囲内であるが，治療前に患者にそのことを十分に説明することもきわめて重要である。本件に関して治療前に患者の承諾をいかに取得したかの詳細は不明であるが，最近は説明義務違反が医師に不利な状況で下される判決が急増していることに注意が必要である。星状神経節ブロックも含め，ほとんどの神経ブロックに関してのシステマチックレビューがないことは，理解すべきである[4]（COLUMN）。

COLUMN

証拠保全 慌てずに対応

医療事故訴訟においては，患者側から相談を受けた弁護人は，その必要があると判断した場合は，訴訟提起前に調査を行う。調査方法としては，カルテ開示，弁護士会照会，文書送付嘱託等があるが，医療訴訟の場合に最も用いられるのは，電子カルテの普及により最近は減少傾向にあるようだが，証拠保全である。

裁判所は，あらかじめ証拠調べをしておかなければその証拠を使用することが困難となる事情があると認めるときは，申立てにより，規定に従い，証拠調べをすることができる（民事訴訟法234条）。文書・検証物については，減失，散逸，保存期間満了による廃棄，改ざん，性状・現状変更の恐れなどが挙げられる。

現在は電子カルテの使用や，医療機関からの積極的なカルテ開示が主流であり，カルテの改ざんや破棄を実際に行う医療施設はほとんどなく，患者側が必要な診療録や画像や検査値を極力提出する環境が整備されている[8]。それにもかかわらず，あえていきなり証拠保全を行う必要があるのかと医療機関側は考えるかもしれないが，国の行政機関が，日常茶飯事に資料の隠ぺいや破棄を行う現状では，患者側が医療機関から任意に提出される資料に疑念を抱くのはある意味致し方ないことかもしれない。

まず裁判所から文書で通知があり，その30分〜2時間後に裁判官，裁判所書記官，患者側弁護士，カメラマン等が来院して証拠保全要求をするものである。当然ながら医療機関側としては，あまりにも突然の出来事であり，驚き，不安，そして怒りを覚えるものである。通常は診療録や各画像を，原本自体を取得するわけでなく，コピー，カメラ，時に記録媒体で記録する。

原則的に応じるか否かは任意で，医療機関側は拒否することも可能であるが，不当に拒否したと裁判官が判断した場合は，その後の裁判において不利な状況を生み出すことになり，よほどの理由がない限り拒否しないことが賢明とされる。留意すべきことは提出すべき資料以外（例えば自己利用文書）は積極的に提出する必要はなく，また証拠保全が行われたからといって，必ずしも訴訟に至るわけではない[9]。

文　献

1. 朝隈真一郎，村井和夫．突発性難聴‐診断・治療の問題点とそれに対する対応‐．Audiol Jpn 2010；53：46-53.
2. 朝隈真一郎，志多 亨．本邦において過去10年間に報告された突発性難聴の治療成績の変遷．日耳鼻 2001；104：489-94.
3. 喜多村健．突発性難聴治療のEBM．日耳鼻 2014；117：62-3.
4. 奥田泰久．日本ペインクリニック学会治療指針．日臨麻会誌 2012；32：488-93.
5. Cocks DB. Sudden deafness treated by stellate ganglion block. J Otolaryngol Soc Aust 1967；2：25-7.
6. 宮崎東洋．神経ブロックの適応に関するアンケート2．星状神経節ブロック．ペインクリニック 1990；11：465-72.
7. 平成19年1月12日/山口地方裁判所岩国支部/平成16年（ワ）第55号
8. 寺野 彰．証拠保全．Mebio 2012；29（12）：124-8.
9. 日経メディカル編．証拠保全への対処法．In：医療訴訟のここがポイント．東京：日経BP社，2015：35-40.

◆ CASE 24 ◆◇◆◇◆◇◆◇◆◇◆◇◆◇◆◇◆◇◆◇◆◇◆

麻酔科医の過労死
医師は労働者である

取り上げる判例

平成 20 年 3 月 27 日
大阪高等裁判所
平成 19 年（ネ）第 1378 号
損害賠償請求控訴事件

キーワード

過労死
麻酔科医
労働基準法
時間外労働

Summary

公立病院に勤務していた麻酔科医が，未明の自宅で，突発性心筋症で死亡した。裁判では麻酔科医の勤務時間および業務そのものの過重性が認められて，雇用していた病院には安全配慮義務[*1] に違反した債務不履行があると判断された。

請求額

原告（麻酔科医 A の母）に対し，153,921,408 円

妥結額（地裁）

原告に対し，106,922,549 円

妥結額（高裁）

原告に対し，77,444,063 円

経過[1]（見出しは筆者による）

A 医師は責任感が強く，熱心に業務にあたっていた

A 病院は，病床数 750 床の三次救急指定病院である。1995 年度の麻酔科管理症例数は 2489 件（予定 2208 件，緊急 281 件）であった。

麻酔科医 A は，1989 年（26 歳）に医師免許を取得し，1994 年 7 月（31 歳）に A 病院で麻酔科医として勤務することになった。同年 6 月 3 日の入職前健康診断では，身長 169 cm，体重 52 kg，胸囲 81 cm で，相当にやせていたが，胸部 X 線検査では異常は認められなかった。円錐角膜，アトピー性皮膚炎の持病はあるも，1995 年の健康診断でも異常は認められなかった。心電図検査は，35 歳以下は行わなくてもよいとされていたので受けなかった。

[*1] 安全配慮義務（労働契約法第 5 条）：使用者は，労働契約に伴い，労働者がその生命，身体等の安全を確保しつつ労働することができるよう，必要な配慮をするものとする。

麻酔科医の過労死 ◆ 259

①定時手術の麻酔（術前・術後診察を含む）
②緊急手術の麻酔
③ICU における患者の集中治療
④院内患者の突発的な生命の危機の際の救命処置（院内呼び出し）
⑤術後急性期疼痛患者や難治性疼痛入院患者の治療
⑥その他，麻酔，呼吸管理に関すること
⑦麻酔症例検討：毎週火曜日 18：00～20：00 頃
⑧カンファレンス（ICU 症例検討：平日毎日），抄読会（毎週木曜日 8：00～）

表 1　A 病院における麻酔科の業務

①所定勤務時間：9：00～17：45（休息時間 45分含む）
②日直：勤務を要しない日，及び休日における正規の勤務時間内における勤務（9：00～17：45）
③宿直：正規の勤務時間外における勤務（17：45～翌 9：00）
④超勤：17：45 以降所定の勤務時間を超えた勤務
⑤重症当直：超勤が 5 時間を超えた場合，手当の関係上，当直扱いしたもの

表 2　A 病院の勤務形態

	通常勤務日数	日直日数	宿直日数
1995 年 12 月	15 日	2 日	6 日
1996 年 1 月	13 日	2 日	8 日
1996 年 2 月	16 日	2 日	3 日
当直時の実働	日直，宿直中の緊急手術はそれぞれ，3 回，6 回 宿直時の平均睡眠時間 4 時間		
1 か月当たりの 時間外労働時間	死亡前 1 か月間：107 時間 15 分 死亡前 3 か月間の平均：103 時間 15 分 死亡前 6 か月間の平均：116 時間 7 分 30 秒		

表 3　A 医師の死亡前 3 か月の勤務状況

A 病院の麻酔科医は，A 医師のほかに，B 部長，C 医長，ほか 3 名の麻酔科医と非常勤医師 1 名，研修医が 4～5 名いた。A 医師は，休日を除くほぼ毎日，8：00 前に出勤し，平均的に 21：00 まで勤務を続けていた。責任感が強く，患者のことを考える気持ちが強かったため，当番以外の日でも率先して ICU の患者を診察し，研修医の指導をするなどした。勤務態度が熱心であった A 医師は，麻酔科の所定の業務（表 1）以外の業務も任される雰囲気があり，①麻酔科医師の勤務日程調整，②勤務予定表作成，③麻酔症例台帳の保守，④学会発表準備・論文の執筆，なども行っていた。そのため他の医師と比較して遅くまで残って業務を行っていることが多く，過重な業務となっていた（表 2，3）。それでも自分の職務を高度に完成させることに対して，職人気質というべき熱意を持ち，若干

辛くても気力で頑張るタイプで，自らの体調不良を上司や同僚に訴えて同情を引くことを，むしろ嫌がっていた。土日の連続宿日直を行うことが多かったのは，責任感や職場の人間関係から，他の医師が行いたくない休日の宿日直という勤務をやむを得ず引き受けていたためである。

A 医師が自宅で死亡していることが確認された

1996（平成 8）年 3 月 4 日，8：00 以前に出勤し，カンファレンスを行った後，手術室立ち合いもしくは集中治療室（ICU）における管理を行った。午後は，A 医師が前週に麻酔を担当した患者が敗血症による循環不全となったために，ICU に入室させ主治医と共に集中管理に当たった。18：30 頃，病院外で夕食をとった後，病院へ戻り，23：30 頃まで治療を行っていた。

22：00過ぎに，B部長が「根性だけでは物事は解決しない，ペース配分を考えたほうが良い」と話したところ，A医師は「大丈夫ですよ」と答えた。

翌3月5日5：00頃，自宅でベッドに臥したままの状態で死亡しているA医師が発見された。監察医作成にかかる死体検案書の直接死因欄には「急性心機能不全」，その原因欄には「特発性心筋症」とそれぞれ記載された。

● 母親の公務災害認定請求は認められなかった

A医師の唯一の相続人である母親は，2000（平成12）年12月22日，公務災害認定請求を行ったが，地方公務員災害補償基金は，A医師の死亡は公務外の災害であると認定し，請求は棄却された。母親はA医師が過重な時間外労働等を原因に死亡したとして，A病院に対し，安全配慮義務違反を理由とした損害賠償請求を提起した[2]。一審は，「A医師は，過重な労働に従事していたものであり，それ自体は患者に対する思いや配慮から出たものであるが，なお，自らの健康保持を考慮しながら，労働時間を短くするなどして負荷を軽減する余地はあったというべきである。また，A医師の研究活動は，A病院の業務遂行に資する面はあるものの，業務命令の下で行われたものではなく，A医師個人の研鑽及び業務向上のためのものという面があったこともまた否定できない。以上のような事情を考慮すると，A医師の死亡による損害については，全面的にA病院の負担とすることは損害の公平な分担という観点からは相当ではなく，損害額の1割を減額するのが相当である」とした。これを不服としてA病院が控訴した。

主たる争点

①A病院における業務とA医師の死亡との因果関係の有無

家族側の主張：A医師は，突発性心筋症の基礎疾患及び体調不良があったところ，A病院において過重な時間外労働に従事し，またA病院の公務と評価すべき研究及び論文執筆活動に従事したことから，急性心機能不全に陥り死亡した。

病院側の主張：A医師のA病院における時間外勤務時間は非常に多いといったものではなく，他の麻酔科医師と比べても特に多いものではなく，宿日直の負担もそれ程大きなものではなく，研究活動は業務命令に基づきされたものではなく自発的な活動として行われたにすぎず，A医師の身体に異常は認められず体調不良もなかったのであるから，本件業務とA医師の死亡との間の因果関係は認められない。

②安全配慮義務違反の有無

家族側の主張：A病院は，適切な健康診断等を実施することを怠ってA医師の特発性心筋症を看過し，A医師の健康状態悪化を見逃し，過重な労働に従事させたまま，就業時間や業務内容の見直しを怠り，業務軽減措置等を講じなかった。

病院側の主張：A医師はBrugada症候群（MEMO 1）[3]で死亡したものと考えられるが，A病院では定期健康診断において35歳以下の者は心電図検査を行わなくてもよいとされており，かつA医師は過去に心電図の検査をしたことがなかったので，A病院にもA医師自身にも，A医師がBrugada症候群であったとの認識はなく，A

麻酔科医の過労死 ◆ 261

病院に安全配慮義務違反は認められない。

③損害の発生と損害額

　病院側の主張：時間外労働時間の増加はＡ医師の裁量に基づく判断の結果であることを考慮すれば，損害賠償額を算定するにつき，相当程度の割合による過失相殺（MEMO 2）[4,5]がなされるべきである。

裁判結果

①本件業務とＡ医師の急性心機能不全の発症との関連性は強いと認められた。

②安全配慮義務違反があったと認められた。

③二審ではＡ医師の過失相殺が一審より多く（10％→35％）認められた。

判決文抜粋

①Ａ病院における業務とＡ医師の死亡との因果関係の有無

　突発性心筋症による急性心機能不全で死亡したＡ医師の直接の死因は不明であるものの，Ａ医師の本件業務の内容，勤務形態，時間外労働が極めて長時間にわたっていること，宿日直等の状況，業務そのものの過重性等を総合考慮すると，Ａ医師の担当していた本件業務は質量ともに過重であったというべきであり，Ａ医師には健康診断において特に異常は認められず，増悪要因となる基礎疾患の有無も証拠上不明であることに鑑みれば，本件において，Ａ医師の本件業務と死亡との間には相当因果関係があるものと認められる。病院側はＡ医師の死因が Bruga-

---

MEMO 1

Brugada 症候群と過労死[3]

🖉

1992 年に Brugada らが，明らかな心臓の器質的異常をもたず，心電図上，右側胸部誘導の特徴的な ST 上昇を認め，心室細動（VF）発作を発生した症例を報告したのが始まりである。それまでまったく健康に生活を送っていた成人男性が突然死するもので，リスク評価，遺伝子変異，症状，治療などについて報告されているが，結論に至っていないものも少なくはない。過労死についての裁判では，しばしばその突然の死因として議論される。

MEMO 2

過失相殺[4,5]

🖉

「債務不履行または不法行為によって損害賠償責任が発生する場合において，損害を受けた者，すなわち債権者または被害者の側にも過失があった時に，裁判所が損害賠償の金額についてこれを考慮して減額すること」（法科百科事典）。

　つまり，被害者に持病があったり，その治療への不熱心な態度，定まった健康診断を受けないなども被害者の損害額の減額につながる。

　医師の過労死の場合は，医師は素人と異なり，精神的肉体的酷使が健康に及ぼす影響について，医学的専門知識があるにもかかわらず，自らその状況をまねいた自己責任があるという理由で，支払われるべき金額が減額される可能性が生じてくる[4,5]。

da 症候群であると主張する。しかし，A 医師が心電図検査を受けていないことを考慮すると，A 医師が Brugada 症候群であると認めるに足りないというべきであり，他にこれを認めるに足りる証拠はない。

②安全配慮義務違反の有無

A 医師の死亡を含む何らかの健康状態の悪化を予見できたのに，A 医師の負担軽減を図ったり，人員体制を見直したりする等の具体的方策を採ることのなかった A 病院には，B 部長の指導の下，限られた人員の中で，原則として前日の宿直医を翌日の予定手術の担当麻酔科医に割り当てない，ICU 当番の担当者をその週の予定手術や宿直から外す等の，麻酔科医の健康に対するさまざまな配慮がなされてきたことを考慮しても，使用者として A 医師に対する安全配慮義務違反があったものと認められる。

③損害の発生と損害額

A 医師は研究活動に非常に熱心であったが，これを主として自宅において行っていたこと，長時間にわたる職場での勤務に加えて，本来であれば休息に充てるべき自宅での時間（休日を含む）を遅くまで研究活動に充てるなどしたことが推認され，その結果，A 医師がその疲労を一層蓄積させていったと考えられること，しかしながら，A 医師のこれらの研究活動への従事は，基本的には，その自主的な意思に基づくものであって，業務命令等に基づくものでない。A 医師が突発性心筋症の発症により死亡するに至ったことについては，職場での過重な長時間労働の従事による負担を基本としながらも，これに自宅における研究活動の従事による負担も加わって，それらの総体として負担による疲労の蓄積の結果によるものといいうるところ，A 医師自身の業務等に対する姿勢や行動が大きく寄与しているということができる。A 医師の突発性心筋症の発症による死亡につき，A 病院に 65％の割合による過失があるのに対し，A 医師には 35％の割合による過失があるというべきである。

解説

過労死について

過労死等防止対策推進法によると，"過労死等"とは「業務における過重な負荷による脳血管疾患若しくは心臓疾患を原因とする死亡若しくは業務における強い心理的負荷による精神障害を原因とする自殺による死亡又はこれらの脳血管疾患若しくは心臓疾患若しくは精神障害」と定義されている。日本発のこの言葉は今や国際語になりつつあり，Oxford English Dictionary には，「【karoshi】In Japan : death brought on by over-work or job-related exhaustion. Also attrib., esp in karoshi victim.」と記載され，日本の労働形態がいかに欧米とかけ離れているかを示す言葉ともなっている[6]。

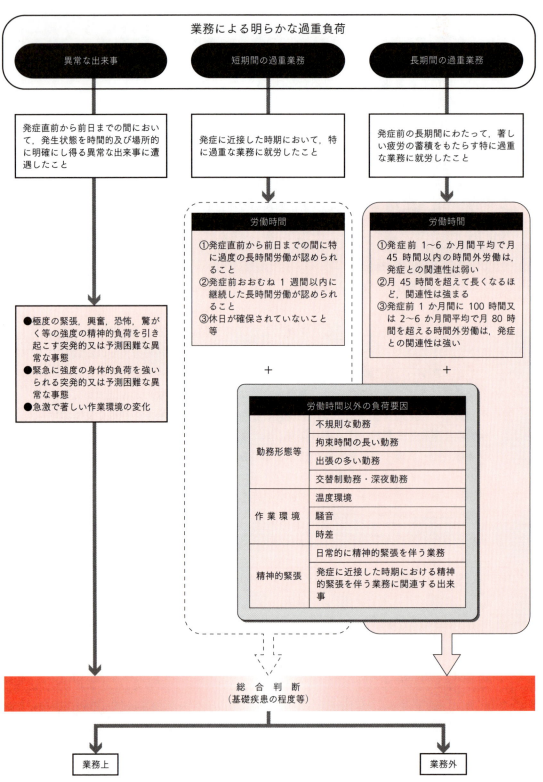

図1 脳・心臓疾患の労災認定フローチャート（文献7より）

COLUMN 1

ある麻酔科医の自殺[8]

てんかんの既往がある一般病院麻酔科常勤医であるX医師（28歳）がうつ病を発症し，悪化させた。麻酔科部長はX医師のこれ以上の勤務は無理と判断し，大学医局と相談後，X医師に大学医局又は他の病院への異動を告げた。翌月，X医師は「一身上の都合で退職します」との退職届と「静かに過ごしていなくなってしまうので，探さないでください」というメモを残して行方がわからなくなった。その後いったんは復帰したが，数日後に麻酔薬を自己静注して自殺した。

　家族は，病院の過重な業務（死亡前3か月間の時間外勤務は月100時間を超えていた）によってX医師がうつ病を発症し，これを増悪させ，さらにうつ病発症後も病院長が適切な処置をとらなかったとして，不法行為又は債務不履行に基づく損害賠償を請求し，裁判で，ある程度認められた。X医師は，両親に自分の病状を知られることと精神科を受診することを拒否しており，麻酔科部長もこの意向に従っていた。裁判官は「X医師のフォローをしていた麻酔科部長の熱意と努力は並大抵ではなかった」と理解を示したが，X医師のうつ状態が悪化したと判断された状況では，たとえ両親との不仲を聞かされていたとしても，両親に連絡し，まずX医師の身体の安全を確保し精神科を受診させ，X医師の精神が安定するのを待ってから，今後の業務について相談すべきであったと判断した。

厚生労働省は，脳・心臓疾患の労災認定要件として，①異常な出来事，②短期間の過重業務，③長期間の過重業務，を柱として示しており（図1）[7]，さらに最近は，うつ病による自殺も（COLUMN 1）[8]，労災と認められるようになった[9]。

「過労死では？」と捉えた遺された家族はまず，労災認定申請を行い，労災として認定される場合は，労働者福祉機構に申請して労災補償給付を請求する。労災として認定されない場合は，労災認定却下処分を取り消すように求める行政訴訟を起こす。ただし，労災が認められたとしても労災補償給付は慰謝料を対象としておらず，民事上の損害賠償額を完全に満たしていないことなどから，労災被害者救済のためには，本件のように雇用者に対して民事上の損害賠償請求が必要になってくる[2]。

日本の医師の勤務状況

1999年，突然死した大学附属病院の研修医が過労死と認められた[10]。それ以来，麻酔科医に限らず医師の過労死はさほど珍しいことではない[11]。2007年の過労死弁護団全国連絡会議によると，勤務に関連して死亡したと労災認定・労災補償を受けた医師は22名，そのうち7名が自殺であった[12]。「医師も労働者である」ことからすれば[13]，医師の勤務も労働基準法に従わねばならないはずだが，実態がかけ離れていることは，誰もが知っている[12]。実際，A医師の認定された時間外労働時間は，少なくとも半年にわたり月100時間以上にのぼっていた。

独立行政法人労働政策研究・研修機構の調査（2012年）によれば，勤務医の主たる勤務先の1週間当たりの実際の労働時間は，平均で46.6時間，他の勤務先を含めた全労働時間は平均で53.2時間であり（約半数の勤務医が複数の病院勤務，別称アルバイトを行っている），過労死の危険性が高まる目安とされる「週60時間を超えた」割合は全体の40％となっている[14]。国立保健医療科学院のタイムスタディ（2006年）[15]では，主たる勤務先の週平均勤務時間は60.3

COLUMN 2

麻酔は「過重な業務」ではない？[18]

全国医師ユニオンから，地域の中核病院に唯一人で勤務していた麻酔科医（53歳）が脳出血を発症し，遷延性意識障害となった症例が報告されている．それによると，労災は認められたが，安全配慮義務違反等を訴えた一審で，裁判官は「手術中も容態が安定している患者であれば，麻酔科医は椅子に座って本を読んだり，休憩のために中座することが可能であり，また，麻酔の方法もほとんど定められた方法を実施すれば足り，手術中，高度の精神的緊張を終始強いられるわけではない」との信じられない判断を行い，麻酔科医の時間外勤務時間を大幅に削除して，業務に過重性はなかったとして訴えを認めなかった．

原告はこれを不服として控訴した．二審では一審とは異なり原告家族が納得する判断がなされ，和解勧告に応じた．

MEMO 3

労災における学術活動の評価

本件のA病院は『事業の内容』として「救急医療その他の急性期医療，合併症を伴う疾患に関する医療及び難病その他特定の難治性疾患に関する医療並びに医療水準のための調査，研究及び研修」と条例で定められていたが，具体的に各医師が1年間に論文を発表すべき数等の明確な規定はなく，業務命令はなかった．しかしながら，「研究活動については，業務命令に基づくものではないものの，A病院の業務遂行に資する部分もあることから，本件業務そのものとはいえないが，それに類して考えるべきところ，A医師の担当していた研究活動の負担が決して軽いものではなかったこと等に鑑みれば，研究活動の存在は，本件業務の過重性を判断するにあたり，考慮されるべき」と裁判では示された．

時間，他の勤務先を含めた全労働時間は平均70.6時間であった．数字だけみると，改善傾向にあるとも考えられるが，それでも勤務医の数十％が確実に過労死ラインにある[16]状況はあまり変わらないだろう．特に医師の業務のなかでも，最近の医療訴訟（医師に多大な義務を要求する判決等）に備えたインフォームドコンセントにかかる時間・内容は，大きなストレスになっているであろうし，何よりも医療事故に対応しなければならなくなった医師の心労は計り知れない．そのことで過労死に至った事例も報告されている[17]．裁判官は，過労死した医師の過失相殺を論じる前に，これまで幾度となく下された，医療裁判における患者優位の判決の積み重ねが，医師に多大なストレスを与え，過労死の原因の一つになっていることを，正直に認めるべきである．

医師の業務と勤務記録

A医師の死亡前の概ね2週間の麻酔業務は「特に過重な業務」と認められている．その認定における裁判では，労働時間だけでなく，その間の業務の過重の評価も重要な争点になるようである．術中の麻酔管理業務を"高度の精神的緊張を終始強いられるわけではない"とする信じられない判決が下されたこともある（COLUMN 2）[18]．

本件でも問題になったように，医師の労働は複雑で，どの範囲が勤務時間であるかの定義は

---

*2 筆者が研修医の頃は，先輩医師から「平気で時間外勤務届を提出する医師になるな」と説教されたこともある．

1. 概要	宿日直勤務者については，労働基準監督署長の許可を得た場合には，労働基準法上の労働時間，休憩，休日に関する規定は適用が除外される。 主な適用除外規定 (1) 労働時間（労働基準法第32条） 　1週40時間，1日8時間 　（時間外・休日労働を行う場合であっても36協定の締結・届出は不要） (2) 休憩（労働基準法第34条） 　労働時間6時間超→少なくとも45分 　労働時間8時間超→少なくとも1時間 (3) 休日（労働基準法第35条） 　1週1日又は4週4日 (4) 時間外・休日労働の割増賃金（労働基準法第37条） 　法定時間外労働25%以上 　法定休日労働35%以上
2. 一般的許可基準	(1) 勤務の態様 ・常態としてほとんど労働する必要のない勤務 ・原則として，通常の労働の継続は許可しない (2) 宿日直手当 ・1日又は1回につき，宿日直勤務を行う者に支払われる賃金の1日平均額の1/3以上 (3) 宿日直の回数 ・宿直については週1回，日直については月1回を限度 (4) その他 ・宿直については，相当の睡眠設備の設置
3. 医師，看護師等の宿直の許可基準（一般的基準の取扱い細目）	(1) 通常の勤務時間の拘束から完全に解放された後のものであること。 (2) 夜間に従事する業務は，一般の宿直業務以外に，病院の定時巡回，異常事態の報告，少数の要注意患者の定時検脈，検温等，特殊の措置を必要としない軽度の，又は短時間の業務に限ること。（応急患者の診療又は入院，患者の死亡，出産等があり，昼間と同態様の労働に従事することが常態であるようなものは許可しない。） (3) 夜間に十分睡眠がとりうること。 (4) 許可を得て宿直を行う場合に，(2) のカッコ内のような労働が稀にあっても許可を取り消さないが，その時間については労働基準法第33条*A，第36条*B による時間外労働の手続を行い，同法第37条*C の割増賃金を支払うこと。

＊A：災害等による臨時の必要がある場合の時間外労働等について。使用者は必要の限度において労働時間を延長し，又は休日に労働させることができる。
＊B：労働基準法に定める労働時間の原則は1日8時間，1週40時間とされているが，労使協定（36協定）を締結し，労働基準監督署に届け出た場合は，協定で定める範囲内で法定労働時間を超えて労働させることも可能。
＊C：使用者が，第33条又は前条第1項の規定により労働時間を延長し，又は休日に労働させた場合においては，その時間又はその日の労働については，通常の労働時間又は労働日の賃金の計算額の2割5分以上5割以下の範囲内でそれぞれ政令で定める率以上の率で計算した割増賃金を支払わなければならない。

表4　宿日直勤務の許可（労働基準法第41条）（文献19より）

困難である。本来ならば，臨床業務に加えて，会議，教育，研修，研究，学会活動等も勤務時間に入るはずだ[15]が，不透明な取り扱いをされている施設も少なくはないであろう（MEMO 3）。多くの施設で，時間外勤務時間は医師の自己申告である*2。実際，A病院に勤務していた各麻酔科医は，麻酔を施術している時間や診療している時間以外のA病院内にいる時間を超過勤務として申告することに抵抗があったことや，財源の制約などから，実際に超過勤務していた時間より過少に申告する傾向があった。このような認定事件では，長時間勤務の立証を遺族側に求められるが，上記のことが大きな壁になる

ことは少なくない[12]。

ただし本件は，病院側からA医師の「時間外勤務，休日勤務及び夜間勤務命令簿」が勤務終了時間の証拠として提出されたが，周囲の医療従事者等の証言などから，実働とはかけ離れた少ない時間の記録であり，不自然な部分が多いことから，勤務終了時間の証拠足り得ないとされた。

● 医師に対する労働基準法の矛盾

厚生労働省の宿日直を認可する条件（表4）[19]に照らせば，ほとんどの病院の宿直は違法状態

であり[20]，回数超過や手当不払いは常態化している。本来は「宿直」でなく，交代制を導入すべきである。この現実離れした法令の存在により，ある県では県立全6病院において労働基準監督署の許可がないまま医師は夜間・休日の宿直勤務を行っていることが明らかになった[21]。当然ながら，医師が宿直の実態に合わせた正規の報酬を求める訴訟（時間外手当訴訟）を起こせば，ある程度は勝訴することになる[22]。

改めて言うまでもないが，医師の現状は明らかに過酷な勤務条件であり，"ブラック企業"と称されてもおかしくはない病院も存在すると思われる。実際に2016年も研修医の自殺が労災と認定されている[23]。以前は，多くの研修医は健康保険にも労働保険にも加入しておらず，過労死や事故にあっても何も保証がない状態であった[24]。それに比べれば改善されてはいるが，医師不足・低医療費政策の現状で，労働基準法を遵守すると医療が崩れ，医療機関の経営が破綻するし，医療を守ろうとしたら労働基準法が破綻するという矛盾を抱えている。この矛盾を解消しない限り，今後も医師の過労死・過労自殺はなくならないだろう[12]（COLUMN 3）。

頑張る医師は報われない？

A医師は，明らかに患者のための医療を自分の利益より優先させる医師であった。そして，A病院における勤務状況と同じような状況にある読者も多いだろう。B部長の立場は身につまされるという読者もいるかもしれない。ひたむきに患者のための医療を実践していたA医師の死亡に向き合った麻酔科B部長の気持ちは察するに余りある。指導的立場にある医師は，このような部下に対しては，常に細心の注意を払わなければならない。勤勉な部下を失い，しかもその部下の遺族と病院が裁判で争わなければ

ならなかったことについて，どのような思いや葛藤があったのであろう。「勤務医の過労死を論じるにあたって私がやりきれないのは，有能で思いやりのあるタイプが死んでしまい，そもそも他人の仕事をカバーできるだけの能力がない，他人に自分の仕事を押し付けることを躊躇しないタイプは過労死しないからだ」[24]との意見には必ずしも同調できない部分もあるが，完全に否定することもできない。

本件でのわずかな救いの一つは，慰謝料（2200万円）に関する判決文で「A医師は医師として資質に恵まれ，責任感が強く，将来を嘱望される医師であった」と示されたことである。

異論・暴論

本件で病院側はA医師に対して業務の改善を行わなかった過失が問われた。おそらく病院側（B部長）も医師の業務改善に動いたであろうが，例え麻酔科医募集を行ったとしても容易には人材を確保できなかったであろうし，その対応として高額な給与での麻酔科医の雇用は明らかに病院の経営を圧迫する。逆に，麻酔科医の現在の人員に合わせて病院全体の業務（手術，救急患者の受け入れなど）を縮小しても，同様に病院経営を揺るがすことになる。A医師のような悲劇を繰り返さないためには，短絡的で安易な発想と言われようと，現在は医師の数を増やすのが第一であり，国は医学部の定員増と医科大学の新設を行っている。2018年には，医師国家試験合格者数が9000名を初めて超え，2019年も同様である。数年後には，新設医学部2校の卒業生も見込まれ，さらなる合格者数増が予想される。それでも効果が得られるのは早くても7年後である（2016年12月31日の日本の医師届出数は，過去最高の319480人である。2年前と比較すると8275人増加してい

---

*3 応召義務：診療に従事する医師は，診療治療の求めがあった場合には正当な理由がなければ，これを拒んではならない。

COLUMN3

医師の働き方改革

安倍政権の目玉政策の一つである「働き方改革」。平成30年に「働き方改革関連法」が成立した。さすがに罰則付き残業時間規制の適応外とされているが，医師の働き方にも改革が求められている。平成29年に，厚生労働省主導で「医師の働き方改革に関する検討会」が立ち上がり，さまざまな取り組みが議論されている[25]。実際の勤務実態の把握，36協定の見直し，業務の移管，女性と高齢医師の活用，診療科・地域の医師の偏在，財政面も含めた医療機関への支援，国民の理解等のさまざまな意見が取り上げられている。

医師は，医師である前に一人の人間であり，労働基準法上の労働者でもあることから，長時間労働による健康への影響が懸念されるが，本章に示すように，これまでに少なくはない医師の過労死が報告されている。しかしながら現実的に，医師の特殊環境によって，直ちに他職種と同様に取り扱われることは難しい。

医師には，医学の急速な進歩に伴う，技術，知識そして資格の取得が常に求められる。学会や勉強会への参加，学位あるいは専門医資格取得のための研究や論文作成等の自己研鑽のための時間が必須であるが，労働時間との区分は決して容易ではない。さらに医師法19条に定められた応召義務[*3]の存在は決して無視できないものである。これを優先すると，夜間でも日曜祭日でも患者が求めるならば，医師は働かなければならないことになる。

当然ながら，応召義務を厳守して休日も取らずに働けば医師の健康は損なわれるが，疲労困憊の医師の診療を受けることは，患者にとっても決して好ましい状況ではない。例えば深夜に緊急手術を執刀した外科医が，睡眠時間が6時間以内で，そのまま翌朝の定時手術の執刀も行った場合，その手術合併症の発生率は明らかに増加するとの報告[26]がある。

長時間勤務に従事している医師の多くは，病院，特に大学付属病院勤務医であり，特に20代，30代の男女，40代の男性医師である。週当たり勤務時間60時間以上の医師は，診療科別に1位：産婦人科（53.3%），2位：臨床研修医（48.0%），3位：救急科（47.5%），4位：外科系（46.6%），5位：小児科（44.6%），6位：内科系（39.9%），8位：麻酔科（32.9%），9位：その他（31.2%），10位：放射線科（28.5%），11位：精神科（27.5%）で，平均で40.6%とのデータ[27]があるが，施設によっては，麻酔科が断トツの1位であるところも少なくはないであろう。

最も大きな問題は，現在の医療環境において，医師の労働時間の適正化とは，すなわち医師の労働時間の削減であり，それは間違いなく病院の機能低下に直結することである。実際に労働基準監督署の査察を受けた医療機関のその後の状況をみると，通常の業務以外に緊急患者の受け入れも大きく制限されることになる。重要なことは，これが病院の収益を大きく損ない，現在の医療経済状況ではそのまま病院の存続問題に結びつく。特に医療過疎地でぎりぎりの状況で何とか踏みとどまっている医療機関を崩壊させる恐れもあることは留意すべきであり，容易に受け入れがたい。

また，国策としての医師数の増加は，医師の労働時間の短縮には有効な手段であるが，医師の絶対数の増加は，状況は異なるが歯科医師や弁護士の現状から明らかなように，平均年収の大幅な低下を引き起こすことになり，今後，医師を目指す優秀な人材の確保が困難になる可能性がある。また，高い倫理観や自己研鑽のために，より働きたい医師に対して，画一的な労働時間を強要するのは問題であるし，一方，新臨床研修医制度が開始されて以来，若い医師の権利意識は高まり，仕事と生活のバランスを重視する傾向は高まっているのも事実である。いずれにしても医療の質，特に安全性を担保しての医師の働き方改革はさまざまな矛盾を含んだ困難のなか，「医師の時間外労働の上限は1860時間/年間」の提示がなされ，混乱に拍車をかけている。数年間の準備期間が設けられたとしても，先行きは限りなく不透明である。

麻酔科医の過労死　◆　269

る[15]）。

直近の医師の過重労働に対して，医師数を増加させ，看護師の特定行為など医師のある程度の業務を看護師が行えるようし，市中の薬局で以前は医師の処方箋が必要であった薬を多数揃えることを可能として，さらに，AI（人工知能）の本格的導入により，画像，検査値，所見らの入力でより確実な診断や治療法が瞬時に得られる機器も出現すれば，個々の医師の負担は確実に減り，過労死もなくなるであろう。しかしながら，日本の総人口は減少し，いずれは医療ニーズも減少する。そのとき，医師の社会的発言力は著しく制限されるであろうことはほぼ予想できる。昔は「お医者様」，今は「患者様」の時代である。医学部を目指す学生はいまでも多く，国がその気になれば医師のさらなる増加は容易に実現できるかもしれない。しかし，いずれ"医師の質の確保"という新たな問題を突き付けられるのである。

本件から学び取れること

麻酔科医は基本的にはほとんどが勤務医である。勤務医は労働者であり，もし突然死に至れば，日本の平均的な麻酔科勤務であれば，労働基準法からかなりの確率で過労死と認められる可能性があることは疑いのない事実である。この異常ともいえる状況に対して，各医療施設で改善の努力がなされているが，残念ながら現状では，有効な手段は少ない。病院の大きな収益部門である手術室を中心となって稼働させる麻酔科医が，過労死レベルからほど遠い短い時間で勤務できる日は果たして来るのか。時代遅れを承知で言わせてもらえば，筆者は，過酷な環境で日々頑張っている麻酔科医に対して，心から尊敬の念を抱かざるを得ない。厚生労働省は，医師の働き方改革に関する有識者検討会で，「地域医療を支える医療機関の勤務医」と「専門性や技能などを高めたい若手医師」の残業時間上限について「年1860時間（月155時間相当）」とする案を示したが，"過労死基準の倍"との批判を受けている[28]。

文 献

1. 平成19年3月30日/大阪地方裁判所/平成16年（ワ）第10734号
2. 鈴木雄介. 医師の労災. In：甲斐克則，手嶋 豊編. 医事法判例百選（別冊ジュリスト219）. 第2版. 東京：有斐閣, 2014：20-1.
3. 里見和浩. Brugada型心電図異常をどう取り扱うべきか. 治療 2010；92：1521-6.
4. 大城 孟. 医事紛争から学ぶ二十一世紀の医療に向けて（24）過失相殺（1）. 外科治療 1999；81：747-53.
5. 左近允寛久. 過労死等と素因減額・過失相殺の是非の問題. 季刊・労働者の権利 2007；269：71-8.
6. 過労死等防止対策に関する法令・過労死等防止対策推進協議会. 過労死等防止対策推進法（平成26年法律第100号）条文. 第二条. 《http://www.mhlw.go.jp/stf/seisakunitsuite/bunya/0000053525.html》（2019年4月12日閲覧）
7. 厚生労働省, 都道府県労働局, 労働基準監督署. 脳・心臓疾患の労災認定：「過労死」と労災保険. 《http://www.mhlw.go.jp/new-info/kobetu/roudou/gyousei/rousai/dl/040325-11.pdf》（2019年4月12日閲覧）
8. 平成19年5月28日/大阪地方裁判所/平成17年（ワ）第5021号
9. 寺野 彰. 医療職者の過労死. 医事法 2009；24：212-9.
10. 平成14年2月25日/大阪地方裁判所/平成11年（ワ）第4723号
11. 田邉 昇. 外科医が知っておきたい法律の知識35. 医師の過労死. 外科治療 2009；100：709-12.
12. 松丸 正. 労働基準法が「壊れている」医師の労災現場. 民事法律 2008；272：140-6.
13. 根本雄飛, 芳賀文香, 芳賀将輝ほか. 医師の過労死：医師も労働者です. 福島医誌 2013；63：262-5.
14. 独立行政法人労働政策研究・研修機構. 勤務医の4割が週60時間以上の労働. 2012年9月4日. 《http://www.jil.go.jp/press/documents/20120904.pdf》（2019年4月12日閲覧）
15. 厚生労働省. 平成28年（2016年）医師・歯科医師・薬剤師調査の概要. 《https://www.mhlw.go.jp/toukei/saikin/hw/ishi/16/index.html》（2019年4月12日閲覧）
16. 医療の担い手は疲労困憊 医師酷使社会の現実. 週刊東洋経済 2008年11月1日特大号：60-2.
17. 過労死に倒れた人々（第85回）35歳医師 医療ミスの心痛で. ひろばユニオン 2001；468：52-5.

18. 全国医師ユニオン．麻酔科医師労災訴訟を支援する会．和解成立の報告と皆様へ御礼．《http://masuika.jimdo.com/》（2016 年 10 月 3 日閲覧）
19. 厚生労働省労働基準局監督課．医師の宿日直勤務と労働基準法．平成 17 年 4 月．《http://www.mhlw.go.jp/shingi/2005/04/s0425-6a.html》（2019 年 4 月 12 日閲覧）
20. 「当直」違法状態．読売新聞記事．2007 年 12 月 13 日．
21. 無許可で医師ら当直 千葉県立 6 病院，労務署が一部立ち入り．日本経済新聞記事（電子版）．2016 年 7 月 21 日．《http://www.nikkei.com/article/DGXLASDG21H7T_R20C16A7CC1000/》（2019 年 4 月 12 日閲覧）
22. 平成 26 年 12 月 19 日/大阪高等裁判所/平成 25 年（行コ）第 174 号
23. 女性研修医自殺で労災申請 残業最長月 250 時間，遺族「長時間労働が原因」．産経新聞記事（電子版）．2016 年 8 月 17 日 17：54 更新．
24. 研修医残酷物語．朝日新聞記事（夕刊）．2000 年 11 月 2 日．
25. 厚生労働省医政局．「医師の働き方改革に関する検討会」が「中間的な論点整理」と「医師の労働時間短縮に向けた緊急的な取組」を取りまとめました．《https://www.mhlw.go.jp/stf/shingi2/0000195337.html》（2019 年 4 月 12 日閲覧）
26. Rothschild JM, Keohane CA, Rogers S, et al. Risks of complications by attending physicians after performing nighttime procedures. JAMA 2009；302：1565-72.
27. 厚生労働科学特別研究「医師の勤務実態及び働き方の意向等に関する調査」研究班．医師の勤務実態及び働き方の 意向等に関する調査．平成 29 年 4 月 6 日《https://www.mhlw.go.jp/file/05-Shingikai-10801000-Iseikyoku-Soumuka/0000161146.pdf》（2019 年 4 月 12 日閲覧）
28. 医師残業年 1860 時間 過労死基準の倍 遺族ら批判．埼玉新聞記事．2019 年 3 月 29 日．

索 引

数 字

0.3％ペルカミン S®……055，057，059，061

1％リドカイン……032

2％リドカイン……090

2分間隔
　　血圧測定……055

3-in-1 ブロック……147，148，150

欧 文

Advanced Cardiovascular Life Support
　　（ACLS）……118，187

AI（人工知能）……270

alarm fatigue……209

APNEA CO$_2$……192，199

APTT……133

ASA（米国麻酔学会）……198

ASRA（米国区域麻酔学会）……152

authorized agent-controlled analgesia
　　（AACA）……211

autopsy imaging（AI）……227

Basic Life Support（BLS）……118

Brugada 症候群……262

cannot intubate，cannot ventilate
　　（CICV）……025

Closed Claims Analysis……209，223

complex regional pain syndrome
　　（CRPS）……041，042，043，
　　169，170，177
　　──Ⅱ型……170
　　──の診断基準……042

COX-2 阻害薬……085

DARC（ダルク）……104

Drug Court……103

DSM-IV……101

$_{ET}CO_2$……010

FDA（米国食品医薬品局）……208

Forestier 病……203

HbA1c……188

HELLP 症候群……225

ICU……134

IV-PCA……203

Japan Coma Scale……010

JCAHO……211

Mirizzi 症候群……089

MMT……244

MRI 検査……033，135

MRSA……122

Na$^+$チャネル……071

NSAIDs……014，085

paresthesia……178

patient-controlled analgesia（PCA）
　　……204，205
　　──by proxy……210
　　──ボタン……206，208

P$_{ET}$CO$_2$ 値……185

PT……133

rapid sequence induction（RSI）……
　　095

RSD……034，036，039，040，042

SGB……001，003

SpO$_2$……002，010，020，192

substance use disorder（SUD）……101
　　米国の──……101
　　予防方法……104

Trendelenburg 位……056

Tuohy 針……216

VIGILANCE……198

WHO（世界保健機関）……192

あ

亜酸化窒素……020，182，234

新しい知見……165

アデノイド（咽頭扁桃）増殖症……
　　019

アデノイド切除術……019

後だし基準……232

アドレナリン……057，073，218
　　──含有 1％リドカイン……
　　067
　　──の投与量……074

アナフィラキシーショック……114

アラーム音……192

アレルギー……216

アロディニア……041，042，243

安全な麻酔のためのモニター指針
　　……059，194，196，198

安全配慮義務違反……259，261

言いがかり……130

医学的証拠……256

医科研修
　　歯科医師の──……233，238

医業……230，236

医業停止……100

医原性気胸……163，164

医行為……229
　　歯科医師による──……230

医事課……231

意識……147，154

意識下挿管……009，011，014，015

意識障害……080，092，223

医師の監督下……234

医師の裁量権……015，063，257

医師の届け出……103

医師の働き方改革……269

医師法 17 条……231，232，234，236

医師法 19 条……051

医師法違反……236

慰謝料……268

異常感覚……148，154

依存
　　薬物──……101

一次救命処置……118
医道審議会……100
委任代理人調節鎮痛……211
違法性阻却……234
違法薬物……105
医薬品医療機器等法……236
医療慣行……060，062
医療事故調査制度……199
医療施設認定合同審査会……211
医療水準……058，060，117，142
医療費免除……040
医療紛争地帯……176
医療ミス……034，039
医療用麻薬……082，105
イレウス……089，091，094
咽後間隙血腫……006
インスリン……181，188
インフォームドコンセント……165

う歯治療……071
運転等禁止薬物……083，085
運転等注意薬物……083

英国……153，156
エタノール……242
エフェドリン……059，090
　　　──塩酸塩……062

黄色靭帯……115
黄色ブドウ球菌……129
　　メチシリン耐性──……122
オピオイド……209，212

か

外傷初期診療ガイドライン……006
外傷性ショック……068
外傷性てんかん……075
蓋然性……013
ガイドライン……198，238
懈怠（けたい/かいたい）……115
回復支援プログラム……104

カイロプラクティック……041
カウザルギー……042，043
過失相殺……053，262
下肢麻痺……142
過重な業務……264，266
下大静脈フィルター……135
活性部分トロンボプラスチン時間
　　……133
合併症……006，165
　　教科書的──……115
　　硬膜外麻酔の──……036
　　まれな──……142
カテーテルアブレーション……
　　046，047
カテラン針……160
可能性……013
カフリークテスト……021
カルテ……043
カルト……054
カルニゲン……059
過労死……259，270
過労死等……263
過労死弁護団全国連絡会議……265
感覚異常……042，178
感覚・運動障害……031
看護記録……036，186
看護師……169
看護体制……203
患児……055
患者自己調節鎮痛……204
患者の意識……154，156
患者の同意……236
関節鏡……147
間接証拠……174
感染……122，127
　　糖尿病患者の──……128
鑑定医……027，028，029，130
鑑定人……007，060，115
カンファレンス鑑定方式……007，
　　130
顔面神経麻痺……001

気管支ファイバー……003
気管切開……004，006，025
　　緊急──……009，010，019，
　　020
　　──孔……010
　　──術……025
　　小児の──……028
気管挿管……003，113，230
気胸……010，161，165
　　──による死亡……164
キシロカイン®……068
基準最高用量……068
起訴猶予……232
気道確保……003，030
　　──のアルゴリズム……118
気道確保困難……030
気道閉塞・呼吸不全
　　術後の──……208
吸引……205
吸引試験……115
救急救命研修……229
救急救命士……235
　　──の気管挿管……235
救急蘇生措置……112，117
球後麻酔……115
急性虫垂炎……055
急速導入……096
救命救急センター……229
教科書的合併症……115
共感表明謝罪……178
胸腔内ドレナージ……161
胸部硬膜外ブロック……241
業務上過失致死傷罪……198，200
虚偽診断書作成……043
虚偽診断書等作成罪……075
局所麻酔……075
　　全身麻酔後──……151，152
局所麻酔薬……223
　　超長時間作用性──……129
　　──の抗菌作用……128
　　──の取り違え……072

局所麻酔薬中毒……065，071，
　　075，222
　　全身麻酔下──……074
　　──の予防法……073
　　──への対応……074
極量……068，073
記録……036
緊急気管切開……009，010，019，
　　020
緊急手術……045，089，096
緊急帝王切開……078，226
筋弛緩薬……020，031
勤務医……265

区域麻酔……075，140
　　全身麻酔後──……151，152
偶発症……075，162

経験不足……015
刑事事件……191，195，196，200
　　──の無罪率……197
刑事訴訟……117
刑事罰……195
携帯型持続注入器の再使用……127
携帯型注入ポンプ……122
頸椎前方骨棘切除術……203
経皮的コルドトミー……155
経皮的ドレナージ……124
頸部……001
頸部・縦隔血腫……004，005
　　星状神経節ブロック後──……
　　005
頸部硬膜外注射……112
頸部硬膜外ブロック……111，117，
　　118
刑法160条……043，075
警報的情報……165
痙攣……068
痙攣発作……217
外科的気道確保……006，118
懈怠（けたい/かいたい）……115

ケタミン……095
血圧……055
　　──上昇……015
血圧測定……058
　　──間隔……059
血管拡張薬……253
血管確保……169
血管穿刺ガイドライン……177
血管穿刺時……172
血管穿刺部位……175
血管損傷……136
血腫……002，143
　　頸部・縦隔──……004，005
　　──除去術……135，143
　　脊髄硬膜外──……133，138
血小板数……133
血性痰……206
血中濃度……072
血糖コントロール……181，185，
　　188
血糖値……182，188
県医療局……100
検察……196
研修医……229

高圧酸素療法……253
後遺障害診断書……043
後遺障害等級……043
高位脊髄くも膜下麻酔……223，248
公益通報者保護法……231
口蓋扁桃摘出術……009，013
　　両側──……019
口蓋扁桃肥大……009
抗凝固薬の中断……144
抗凝固療法……140，143
抗菌作用
　　局所麻酔薬の──……128
抗菌薬……123
口腔外科……230
高血圧……009
高血糖……181

高次脳機能障害……193
高周波熱凝固……249
甲状腺手術……169
公序良俗……049
　　──違反……048
厚生労働大臣……100
　　塩崎──……221
厚生労働省……221，265
　　──医事課……231
　　──歯科保健課……231
喉頭痙攣……026，027，029
口頭複数鑑定……007
喉頭浮腫……023，025，026
硬膜外カテーテル……032，126，
　　133，136，141，143
硬膜外持続注入……033
硬膜外膿瘍……121，124，127，222
　　──の危険因子……128
硬膜外ブロック（麻酔）……127
　　胸部──……241
　　頸部──……111，116，118
　　持続──……121
硬膜外麻酔……031，035，039，071，
　　089，133，139，143，215，226
　　全身麻酔後──……154
　　──による無痛分娩……224
　　──の合併症……036
　　──の注意点……224
　　腰部──……216
硬膜外麻酔後脊髄硬膜外血腫……
　　141
公務災害認定請求……261
呼気終末二酸化炭素……010
呼吸数……212
呼吸抑制……208，212
国際疼痛学会……042

さ

座位……015
細菌感染……126
最高裁判決……013，049，052，058

再使用
　　携帯型持続注入器の――……
　　127
再挿管……010，020，023，025
さいたま医療訴訟連絡協議会……
　　007
裁量権
　　医師の――……015，063，257
サインアウト……192
サインイン……192
三次救急指定病院……259
産婦人科……215
産婦人科医……034

ジアゼパム……068
歯科医師……204，229
　　――による医行為……230
　　――の医科研修……233，238
歯科医師の医科麻酔科研修のガイド
　　ライン……235
歯科医師の救命救急研修ガイドライ
　　ン……234
歯科医師法……236
歯科保健課……231
子癇……217，225
時間外手当訴訟……268
時間外労働……265，269
子宮筋腫……031，039
子宮摘出術……031
子宮破裂……223
シクロオキシゲナーゼ-2 阻害薬
　　……085
ジクロフェナク……066
試験投与……096，116
自己決定権……037，236
自己血パッチ……143
事故調査委員会……199
　　麻酔――……195
自殺……265
死産……218
四肢不全麻痺……193

指針（ガイドライン）……142，197
自然治癒……257
持続硬膜外ブロック……121
自損事故……077
自動車運転……077，082
自動車運転死傷行為処罰法……084
自動車事故……081
耳鼻咽喉科……005，009
耳鼻咽喉科医……006，010
自費診療……226
ジブカイン塩酸塩……055
死亡……019，021，045，047，
　　065，068，097，101，111，
　　113，124，215，218
死亡時画像病理診断（AI）……227
脂肪乳剤……065，074
蛇管……191，193，199
謝罪
　　共感表明――……178
　　責任承認――……178
車両保険……077
宗教的輸血拒否……048
　　――に関するガイドライン……
　　053
宗教的理由……045，051
集中治療室……061
集中治療部……021
宿日直勤務……267
手術安全チェックリスト……192
手術延期……188
腫脹……002
出血……013
　　術後――……013
　　早期後――……013
　　晩期後――……013
出血リスク分類……140
術後出血……013
術後鎮痛……209
術後痛……037
術後の気道閉塞・呼吸不全……208
術前診察……037

守秘義務違反……102
循環障害……090
常位胎盤早期剝離……223
障害等級認定基準……041，042
上気道閉塞……021
証拠保全……258
小児……019，027，065，071
小児の気管切開……028
ジョージ・ワシントン……026
植物状態……089，092
書類送検……230，231
神経質……038
神経障害……148
神経損傷……031，035，147，169，
　　172
神経毒性……171
神経破壊薬……241
神経ブロック……121，140，148
人工知能……270
浸潤麻酔……067
心臓壁穿孔……045
心臓マッサージ……010，056，
　　092，113，182，187
迅速導入……095
迅速導入法……011，014
身体障害者等級……041，244
心タンポナーデ……047
心停止……001，089，092，193
心肺蘇生……111
心肺停止……203，206
心房細動……092
診療記録……096

睡眠時無呼吸症候群……009，013
睡眠導入薬……077
スキサメトニウム……003
スタンダードチューブ……020
ステロイド……256
　　――療法……253
ストレス……099，266
スパイラルチューブ……020

整形外科医……117

清潔操作……127

星状神経節ブロック……001，003，007，111，115，241，253，256
　　──後頸部・縦隔血腫……005

生体監視モニター……192，199

正中神経……173

声門上器具……006

声門部浮腫……006

脊髄くも膜下麻酔……055，059

脊髄硬膜外血腫……133，138
　　硬膜外麻酔後──……141
　　──の注意事項……144

脊髄穿刺……155

脊髄損傷症状……247

責任承認謝罪……178

絶対的無輸血……049

説明義務違反……016，031，035，037，047，129，147，149，155，174，257
　　──の暴走……050

セボフルラン……020

遷延性意識障害……004

穿刺困難……141

全身痙攣……067，072，113

全身麻酔……031，074，089，150，181，191

全身麻酔下……147
　　──での局所麻酔薬中毒……074

全身麻酔後……153
　　──の局所麻酔……151，152
　　──の区域麻酔……151，152
　　──の区域麻酔や局所麻酔の変遷……153
　　──の硬膜外麻酔……154

全脊髄くも膜下麻酔（全脊麻）……111，114，116，248

前脊髄動脈……247

前脊髄動脈症候群……241，249

浅麻酔……026

専門医試験……014

前腕複雑骨折……066

早期後出血……013

相対的無輸血……049

ソラシックエッグ®……161

ゾルピデム酒石酸……078

損害賠償金……149

損害賠償請求権……048

損害賠償請求事件……196

た

体位……141

帯状疱疹……121，241

帯状疱疹後神経痛……121，241

大槽内ステロイド注入療法……242，243

大腿骨頸部骨折手術……181

大腿神経損傷……148

タイムアウト……192

代用血漿製剤……052

脱水症……089，091，097

脱水状態……093，095

ダルク……104

痰……205

胆嚢摘出手術……089

チアノーゼ……217

チアミラール……090，095

チーム医療……196

チオペンタール……020

地方公務員災害補償基金……261

注意義務……023，027，030，035，058

注意義務違反……058，117，137，138，149，162，165，250

中毒
　　局所麻酔薬──……065，071，075，222
　　薬物──……101

超音波ガイド下……148

　　──神経ブロック……156，164，166
　　──マンモトーム生検……162，164

超音波検査……159，160

超長時間作用性局所麻酔薬……129

腸閉塞……089

治療費免除……040

帝王切開……223
　　緊急──……078，226

低酸素脳症……004，009，010，016，019，181，191，196

ディスポーザブル持続注入器……126

低用量未分画ヘパリン……139

適応外使用……062

転院……253

てんかん……082，085
　　外傷性──……075

電気生理学的検査……046

転送拒否……225

伝達麻酔……067

添付文書……055，057，058，060，063，084，085，087，095，097

ドイツ麻酔救急蘇生学会……154

洞機能不全症候群……045

橈側皮静脈……176

糖尿病……181，188

糖尿病患者……128

糖尿病性ケトアシドーシス……188

道路交通法……082

特段の事情……063

特発性心筋症……261

突発性難聴……253，254
　　──に有効かもしれない治療法……256

都道府県知事への届出……102

トラキライト……011

トリガーポイント注射……164

ドロペリドール……205

な

内蔵時刻設定……187
内部告発……231

二次救命処置……118，187
日本麻酔科学会……051
乳腺腫瘤……159
乳房部分切除……191
尿検査……105
妊娠高血圧症候群……218，225，226

ネオスチグミン……062

能書……058，060，063
脳幹麻酔……114
脳機能低下症……055，057，063
脳虚血……092
脳血管障害……224
脳出血……217，218，224，226
膿瘍……002
ノルアドレナリン……056

は

肺血栓塞栓症……133，138
肺血栓塞栓症/深部静脈血栓症（静脈血栓塞栓症）予防ガイドライン……136，139
肺血流シンチグラム……183
肺塞栓症……218
肺動脈塞栓症……185
働き方改革
　医師の──……269
抜管後……025
バッグマスク法……011
馬尾神経損傷……222
晩期後出血……013
反射性交感神経ジストロフィー……034，039，040

ピアニスト……159
非ステロイド性抗炎症薬……014，085
ビタミンB_{12}……033
皮膚科……241
標準医療……058
標準純音聴力検査……254
病理解剖……206

フェノール水……243，245
フェノバルビタール……067
フェンタニル……099，205
不可避の偶発症……250
腹腔神経叢ブロック……155
複合性局所疼痛症候群……041，042，170
福島県大野病院事件……016，115，198
腹部コンパートメント症候群……094
　──の診断基準……095
浮腫……006
不全麻痺……244
物質使用障害……101，108，109，110
ブピバカイン……062
ブラック企業……268
フルストマック……095
プレガバリン……082
ブロック針……154
プロトロンビン時間……133
プロポフォール……003，010，171
プロポフォール事件……062
分娩監視装置……216
分娩予定日……215

米国医薬品安全使用協会……211
ペインクリニック……040，043，083，084，121，128，163，166，241，257
ペースメーカ……046

──植込み……047
ベクロニウム……010，020，090
ベッドコントローラ……192
ヘパリン……134
　低用量未分画──……139
　未分画──……134
ペンタゾシン……066，073，078

放散痛……178
保険会社……077，079
保険適応……226
堀本洋……144，156

ま

麻酔科医……001，009，019，032，090，096，099，121，148，181，191，259
麻酔科医募集……268
麻酔回路……191
麻酔器モニター……192
麻酔記録……186
麻酔研修
　歯科医師の──……235
麻酔事故調査委員会……195
麻酔症例台帳……260
麻酔の説明……037
マスク換気……010
末期がん患者……121
末梢静脈留置針……169
末梢動脈血酸素飽和度……002，010，020，192
麻痺
　両下肢──……123，124
麻薬……099
麻薬及び向精神薬取締法……099，102
麻薬等吸引運転免責条項……079
マルチモーダル鎮痛……209
まれな合併症……142
慢性扁桃炎
　両側──……019

マンパワー……238
マンモグラフィー……159
マンモトーム生検……159，160
　　超音波ガイド下――……162，164

未成年輸血拒否……052
未分画ヘパリン……134
　　低用量――……139
ミラー麻酔科学……014

無過失推定……062
無痛分娩……215，221，226
　　硬膜外麻酔による――……224
無輸血
　　絶対的――……049
　　相対的――……049

メチシリン耐性黄色ブドウ球菌……122
免責……079
免責事項……084

毛髪検査……105
盲目的手技……154
モラル……117

や

薬品管理……106
薬物依存……101
　　――のチェック項目……105

薬物裁判所……103
薬物中毒……101
薬物服用……081
薬物乱用……101

輸血拒否……045，047，051
　　宗教的――……048
　　未成年――……052
輸血謝絶兼免責証書……045，046，048，050

羊水塞栓症……218
腰部硬膜外麻酔……216
予見義務……027
予防義務違反……138

ら

ラリンジアルマスク……011，182，185
乱用
　　薬物――……101

リドカイン……068，071，095，114
　　1%――……032
　　2%――……090
　　――E……069，073
　　――中毒……068，071
リハビリテーション……034，040，135，170，244
リポソームブピバカイン……129
略式起訴……230，231

硫酸マグネシウム……217
両下肢機能全廃……124
両下肢麻痺……123，124
両側口蓋扁桃摘出術……019
両側扁桃肥大……019
両側慢性扁桃炎……019
倫理委員会……063

ルンバール針……116

レボブピバカイン……142

労災……265，266，268
労災認定フローチャート……264
労働基準法……265，267
労働者災害補償保険……043
肋間神経ブロック……241，247
ロッキング症状……147
肋骨角下縁……247
ロピバカイン……142
論文投稿……165

わ

和解……058，063
若杉文吉……257
和痛分娩……221
割り箸事件……198
ワルファリン……139
腕神経叢ブロック……065，071，072，164

判例ピックアップ

麻酔科・ペインクリニック領域編　定価：本体 5,000 円＋税

2019 年 5 月 30 日発行　第 1 版第 1 刷ⓒ

著　者　奥田 泰久

発行者　株式会社 メディカル・サイエンス・インターナショナル

　　　　代表取締役　金子 浩平

　　　　東京都文京区本郷 1-28-36

　　　　郵便番号 113-0033　電話(03)5804-6050

印刷：横山印刷／ブックデザイン：オフィスキントン

ISBN 978-4-8157-0165-9　C 3047

本書の複製権・翻訳権・上映権・譲渡権・貸与権・公衆送信権(送信可能化権を含む)は(株)メディカル・サイエンス・インターナショナルが保有します．本書を無断で複製する行為(複写，スキャン，デジタルデータ化など)は，「私的使用のための複製」など著作権法上の限られた例外を除き禁じられています．大学，病院，診療所，企業などにおいて，業務上使用する目的(診療，研究活動を含む)で上記の行為を行うことは，その使用範囲が内部的であっても，私的使用には該当せず，違法です．また私的使用に該当する場合であっても，代行業者等の第三者に依頼して上記の行為を行うことは違法となります．

JCOPY 〈出版者著作権管理機構 委託出版物〉

本書の無断複製は著作権法上での例外を除き禁じられています．複製される場合は，そのつど事前に，出版者著作権管理機構(電話 03-5244-5088，FAX 03-5244-5089，info@jcopy.or.jp)の許諾を得てください．